Sports Physical Therapy Seminar Series ⑪

足関節疾患のリハビリテーションの科学的基礎

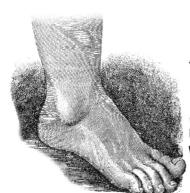

監修
早稲田大学スポーツ科学学術院教授
福林　徹
早稲田大学スポーツ科学学術院教授
金岡恒治

総編集
広島国際大学総合リハビリテーション学部教授
蒲田和芳
北海道千歳リハビリテーション大学准教授
小林　匠

編集
北翔大学生涯スポーツ学部
吉田　昌弘
広島国際大学大学院医療・福祉科学研究科
星　賢治
横浜市スポーツ医科学センターリハビリテーション科
坂田　淳

監　修：	福林　　徹	早稲田大学スポーツ科学学術院
	金岡　恒治	早稲田大学スポーツ科学学術院
総編集：	蒲田　和芳	広島国際大学総合リハビリテーション学部リハビリテーション学科
	小林　　匠	北海道千歳リハビリテーション大学健康科学部リハビリテーション学科
編　集：	吉田　昌弘	北翔大学生涯スポーツ学部スポーツ教育学科
	星　　賢治	広島国際大学大学院医療・福祉科学研究科
	坂田　　淳	横浜市スポーツ医科学センターリハビリテーション科
執筆者：	小宮山与一	東北保健医療専門学校理学療法科
		札幌医科大学大学院保健医療学研究科理学療法学・作業療法学専攻
	越野　裕太	NTT東日本札幌病院 リハビリテーションセンター
		北海道大学大学院保健科学研究院
	江沢　侑也	松田整形外科記念病院理学療法科
	渡邉　五郎	広島国際大学大学院医療・福祉科学研究科
	是澤　晃平	三条整形外科スポーツクリニック
	須賀　康平	山形済生病院リハビリテーション部
	三浦　遼平	貞松病院リハビリテーション科
	井上　奈々	東広島整形外科クリニック
	坂　　雅之	八王子スポーツ整形外科リハビリテーションセンター
	五十嵐ひろ	東広島整形外科クリニック
	冨田　悠平	帯広整形外科リハビリテーション科
	國次　聡史	とつか西口整形外科スポーツ医学センター
	和田　桃子	八王子スポーツ整形外科リハビリテーションセンター
	松田　匠生	横浜市スポーツ医科学センターリハビリテーション科
	清水　　結	とつか西口整形外科スポーツ医学センター
	小林　　匠	北海道千歳リハビリテーション大学健康科学部リハビリテーション学科
	真木　伸一	Re-Vive

注意：すべての学問と同様，医学も絶え間なく進歩しています．研究や臨床的経験によってわれわれの知識が広がるに従い，方法などについて修正が必要になります．本書で扱ったテーマに関しても同じことがいえます．本書では，発刊された時点での知識水準に対応するよう著者および出版社は十分な注意をはらいましたが，過誤および医学上の変更の可能性を考慮し，著者，出版社および本書の出版にかかわったすべての者が，本書の情報がすべての面で正確，あるいは完全であることを保証できませんし，本書の情報を使用したいかなる結果，過誤および遺漏の責任も負えません．読者が何か不確かさや誤りに気づかれたら出版社にご一報くださいますようお願いいたします．

序　文

　歩行，走行，スポーツ動作の接地時には，足部に大きな外力が最初に加わるため，足部には高度な身体安定化機能が要求される。もしそれが満たされない場合には，足の外傷・障害のみならず，膝や腰部の障害にもつながる。関節の安定化機能には構造的安定性と機能的安定性があり，両者が補完し合うことで身体機能が満たされている。つまり繰り返しの外傷によって靱帯の構造的安定化機能が低下した場合には，腓骨筋や後脛骨筋などの活動による機能的安定性への依存度が高まる。またこのような機能的安定性への依存度がある程度以上高まることによって，筋腱機構への過負荷による障害の発生が危惧される。また不安定性が持続し，関節への局所的な負荷が高まるとインピンジメント障害が発生し，さらに持続することによって骨・軟骨障害や変形性足関節症へと進展していってしまう。

　本書では足関節の障害・疾患について，内反捻挫，外反捻挫，足関節不安定症（CAI），変形性足関節症，腓骨筋腱損傷，後脛骨筋腱損傷，骨・軟骨損傷，インピンジメント障害，アキレス腱損傷のそれぞれについて，疫学，危険因子，病態，治療・予防の項目に分けて詳細なレビューが行われている。すぐに臨床に応用することのできる貴重な情報源であり，運動器関係の医療者にはお目通しいただきたい内容である。

　これまでのさまざまな研究によって，各疾患，障害の病態やその適切な対処方法は明らかになり，治療成績の向上につながっていると予測されるが，上述のような障害の進展を予防する方法についてはいまだ情報は不十分である。今後は外傷・障害の治療方法のみならず，その予防のための最適なアスレティックリハビリテーションの開発・普及に向けた研究が望まれる。

2017年3月

早稲田大学スポーツ科学学術院　教授　金岡　恒治

SPTSシリーズ第11巻
発刊によせて

　SPTSはその名の通り"Sports Physical Therapy"を深く勉強することを目的とし，2004年12月から企画が開始された勉強会です。横浜市スポーツ医科学センターのスタッフが事務局を担当し，2005年3月の第1回SPTSから現在までに12回のセミナーが開催されました。これまでSPTSの運営にご協力くださいました関係各位に心より御礼申し上げます。そして，この度，SPTSシリーズ第11巻を発刊させていただく運びとなりました。

　本書は2015年3月に開催された第11回SPTS「足関節疾患のリハビリテーションの科学的基礎」における発表を文章化したものです。文献検索は，セミナー発表準備時期である2015年1月前後に行われ，さらに本書の原稿執筆時期である2015年4～8月ころに追加検索が行われました。したがって，本書には2015年夏ころまでの文献レビューが記載されています。

　本書では，スポーツ現場で発生頻度の高い足関節外傷を取り上げました。なかでも足関節捻挫は，すべてのスポーツ外傷のなかで最も高頻度に発生する外傷であるとともに，再発率が高く，慢性化しやすい特徴を有しています。その結果，慢性足関節不安定症（CAI）に陥って，不安感や繰り返される捻挫，骨棘形成・可動域制限・筋力低下・固有受容機能の低下などの二次的な機能低下がスポーツパフォーマンスを低下させます。これを防ぐには一次予防の方法を確立することとともに，一度発生した捻挫を再発させないための二次予防の対策を確立することが重要となります。足関節外傷全体としては論文数が多く，豊富な科学的知見が得られていますが，再発予防の方法は確立されているとはいえません。今後，さらなる研究によって足関節捻挫と二次的な機能障害に悩む選手が一人でも減るよう，努力を続けていく必要があります。

　本書が，足関節のスポーツ疾患に携わるすべての医療従事者，アスレティックトレーナー，研究者のパートナーとなることを祈念しております。臨床家はもとより，論文執筆中の方，研究結果から臨床的なアイデアの裏づけを得たい方，そしてこれからスポーツ理学療法の専門家として歩み出そうとする学生や新人理学療法士など，多数の方々のお役に立つものと考えております。本書が幅広い目的で，多くの方々にご活用いただけることを念願いたします。

　末尾になりますが，SPTSの参加者，発表者，座長そして本書の執筆者および編者の方々，事務局を担当してくださいました横浜市スポーツ医科学センタースタッフに深く感謝の意を表します。

2017年3月

広島国際大学総合リハビリテーション学部　教授　　蒲田　和芳

【SPTSについて】

　SPTSは何のためにあるのか？　SPTSのような個人的な勉強会において，出発点を見失うことは存在意義そのものを見失うことにつながります。それを防ぐためにも，敢えて出発点にこだわりたいと思います。その質問への私なりの短い回答は「Sports Physical Therapyを実践する治療者に，専門分野のグローバルスタンダードを理解するための勉強の場を提供する」ということになるでしょうか。これを誤解がないように少し詳しく述べると次のようになります。

　日本国内にも優れた研究や臨床は多数存在しますし，SPTSはそれを否定するものではありません。しかし，"井の中の蛙"にならないためには世界の研究者や臨床家と専門分野の知識や歴史観を共有する必要があります。残念なことに"グローバルスタンダード"という言葉は，地域や国家あるいは民族の独自性を否定するものと理解される場合があります。もしも誰かが1つの価値観を世界に押し付けている場合には，その価値観や情報に対して警戒心を抱かざるを得ません。一方，世界が求めるスタンダードな知識（または価値）を世界中の仲間たちとつくり上げようとするプロセスでは，最新情報を共有することによって誰もが貢献することができます。SPTSは，日本にいながら世界から集められた知識に手を伸ばし，そこから偏りなく情報を収集し，その歴史や現状を正しく理解し，世界の同業者と同じ知識を共有することを目的としています。

　世界の医科学の動向を把握するにはインターネット上での文献検索が最も有効かつ効果的です。また情報を世界に発信するためには，世界中の研究者がアクセスできる情報を基盤とした議論を展開しなければなりません。そのためには，Medlineなどの国際論文を対象とした検索エンジンを用いた文献検索を行います。MedlineがアメリカのNIHから提供される以上，そこには地理的・言語的な偏りが既に存在しますが，これが知識のバイアスとならないよう読者であるわれわれ自身に配慮が必要となります。

　では，SPTSは誰のためにあるのか？　その回答は，「Sports Physical Therapyの恩恵を受けるすべての患者様（スポーツ選手，スポーツ愛好者など）」であることは明白です。したがって，SPTSへの対象（参加者）はこれらの患者様の治療にかかわるすべての治療者ということになります。このため，SPTSは，資格や専門領域の制限を設けず，科学を基盤としてスポーツ理学療法の最新の知識を積極的に得たいという意思のある方すべてを対象としております。その際，職種の枠を超えた知識の共通化を果たすうえで，職種別の職域や技術にとらわれず，"サイエンス"を1つの共通語と位置づけたコミュニケーションが必要となります。

　最後に，"今後SPTSは何をすべきか"について考えたいと思います。当面，年1回のセミナー開催を基本とし，できる限り自発的な意思を尊重してセミナーの内容や発表者を決めていく形で続けていけたらと考えております。また，スポーツ理学療法に関するアイデアや臨床例を通じて，すぐに臨床に役立つ知識や技術を共有する場として，「クリニカルスポーツ理学療法（CSPT）」を開催しております。そして，SPTSの本質的な目標として，外傷やその後遺症に苦しむアスリートの再生が，全国的にシステマティックに進められるような情報交換のシステムづくりを進めて参りたいと考えています。今後，SPTSに関する情報はウェブサイト（http://SPTS.ortho-pt.com）にて公開いたします。本書を手にされた皆様にも積極的にご閲覧・ご参加いただけることを強く願っております。

もくじ

第1章　急性内反捻挫（編集：吉田　昌弘）

1. 疫学・受傷機転・危険因子 ……………………………（小宮山与一）…… 3
2. 病態・評価 ………………………………………………（越野　裕太）…… 14
3. 治療・予防 ………………………………………………（江沢　侑也）…… 26

第2章　外反捻挫と腓骨骨折（編集：星　　賢治）

4. 疫学・受傷機転・危険因子 ……………………………（渡邉　五郎）…… 41
5. 病態・評価 ………………………………………………（是澤　晃平）…… 53
6. 治療・予防 ………………………………………………（須賀　康平）…… 67

第3章　慢性足関節不安定症・捻挫後遺症・変形性足関節症（編集：小林　　匠）

7. 疫学・危険因子 …………………………………………（三浦　遼平）…… 81
8. 病　態 ……………………………………………………（井上　奈々 他）… 92
9. 治療・予防 ………………………………………………（冨田　悠平）…… 102

第4章　筋・腱・骨・軟骨損傷（編集：坂田　　淳）

10. 腓骨筋腱損傷・後脛骨筋腱損傷 ………………………（國次　聡史）…… 115
11. 骨軟骨損傷・インピンジメント症候群 ………………（和田　桃子）…… 124
12. アキレス腱断裂 …………………………………………（松田　匠生）…… 137

第5章　足関節疾患に対する私の治療法（編集：蒲田　和芳）

13. 急性内反捻挫に対する私の治療法 ……………………（清水　　結）…… 153
14. 慢性足関節不安定症に対する私の治療法 ……………（小林　　匠）…… 158
15. 外反捻挫・腓骨骨折に対する私の治療法 ……………（真木　伸一）…… 166

第1章
急性内反捻挫

　足関節内反捻挫は発生率の高いスポーツ外傷の1つであり，スポーツ現場，医療機関においてもリハビリテーションの適応となる機会が多い疾患である。研究領域に着目しても，約2,700件以上の論文が公表されており，疫学・病態，評価診断，治療および予防にかかわる多くのデータが蓄積されている。これまでの研究報告により，一定の共通見解が得られている点も多く，学術的知見が臨床現場へ早急に還元されることが期待されている。

　しかしながら，過去と近年の報告を比較すると，足関節内反捻挫の発生率に大きな変化は認められず，多くのスポーツ選手が競技中断を余儀なくされ，治療・リハビリテーションを受けている現状がうかがえる。これらの疫学データは，足関節内反捻挫の危険因子，受傷メカニズムの解明，治療および予防に関して改善の余地があることを示す。研究領域においては，研究デザイン，測定・分析手法を見直すだけではなく，共通見解が得られたと考えられる知見についても再考し，新たな視点からの研究を推し進める時期にあるといえる。

　このような状況のなか，近年の疫学調査では足関節内反捻挫の発生に性差を認めたメタ分析が報告され，これまでの共通認識と異なる見解が示された。また，受傷メカニズムに関しても三次元動作解析のデータをもとに受傷時の詳細な足関節運動が報告され，予防対策を再考するための貴重な情報となっている。

　本章では，足関節内反捻挫の急性期について「疫学・受傷機転・危険因子」「病態・評価」「治療・予防」に分類して文献的検討を行い，最新の知見を提示し，共通見解の有無を整理する。また，文献的情報から学術的課題についても精査し，今後求められる研究課題を提示する。

第1章編集担当：吉田　昌弘

1. 疫学・受傷機転・危険因子

はじめに

　急性足関節内反捻挫（以下，内反捻挫）は，スポーツ中に発生する足関節外傷のなかで最も頻度が高い[10]。Cookeらの報告[4]では，イギリスにおける1日の内反捻挫の受傷者は約5,600人にのぼり，救急外来を訪れる患者の3～5％を占めた。また，経済的損失も軽視できず，足関節捻挫1件の医療費用は約360ドルと報告された[30]。よって，内反捻挫に対する予防プログラムの早急な確立が望まれる。内反捻挫の疫学に関する先行研究では，前距腓靱帯損傷の頻度が高いことや発生率に性差を認めないことが示された[3,36]。内反捻挫は，主に足関節の底屈を伴う過度な内反強制によって生じると考えられてきたが，近年の研究で新たな知見も報告された。また，危険因子に関しては，初発の内反捻挫を対象とする研究が少なく，一致した見解が得られない状況であったが，近年，危険因子に着目した前向きコホート研究が多数報告され，新たな見解が認められた。本項では，内反捻挫の疫学，受傷機転，危険因子に関する最新の知見を整理することを目的とした。

A. 文献検索方法

　文献検索にはPubMedを使用した。検索キーワードとヒット件数は，「ankle sprains」AND「epidemiology」で1,154編，「ankle sprains」AND「mechanism」で612編，「ankle sprains」AND「risk factors」で895編だった。そのうち，文献で用いられている対象疾患が内反捻挫を限定していない論文は除外した。さらに検索された文献よりハンドサーチを行い，関連する文献も適宜追加し，最終的に36文献を本レビューに採用した。なお過去のSPTSシリーズに記載された本項のテーマに関する内容は割愛した。

B. 疫学

1. 競技別発生率

　内反捻挫の競技別の発生率を**表1-1**[7,13,17,31]

表1-1　内反捻挫の競技別発生率

報告者	スポーツ競技	対象	発生率
Waldenら[31]	サッカー	UEFAチャンピオンズリーグ，2001～2012	0.69/1,000時間
Gaulrappら[13]	サッカー	ドイツ，女子プロサッカー	4.13/1,000時間
Drakosら[7]	バスケットボール	NBA，1988～2005	3.20/1,000 AE
Hootmanら[17]	女子体操	アメリカ，大学アスリート，1988～2004	1.05/1,000 AE
	女子バレーボール		1.01/1,000 AE
	ソフトボール		0.32/1,000 AE
	アイスホッケー		0.23/1,000 AE
	野球		0.23/1,000 AE

AE：athlete exposure.

第 1 章 急性内反捻挫

表 1-2 内反捻挫の損傷部位別発生割合（文献 28 より引用）

損傷パターン	内反捻挫に占める割合
前距腓靱帯単独	39.9%
前距腓靱帯＋踵腓靱帯	19.1%
前距腓靱帯＋前下脛腓靱帯	9.2%
前距腓靱帯＋後距腓靱帯＋踵腓靱帯	4.4%
前距腓靱帯＋前下脛腓靱帯＋踵腓靱帯	4.1%

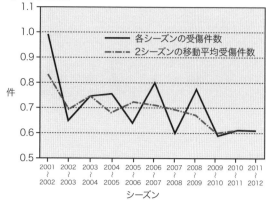

図 1-1 内反捻挫発生率の経年的推移（文献 31 より改変）
2001〜2012 年の UEFA チャンピオンズリーグ，参加 10 ヵ国，27 クラブの延べ 1,743 名が対象。内反捻挫の発生率は 1 シーズンあたり平均 3.1%減少した。

に示した。先行研究によると，着地動作や方向転換動作を多く含むサッカーやバスケットボールでの発生率が高かった。一方，野球やソフトボールでは低い傾向を示した。

2. 損傷部位

部位別の損傷頻度に関する先行研究では，前距腓靱帯が足関節外側靱帯のうち最も脆弱であり，内反捻挫による足関節外側靱帯損傷の大半を占めると報告された[36]。Swenson ら[28]は，アメリカの高校生アスリートを対象として，内反捻挫の部位別損傷頻度と合併損傷の発生頻度をオンラインシステムを用いた前向き記述的研究にて調査した。その結果，前距腓靱帯の損傷頻度が 85.3%と最も高く，踵腓靱帯 34.5%，前下脛腓靱帯 26.4%であった。また，前距腓靱帯損傷のうち，単独損傷は 39.9%，踵腓靱帯との合併損傷は 19.1%，踵腓靱帯および後距腓靱帯との合併損傷は 4.4%であった（表 1-2）。以上より，内反捻挫では前距腓靱帯単独損傷の割合が高いといえる。

これまで足関節外側靱帯以外の足関節周囲の靱帯，特に距骨下関節の靱帯の合併損傷頻度は不明であった。Roemer ら[27]は，内反捻挫受傷後の MRI 画像を用いた横断研究（261 足，平均 22.5 歳，受傷後平均 5.7 日）にて，各靱帯損傷の存在率を調査した。その結果，足関節外側靱帯損傷に合併して，バネ靱帯 10 足（3.8%），足根洞関連組織 38 足（14.6%），支帯 3 足（1.1%）の損

表 1-3 内反捻挫後の損傷部位別発生率

損傷分類	件数（割合）	バネ靱帯	足根洞[*3]	支帯[*4]
外側靱帯損傷[*1]（低グレード）[*2] 脛腓靱帯損傷なし	105（40.2%）	7（6.7%）	18（17.1%）	2（1.9%）
外側靱帯損傷（前距腓靱帯完全断裂） 脛腓靱帯損傷なし	103（39.5%）	3（2.9%）	17（16.5%）	1（1.0%）
外側靱帯損傷 脛腓靱帯損傷あり	53（20.3%）	0（0%）	3（5.7%）	0（0%）
合　計	261（100%）	10（3.8%）	38（14.6%）	3（1.1%）

[*1] 外側靱帯：前距腓靱帯・踵腓靱帯・後距腓靱帯，[*2] 低グレード：靱帯周囲の高信号や腫脹（連続性あり）〜部分断裂，
[*3] 足根洞：骨間距踵靱帯・頸部靱帯，[*4] 支帯：伸筋支帯・屈筋支帯・腓骨筋支帯．

1. 疫学・受傷機転・危険因子

表 1-4　サッカーの外傷調査における内反捻挫の発生率

報告者	調査期間	研究方法	対象	対象人数	発生率
Ekstrand ら [8]	1 シーズン	前向き	スウェーデン，デビジョン 1〜4	639 人	1.8/1,000 時間
Arnason ら [2]	1 シーズン	—	アイスランド，エリート	—	1.3/1,000 時間
Hagglund ら [15]	2 シーズン	前向き	スウェーデン，プロリーグ	197 人	0.5/1,000 時間
Fousekis ら [12]	1 シーズン	前向き	ギリシャ，プロリーグ	100 人	0.47/1,000 時間

傷が確認された（**表 1-3**）。内反捻挫では足関節外側靱帯以外の足関節周囲組織の合併損傷も軽視できない問題である。

3. 発生率の経年的推移

内反捻挫の発生率の比較的高いサッカーでは，発生率の経年的推移が調査されてきた。Waldenら[31]は，ヨーロッパ男子プロサッカーリーグ（UEFA チャンピオンズリーグ）11 シーズンにおける内反捻挫発生率の経年的推移を報告した。調査期間における 1,000 時間あたりの発生率は年平均 3.1% ずつ減少した（**図 1-1**）。発生率低下の要因は，各クラブにおけるトレーニングやリカバリー，予防プログラムの実施によると推察されるが，因果関係に関する詳細な調査は実施されていない。男子プロサッカーリーグ所属選手を対象とした他の研究でも，同様の発生率が示された（**表 1-4**）[2, 8, 12, 15]。長期にわたる調査において発生率が明らかに低下した点は意義が大きい。今後，発生率低下の要因の解明が期待される。

4. 性別・年齢

性別および年代別での発生率の比較も行われた。Doherty ら[6]は，性別・年齢別の内反捻挫発生率に関して，181 件の前向き疫学研究を対象にメタ分析を行った。内反捻挫の男女別発生率は，女性 13.6/1,000 athlete exposure（1,000 AE），男性 6.94/1,000 AE と女性で有意に高かった。また，年齢別の発生率では，子ども（0〜12 歳）2.85/1,000 AE，青年（13〜17 歳）

表 1-5　性別・年齢別・発生場所別の内反捻挫発生率（文献 6 より引用）

項目		発生率 (/1,000 AE)	95%CI
性差	女性	13.6	13.25, 13.94
	男性	6.94	6.8, 7.09
年齢	子ども	2.85	2.51, 3.19
	青年	1.94	1.73, 2.14
	成人	0.72	0.67, 0.77
発生場所	屋内	7.0	6.8, 7.2
	氷上・水上	3.7	3.3, 4.17
	フィールド	1.0	0.95, 1.05
	屋外	0.88	0.73, 1.02

1.94/1,000 AE，成人（18 歳以上）0.72/1,000 AE と，子どもで有意に高かった（**表 1-5**）。それまで，内反捻挫の発生率には性差を認めないとされてきたが[3]，この研究によって新たな知見が示された。

5. 発生場所

発生場所別の内反捻挫の発生率および発生割合は，フィールドの違いやフィールド内のエリア別に検討されてきた。Doherty ら[6]によるメタ分析の結果，発生場所別の発生率は，屋内 7.0/1,000 AE，氷上・水上 3.7/1,000 AE，フィールド 1.0/1,000 AE，屋外 0.88 件/1,000 AE と屋内で有意に高い値を示した（**表 1-5**）。屋内の競技（バスケットボール，チアリーディング，テニス，ダンス，体操，バレーボールなど）では，内反捻挫の代表的な受傷機転である着地動作やカッティング動作が多いため，競技特性が発生率に

第1章 急性内反捻挫

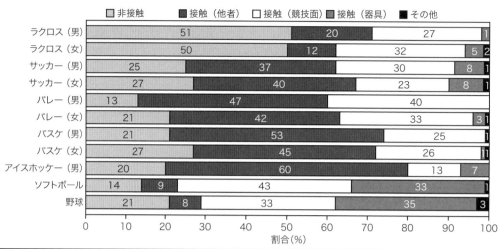

図1-2　アメリカ高校生アスリートにおける足関節捻挫の発生型別割合（2005〜2011）（文献28より引用）
非接触型損傷はラクロスに多い傾向がみられ，他者との接触による損傷はサッカーやバレーボール，バスケットボール，アイスホッケーで多く，競技面や器具類との接触による損傷はソフトボールや野球で多かった。

影響を及ぼしたと推察される。Kofotolisら[19]は，ギリシャ女子プロバスケットボール選手を対象に，コートエリア別の内反捻挫の発生割合を調査した。その結果，キーエリアが56％（18件），ミッドコートが6％（2件），3ポイントラインが3％（1件），コート中央が3％（1件），コート外が3％（1件），不明が28％（9件）であった。以上より，バスケットボールではリング付近のキーエリアにおける内反捻挫の発生が多い。ゴール型の競技では，コートやフィールドの位置によって身体接触の頻度が異なるため，内反捻挫の発生頻度にも違いが生じると推察される。このような結果は，内反捻挫の予防策を講じるうえで貴重な情報となるため，他競技における同様の報告が待たれる。

6. 発生型

非接触型損傷と接触型損傷の発生割合についての調査は1件しかなかった。Swensonら[28]は，アメリカ高校生アスリート（20競技）を対象として内反捻挫の発生型に関する発生割合を調査した。その結果，非接触型損傷はラクロス（男女）で多い傾向がみられた。他者との接触による損傷はサッカーやバレーボール，バスケットボール，アイスホッケーで多く，競技面や器具類との接触による損傷はソフトボールや野球で多い傾向がみられた（図1-2）。

C. 受傷メカニズム

内反捻挫の受傷メカニズムは，非接触型損傷と接触型損傷とに大別される。非接触型損傷の受傷メカニズムとして，古くから着地動作や方向転換動作における底屈を伴う過度な内反強制が支持され議論されてきた[1, 20, 35, 36]。スポーツ外傷における受傷メカニズムの解析手法の1つとして，ビデオ撮影された実際の受傷場面に三次元骨モデルをマッチングさせることで解析するmodel-based image matching（MBIM）法がある[22]。MBIM法は，主に膝前十字靱帯損傷の受傷メカニズムの解明に用いられてきたが，近年，足部においても高い信頼性（検者内信頼性0.955，検者間信頼性0.952）が示され[25]，内反捻挫の受傷メカニズム解析に応用されている。以下に近年報

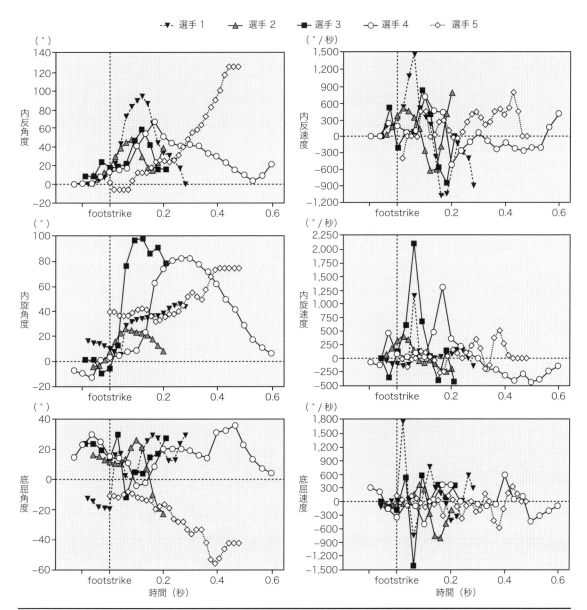

図 1-3 内反捻挫受傷のテニス選手 5 例の MBIM 分析による足関節キネマティクス（文献 9 より引用）
過度な距骨の内旋・内反が受傷メカニズムに関与している。

告された受傷メカニズムに関する知見を非接触型と接触型に分けて整理する。

1. 非接触型損傷の受傷メカニズム

1）MBIM 法による受傷場面の解析

これまで MBIM 法を用いた内反捻挫受傷メカニズム解析の論文は 3 件存在する。Fong ら[9]は、テニス競技中に発生した内反捻挫 5 例の受傷メカニズムを MBIM 法にて解析した。その結果、足関節の底背屈角度にかかわらず、距骨には内旋（26～99°）、内反（48～126°）方向の異常運動が生じていた（図 1-3）。Mok ら[24]は、北京オリンピック大会期間中に発生した内反捻挫 2 例の解析から、どちらの症例も受傷時に足関節は

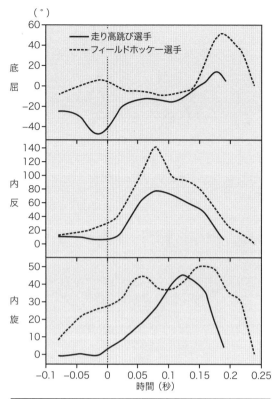

図 1-4　内反捻挫受傷の北京オリンピック参加選手2名のMBIM分析による足関節キネマティクス（文献24より引用）
どちらの選手も受傷時に足関節は背屈位であり、距骨の過度な内反および内旋が生じていた。

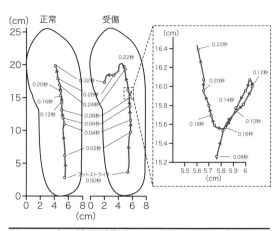

図 1-5　内反捻挫受傷時の足圧中心の推移（文献11より引用）
受傷時の足圧中心は非受傷時と比較して外側へ偏位している。

背屈位であり、距骨の過度な内反および内旋が生じていたことを示した（**図 1-4**）。これらの結果より、内反捻挫は足関節背屈位でも距骨の過度な内旋によって受傷する可能性が示唆された。近年、MBIM法で示された受傷メカニズムを裏づける興味深いデータが示された。Ringleb ら[26]は、屍体モデルを用いて足関節外側靱帯切離後の足関節運動の変化を検討し、前距腓靱帯切離後に距骨内旋が最も増大し、内反および内旋の複合動作も有意に増大したと報告した。前距腓靱帯の距骨内旋運動への安定化作用が示されたことから、過度な距骨内旋は内反捻挫の受傷メカニズムに関与すると結論づけられた。

これら結論を裏づける動作解析中に発生した内反捻挫の受傷場面の解析結果が2件報告された。Kristianslund ら[21]はハンドボール選手（22歳、女性）に対して行ったカッティング動作解析中に生じた内反捻挫の受傷例のバイオメカニクスを分析し、受傷直前の接地後0.18秒まで足関節は背屈位を保持していたことを報告した。Fong ら[11]も同様に、カッティング動作解析中に生じた内反捻挫の受傷例を解析した結果、受傷直前の接地後0.11〜0.20秒では足関節は背屈位で推移していたと報告した。以上より内反捻挫の受傷メカニズムとして、背屈位での過度な距骨の内旋、内反の複合動作が関与していることが示唆された。

2）足圧中心

足圧中心の解析結果から受傷メカニズムを推測した研究は1件のみであった。Fong ら[11]は、動作解析中に生じた内反捻挫受傷場面の足圧中心（center of pressure：COP）の軌跡を解析した。その結果、受傷時の足圧中心は非受傷時と比較して外側へ偏位していた（**図 1-5**）。

3）下肢筋活動

下肢筋活動と受傷メカニズムの関連性を検証し

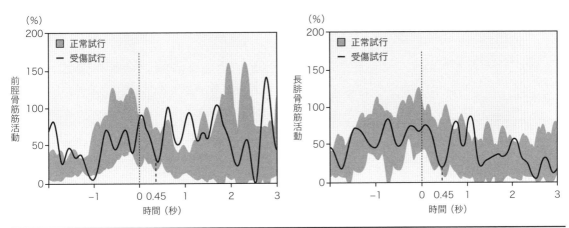

図1-6 動作解析中に生じた内反捻挫受傷時の下肢筋活動（文献14より引用）
前脛骨筋と長腓骨筋の筋活動は足関節の底屈角度が急激に増大した接地後0.45秒までは抑制され，その後急激な増加を認めた。

た1件の研究結果を紹介する。Gehringら[14]は，動作解析中に生じた内反捻挫受傷時の下肢筋活動を表面筋電計にて計測した。その結果，前脛骨筋と長腓骨筋の筋活動は，足関節の底屈角度が急激に増大した接地後0.45秒までは抑制され，その後急激な増加を認めた（**図1-6**）。これらの特異的な筋活動が受傷に関与している可能性が示唆された。特に前脛骨筋の筋活動は，接地直後の抑制により足関節底屈モーメントに抗せず，その後の急激な増加が足関節の内旋および内反モーメントを助長させていると推測された。

2. 接触型損傷の受傷メカニズム

接触型損傷の受傷メカニズムの報告は少ない。Andersenら[1]は，サッカー選手における受傷場面のビデオ解析より，サッカーに特徴的な受傷メカニズムとして，足部接地前の下腿内側へのタックルによる足関節内反強制と，キック動作時の前足部へのタックルによる足関節底屈強制を指摘した。しかし，これを実証した研究は存在せず，接触型損傷に対するMBIM法の応用など，今後の検討が待たれる。

D. 危険因子

内反捻挫の危険因子に関して，一致した見解は得られていない。近年，Witchallsら[34]は足関節外傷の危険因子に関するレビュー論文を発表したが，内反捻挫に限定した危険因子に関する調査は少ない。また，初発と再発や接触・非接触を明確に区別した報告もかぎられる。内反捻挫の危険因子（BMI，既往歴，可動性，姿勢制御，関節不安定性）に関して，近年公表された6件の前向きコホート研究の結果を以下に整理する。

1. BMI

BMIと内反捻挫受傷の関連性に関する調査は1件のみであった。Fousekisら[12]は，男子プロサッカー選手100名を対象とした10ヵ月間の前向きコホート調査でBMIが23.1以上の場合，内反捻挫受傷のオッズ比が8.16となり，受傷リスクが増加するとした。

2. 既往歴

捻挫既往歴は将来的な内反捻挫受傷リスクを高めるという点で概ね一致した見解が得られてい

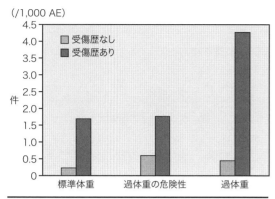

図 1-7　既往歴，BMI 別の内反捻挫の発生率（文献 29 より引用）
捻挫既往歴に加え，BMI が高値だとリスクが増大する。

る。de Noronha ら[5] は，大学生 121 名（男性 57 名，女性 64 名）を対象とした 1 年間の前向きコホート調査より，捻挫既往者のハザード比は 2.21 であると報告した。また，Hiller ら[16] は，若年バレエダンサー 115 名（男子 21 名，女子 94 名，14.2 ± 1.8 歳）に対する 13 ヵ月間の前向きコホート調査にて，捻挫既往者は反対側の内反捻挫受傷のハザード比が 3.90 となり，反対側の受傷リスクが高まることを示唆した。さらに，McHugh ら[23] は，高校生アスリート 169 名に対する 2 年間の前向きコホート調査にて，内反捻挫の発生率は，既往者で 1.76/1,000 AE，非既往者で 0.76/1,000 AE と既往者で有意に高いことを示した。以上より，捻挫既往者では，受傷側のみならず反対側においても将来的な内反捻挫の受傷リスクが高まると考えられる。

3．BMI + 既往歴

BMI と既往歴の組み合わせから内反捻挫の受傷リスクを検討した研究は 1 件のみであった。Tyler ら[29] は，高校アメリカンフットボール選手 152 名に対する前向き調査にて，捻挫既往の有無と BMI が内反捻挫発生と関連するかを調査した（**図 1-7**）。BMI はアメリカ疾病予防管理センター（Centers for Disease Control and Prevention：CDC）にて集約された年齢，性別ごとのデータを基準に 4 段階〔低体重：集約された BMI データの 5％未満（下位）の選手，標準体重：5〜85％（上位），過体重の危険性：85〜95％，過体重：95％以上〕に分類された。調査の結果，内反捻挫の発生率は，「捻挫既往なし＋標準体重」で 0.22/1,000 AE だったのに対し，「捻挫既往あり＋過体重」は 4.27/1,000 AE と有意に高かった。よって，捻挫既往歴に加えて BMI が高値だとリスクがさらに増大すると考えられる。

4．足関節可動性

近年の受傷メカニズム解析より，危険因子として足関節背屈位での過度な内反・内旋が示唆されたことから，背屈位での距腿関節不安定性との関連が検証された。Kobayashi ら[18] は，大学性アスリート 169 名に対し，非接触型内反捻挫の初発と再発の危険因子を特定するための前向きコホート研究を実施した。その結果，足関節最大背屈時の舟状骨−内果間距離が 4.65 cm 以上の場合は初発捻挫のハザード比が 4.14 となることが示された。また，荷重位足関節背屈可動域は，41〜49.5°の群で最も再発率が低く，49.5°以上の群でハザード比 1.12 と再発率が高かった。一方，大学生 121 名を対象とした別の研究[5]では，荷重位足関節背屈可動域と内反捻挫発生率に関連を認めなかった（受傷群 43.7 ± 4.3°，対照群 44.9 ± 5.2°）。以上より，足関節背屈可動域に関する一致した見解は得られておらず，今後さらなる研究が必要である。

5．姿勢制御能力

姿勢制御能力と内反捻挫の関連性について多くの論文が存在するものの，結果は一致していない[16, 23, 32, 33]。McHugh ら[23] は，高校生アスリ

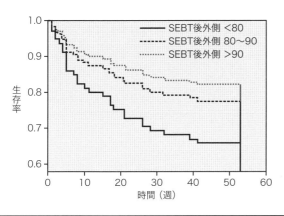
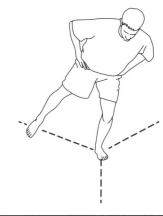

図 1-8　Star excursion balance test（SEBT）を用いた内反捻挫発生の生存時間解析（文献 5 より引用）
アメリカ大学生 121 名（内反捻挫 31 名）を対象に star excursion balance test（右）によって測定した。結果は後外側 80％以下でハザード比 0.96 であった。SEBT 後外側スコアの低下で生存率が有意に低下した。

ート 169 名を対象に，傾斜台上での片脚立位保持能力を姿勢制御の評価指標として受傷群と非受傷群で比較したが，有意差を認めなかった。また，Hiller ら [16] は，若年バレエダンサー 115 名を対象にドゥミ・ポイント位（つま先立ちの状態）における姿勢保持能力と内反捻挫発生との関連を検証した結果，同じく関連性を認めなかった。一方，de Noronha ら [5] は，star excursion balance test（SEBT）を用いた動的な姿勢制御能力と内反捻挫発生との関連を検討した。その結果，SEBT 後外側スコア（リーチ距離と下肢長の割合）が 80％以下の場合は，足関節捻挫の発生リスクが増加した（図 1-8）。後外側方向への下肢リーチ動作は足関節内反モーメントを増大させ，長腓骨筋などの足関節外反筋群の活動要求が高まるため，内反捻挫発生と関連すると推測された。しかし，この推測を支持するデータは存在せず，さらなる検証が必要である。

6．関節不安定性

足関節不安定性を評価する徒手的検査の 1 つである前方引き出しテストの結果と内反捻挫発生率の関連が調査された。男子プロサッカー選手 [12] および若年バレエダンサー [16] を対象としたいずれの研究においても，前方引き出しテストの結果と内反捻挫の発生に有意な関連は認められなかった。関節の不安定性は内反捻挫発生のリスクとならない可能性があるが，前方引き出しテストの判定基準が研究間で異なることや初発・再発が区別されていない点に留意が必要である。

E．まとめ

1．すでに真実として承認されていること
- 内反捻挫における前距腓靱帯損傷の頻度は高い。
- 捻挫既往歴および BMI 高値は内反捻挫の危険因子となる。

2．議論の余地はあるが，今後の重要な研究テーマとなること
- 内反捻挫受傷に関与する姿勢制御機能に対する評価指標の検証。
- カッティング動作などにおける足関節背屈位での過度な内旋・内反による内反捻挫受傷の検証。

F. 今後の課題

- 損傷の定義および受傷部位を明確にした前向き疫学調査。
- MBIM法を用いた接触型損傷の受傷メカニズムの解明。
- 初発・再発を明確にした危険因子に関する前向きコホート研究。

文献

1. Andersen TE, Floerenes TW, Arnason A, Bahr R. Video analysis of the mechanisms for ankle injuries in football. *Am J Sports Med*. 2004; 32: 69S-79S.
2. Arnason A, Gudmundsson A, Dahl HA, Johannsson E. Soccer injuries in Iceland. *Scand J Med Sci Sports*. 1996; 6: 40-5.
3. Beynnon BD, Murphy DF, Alosa DM. Predictive factors for lateral ankle sprains: a literature review. *J Athl Train*. 2002; 37: 376-80.
4. Cooke MW, Lamb SE, Marsh J, Dale J. A survey of current consultant practice of treatment of severe ankle sprains in emergency departments in the United Kingdom. *Emerg Med J*. 2003; 20: 505-7.
5. de Noronha M, Franca LC, Haupenthal A, Nunes GS. Intrinsic predictive factors for ankle sprain in active university students: a prospective study. *Scand J Med Sci Sports*. 2013; 23: 541-7.
6. Doherty C, Delahunt E, Caulfield B, Hertel J, Ryan J, Bleakley C. The incidence and prevalence of ankle sprain injury: a systematic review and meta-analysis of prospective epidemiological studies. *Sports Med*. 2014; 44: 123-40.
7. Drakos MC, Domb B, Starkey C, Callahan L, Allen AA. Injury in the national basketball association: a 17-year overview. *Sports Health*. 2010; 2: 284-90.
8. Ekstrand J, Tropp H. The incidence of ankle sprains in soccer. *Foot Ankle*. 1990; 11: 41-4.
9. Fong DT, Ha SC, Mok KM, Chan CW, Chan KM. Kinematics analysis of ankle inversion ligamentous sprain injuries in sports: five cases from televised tennis competitions. *Am J Sports Med*. 2012; 40: 2627-32.
10. Fong DT, Hong Y, Chan LK, Yung PS, Chan KM. A systematic review on ankle injury and ankle sprain in sports. *Sports Med*. 2007; 37: 73-94.
11. Fong DT, Hong Y, Shima Y, Krosshaug T, Yung PS, Chan KM. Biomechanics of supination ankle sprain: a case report of an accidental injury event in the laboratory. *Am J Sports Med*. 2009; 37: 822-7.
12. Fousekis K, Tsepis E, Vagenas G. Intrinsic risk factors of noncontact ankle sprains in soccer: a prospective study on 100 professional players. *Am J Sports Med*. 2012; 40: 1842-50.
13. Gaulrapp H, Becker A, Walther M, Hess H. Injuries in women's soccer: a 1-year all players prospective field study of the women's Bundesliga (German premier league). *Clin J Sport Med*. 2010; 20: 264-71.
14. Gehring D, Wissler S, Mornieux G, Gollhofer A. How to sprain your ankle -a biomechanical case report of an inversion trauma. *J Biomech*. 2013; 46: 175-8.
15. Hagglund M, Walden M, Ekstrand J. Previous injury as a risk factor for injury in elite football: a prospective study over two consecutive seasons. *Br J Sports Med*. 2006; 40: 767-72.
16. Hiller CE, Refshauge KM, Herbert RD, Kilbreath SL. Intrinsic predictors of lateral ankle sprain in adolescent dancers: a prospective cohort study. *Clin J Sport Med*. 2008; 18: 44-8.
17. Hootman JM, Dick R, Agel J. Epidemiology of collegiate injuries for 15 sports: summary and recommendations for injury prevention initiatives. *J Athl Train*. 2007; 42: 311-9.
18. Kobayashi T, Yoshida M, Yoshida M, Gamada K. Intrinsic predictive factors of noncontact lateral ankle sprain in collegiate athletes: a case-control study. *Orthop J Sports Med*. 2013; 1(7): 2325967113518163.
19. Kofotolis N, Kellis E. Ankle sprain injuries: a 2-year prospective cohort study in female Greek professional basketball players. *J Athl Train*. 2007; 42: 388-94.
20. Konradsen L, Voigt M. Inversion injury biomechanics in functional ankle instability: a cadaver study of simulated gait. *Scand J Med Sci Sports*. 2002; 12: 329-36.
21. Kristianslund E, Bahr R, Krosshaug T. Kinematics and kinetics of an accidental lateral ankle sprain. *J Biomech*. 2011; 44: 2576-8.
22. Krosshaug T, Bahr R. A model-based image-matching technique for three-dimensional reconstruction of human motion from uncalibrated video sequences. *J Biomech*. 2005; 38: 919-29.
23. McHugh MP, Tyler TF, Tetro DT, Mullaney MJ, Nicholas SJ. Risk factors for noncontact ankle sprains in high school athletes: the role of hip strength and balance ability. *Am J Sports Med*. 2006; 34: 464-70.
24. Mok K-M, Fong DT, Krosshaug T, Engebretsen L, Hung AS, Yung PS, Chan K-M. Kinematics analysis of ankle inversion ligamentous sprain injuries in sports: 2 cases during the 2008 Beijing Olympics. *Am J Sports Med*. 2011; 39: 1548-52.
25. Mok KM, Fong DT, Krosshaug T, Hung AS, Yung PS, Chan KM. An ankle joint model-based image-matching motion analysis technique. *Gait Posture*. 2011; 34: 71-5.
26. Ringleb SI, Dhakal A, Anderson CD, Bawab S, Paranjape R. Effects of lateral ligament sectioning on the stability of the ankle and subtalar joint. *J Orthop Res*. 2011; 29: 1459-64.
27. Roemer FW, Jomaah N, Niu J, Almusa E, Roger B, D'Hooghe P, Geertsema C, Tol JL, Khan K, Guermazi A. Ligamentous injuries and the risk of associated tissue damage in acute ankle sprains in athletes: a cross-sectional MRI study. *Am J Sports Med*. 2014; 42: 1549-57.
28. Swenson DM, Collins CL, Fields SK, Comstock RD. Epidemiology of U.S. high school sports-related ligamentous ankle injuries, 2005/06-2010/11. *Clin J Sport*

39. Tyler TF, McHugh MP, Mirabella MR, Mullaney MJ, Nicholas SJ. Risk factors for noncontact ankle sprains in high school football players: the role of previous ankle sprains and body mass index. *Am J Sports Med*. 2006; 34: 471-5.
30. Verhagen EA, van Tulder M, van der Beek AJ, Bouter LM, van Mechelen W. An economic evaluation of a proprioceptive balance board training programme for the prevention of ankle sprains in volleyball. *Br J Sports Med*. 2005; 39: 111-5.
31. Walden M, Hagglund M, Ekstrand J. Time-trends and circumstances surrounding ankle injuries in men's professional football: an 11-year follow-up of the UEFA Champions League injury study. *Br J Sports Med*. 2013; 47: 748-53.
32. Willems TM, Witvrouw E, Delbaere K, Mahieu N, De Bourdeaudhuij I, De Clercq D. Intrinsic risk factors for inversion ankle sprains in male subjects: a prospective study. *Am J Sports Med*. 2005; 33: 415-23.
33. Willems TM, Witvrouw E, Delbaere K, Philippaerts R, De Bourdeaudhuij I, De Clercq D. Intrinsic risk factors for inversion ankle sprains in females -a prospective study. *Scand J Med Sci Sports*. 2005; 15: 336-45.
34. Witchalls J, Blanch P, Waddington G, Adams R. Intrinsic functional deficits associated with increased risk of ankle injuries: a systematic review with meta-analysis. *Br J Sports Med*. 2012; 46: 515-23.
35. Wolfe MW, Uhl TL, Mattacola CG, McCluskey LC. Management of ankle sprains. *Am Fam Physician*. 2001; 63: 93-104.
36. Woods C, Hawkins R, Hulse M, Hodson A. The Football Association Medical Research Programme: an audit of injuries in professional football: an analysis of ankle sprains. *Br J Sports Med*. 2003; 37: 233-8.

〔小宮山与一〕

2. 病態・評価

はじめに

急性足関節内反捻挫（以下，内反捻挫）は前距腓靱帯，踵腓靱帯，後距腓靱帯などが損傷することでさまざまな病態を呈するため，リハビリテーション場面における評価では各組織に対して適切な検査を行い，病態の主要因を正確に特定することが求められる。また，足関節外側靱帯だけでなく，距骨下関節[41]や踵立方関節の靱帯損傷[29]，骨挫傷[30]や骨折[34]を合併することも少なくない。しかしながら，外側靱帯損傷に伴う合併症の病態およびその評価手法については，十分に明らかにされていない。本項では，内反捻挫の急性期の病態について，近年の知見を整理する。また，急性期の病態評価に関しては，画像診断，身体検査，合併症の評価法に着目し，各種検査の精度について整理する。

A. 文献検索方法

文献検索には PubMed を用い，「acute ankle sprain」「acute ankle ligament injury」を検索語とした。その結果ヒットした 1,509 件のうち，「lateral ankle sprain」「inversion ankle sprain」「rupture of lateral ankle ligament」などと内反捻挫症例を研究の対象としている論文，およびその対象を「acute」と急性期であることを明記している論文を選定した。さらに，選定された論文またはレビュー論文からハンドサーチを行い，本テーマに関する基礎研究の論文も採用し，急性期の病態および評価に関する論文 52 件を採用した。

B. 病態

1. 腫脹

腫脹は内反捻挫の受傷直後から生じる。Wilson ら[51]は，水槽排水法を用いた体積測定により腫脹の程度を評価し，受傷 3 日後よりも 10 日後に腫脹が有意に減少したことを示した。同様に，Wester ら[48]は水槽排水法を用い，受傷 1 週後に比べ 6 週後で腫脹が有意に改善したが，6 週後と 12 週後では有意差を認めなかったことを報告した。また，8 の字法による足部周径計測による評価では，受傷 72 時間以内と比較して，最初の測定の 4 日後，1 ヵ月後とにおいて有意に改善し，1 ヵ月後の計測時には有意な患健差を認めなかった[2]。これらの知見より，腫脹は内反捻挫受傷後 4～6 週程度までは経時的に改善すると考えられる。

2. 疼痛

内反捻挫による疼痛は主に損傷した靱帯，またはその周囲に生じる。内反捻挫受傷時の最大圧痛部位を調べた研究結果を表 2-1 に示した[24]。最も多い圧痛部位は前距腓靱帯または踵腓靱帯であった。また，内反捻挫受傷後からの疼痛の経時的変化を調査した 8 つの研究を包括したシステマティックレビューでは，疼痛を有する患者数は受傷後 2 週までに急減し，2 週以降は緩やかに減少し続けるとされた[45]。一方で，受傷後 1 年以上経過しても疼痛が残存する患者が 5～33％存在し，受傷後 3 年後も 5～25％存在することも

表 2-1 内反捻挫受傷時の最大圧痛部位（文献 24 より引用）

圧痛部位	人数（人）	割合（%）
前距腓靱帯・踵腓靱帯・前外側距腓関節包	395	61
距舟関節・二分靱帯・踵立方関節	155	24
第 5 中足骨底	19	3
腓骨筋・腱	13	2
複合領域	52	8
報告なし	13	2

示された[45]。長期にわたり疼痛が残存する症例が一定の割合で存在することは，軽視できない。

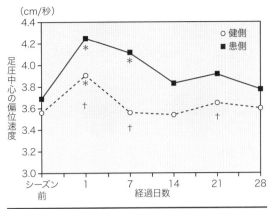

図 2-1 患側および健側の開眼片脚立位時の圧中心偏位速度の変化（文献 14 より引用）
損傷前から損傷後 28 日までの時系列データ。＊：シーズン前と有意差あり，†：患側と有意差あり。

3. 可動域

一般的に内反捻挫後には足関節背屈可動域が制限されると認識される。Aiken ら[2]は，内反捻挫受傷例を対象として，ゴニオメーターを用いた自動背屈可動域と等速性ダイナモメーター（Biodex system 3）を用いた自動および他動の底屈−背屈の総可動域を計測した。その結果，受傷 30 日後の時点でゴニオメーターで計測された背屈可動域に有意な患健差を認めなかったものの（健側 6.6 ± 9.4°，患側 12.7 ± 11.6°），等速性ダイナモメーターで計測された総可動域には有意な患健差を認めた（健側：自動 56.1 ± 7.5°・他動 71.9 ± 6.0°，患側：自動 50.6 ± 7.3°・他動 63.0 ± 8.0°）[2]。よって内反捻挫受傷後には，背屈のみならず底屈も合わせた可動域制限の有無を計測すべきである。

4. 筋力

内反捻挫後には足関節周囲筋の筋力低下が生じる[2, 18, 25]。Konradsen ら[25]は，内反捻挫受傷後 3，6，12 週における等尺性足関節外反筋力を等速性ダイナモメーターにて計測した。その結果，3 週後のみ有意な患健差を認め（患健比 88％），12 週後の患健比は 96％まで改善した。また，Holme ら[18]の論文では，等尺性の背屈，底屈，外反，内反筋力は受傷 6 週後ではすべてに有意な患健差を認めたが，受傷 4 ヵ月後には底屈筋力以外では有意な患健差を認めなかった。Aiken ら[2]は等速性ダイナモメーターでの筋力測定に加え，徒手筋力検査（manual muscle test：MMT）も同時に実施し，患健側で計測結果を比較した。その結果，受傷 1 ヵ月後における背屈 MMT の結果は両側とも 5（normal）であり，ダイナモメーターによる計測においても患健比 97％と良好な値を示した。一方，底屈筋力は，MMT では両側とも 5（normal）であったものの，ダイナモメーター計測では有意な患健差を認めた（患健比 84％）。これらの報告から，筋力低下が残存する期間については一致した見解が得られていないものの，底屈筋力以外は概ね受傷後 4 ヵ月以内には改善すると考えられる。また，MMT のみの評価では筋力の詳細な変化を見落とす可能性が示唆されており，注意が必要である。

5. バランス機能

先行研究や近年のシステマティックレビューにより，内反捻挫受傷例では患健側ともに片脚立位バランス機能が健常者に比べて低下することが明

らかにされた[8, 9, 16, 31, 36, 49]。Evansら[14]は，全米大学体育協会（National Collegiate Athletic Association：NCAA）のデビジョンIに所属する大学スポーツ選手460名を対象に前向きコホート研究を行い，内反捻挫受傷による両側性のバランス障害の有無を調査した。調査期間内に発生した内反捻挫は28例（軽度12例，中等度16例）であった。損傷前（シーズン開始前），受傷後1，7，14，21，28日において，15秒間の開眼片脚立位時の足圧中心偏位速度を分析した。その結果，健側の足圧中心偏位速度は受傷7日後に損傷前と同様となり，患健差は受傷28日後に改善した（図2-1）[14]。Dohertyら[9]は，内反捻挫の初発例を対象とし，片脚立位時の下肢関節角度の三次元解析と足圧中心信号の複雑性を解析するフラクタル次元解析を行った。その結果，捻挫群では，健常群と比較して閉眼片脚立位時の股関節屈曲角度が減少しており，足圧中心軌跡の複雑性が減少していること（フラクタル次元の減少）が原因であると考察された。また，このフラクタル次元の減少は，捻挫群が利用できる姿勢制御戦略が少ない，つまり支持基底面を上手く活用できていない可能性があると推測された。このように，内反捻挫受傷後には姿勢制御の異常が生じ，結果として患健側ともにバランス機能が低下すると予測される。

6．神経筋反応

神経筋反応の変化，特に神経筋抑制は膝関節損傷後や関節の腫脹のシミュレートにより生じることが広く知られており，この現象は関節因性筋抑制（arthrogenic muscle inhibition：AMI）と呼ばれる。AMIは損傷した関節周囲の筋の反射抑制として定義される。AMIの有無の評価法としてはHoffman反射（H反射）が広く用いられてきた。H反射はα運動ニューロンの興奮性の指標であり，そのピーク値は最大反射活動を示す[1]。つまり最大H波の減少はAMIの存在を，増加は筋活動の高まりを示唆する。また，最大H反射は対象筋の全運動ニューロンプールを示す最大M波によって標準化されることもある（H：M比）。Palmieriら[37]は健常者の足関節に生理食塩水10 mLを注射し，腫脹をシミュレートした際にAMIが生じるかを調査し，すべての足関節周囲筋（ヒラメ筋，長腓骨筋，前脛骨筋）でH反射が上昇することを示した。つまり腫脹のシミュレート後にAMIは存在せず，逆に筋の活動性が高まることが示唆された。また，内反捻挫受傷後72時間以内では，患側のヒラメ筋のH：M比は健側に比べて有意に上昇し，前脛骨筋では低下傾向，長腓骨筋では有意な変化を認めなかった研究もある[23]。以上より，内反捻挫後，または腫脹によりAMIが生じる可能性は低く，ヒラメ筋の筋活動が高まっている可能性がある。しかし，機能的足関節不安定症例では，患側のヒラメ筋と長腓骨筋のH：M比が健側に比べて低下していることも報告されており[32]，急性期と慢性期では神経筋反応に関する病態が異なるとも考えられる。

7．動作分析

内反捻挫の初発例（受傷2週以内）の歩行[10]および片脚着地動作[11]における下肢関節キネマティクスおよびキネティクスの検証が行われた。歩行では，踵接地前後200 ms間において，捻挫群で患側の股関節の内転角度および伸展モーメントの減少と膝関節外反角度の増加が観察された。また，捻挫群は患健側ともに膝関節の屈曲角度と伸展モーメントが増加し，足関節の内反・背屈モーメント増加と底屈角度減少を認めた（図2-2）。つま先離地前後200 ms間では，健常群と比較して捻挫群の患側股関節の伸展角度は減少し，両側足関節の内反角度増加と底屈角度減少が観察された。関節モーメントに関しては，両側の股関節屈

2. 病態・評価

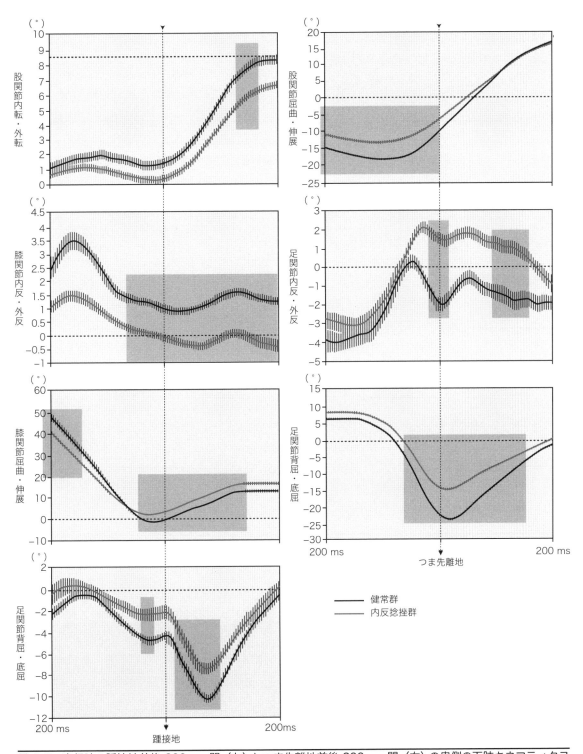

図 2-2　歩行時の踵接地前後 200 ms 間（左）とつま先離地前後 200 ms 間（右）の患側の下肢キネマティクスの変化（文献 10 より引用）
濃い網かけ部分は有意な群間差がある期間を示す。

第1章 急性内反捻挫

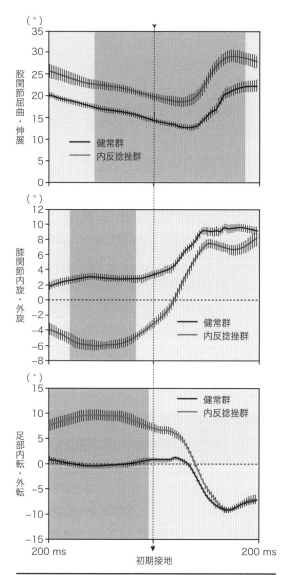

図 2-3 片脚着地時の初期接地前後 200 ms 間の患側の下肢キネマティクスの変化(文献 11 より引用)
濃い網かけ部分は有意な群間差がある期間を示す。

曲モーメントの減少と膝関節伸展モーメントの増加,足関節底屈モーメントの減少を認めた。また,両側の足関節内反モーメント増加も観察された(**図 2-2**)[10]。片脚着地動作の接地前後 200 ms 間では,捻挫群は患健側ともに健常群と比較して股関節屈曲角度が増加し,患側の膝関節外旋および足部内転角度の増加,健側の膝関節内旋および足部外転角度の増加が観察された(**図 2-**

3)[11]。また,患側のみ下肢全体(net-supporting moment)の屈曲モーメントの増加や伸展モーメントの減少が認められたほか,股関節屈伸モーメントの減少も認めた[11]。垂直方向への最大床反力も健常群に比べて捻挫群の患側で減少しており,著者らはこれらの変化は着地時の衝撃力を減ずるための代償的な運動制御であると考察した。以上より,内反捻挫初発例では,歩行や着地における動作パターンに両側性の変化が生じており,これらは回復過程における一過性の変化である可能性はあるものの,一方で慢性的な後遺症の進行に関連している可能性も無視できない。

8. 靱帯機能

内反捻挫では,主に足関節外側靱帯が損傷することで関節の不安定性が生じる。Hubbard ら[20]は,内反捻挫後の靱帯治癒過程を解明するため,縦断的に足関節の不安定性検査を行った 7 つの論文をレビューした。これらの論文の評価方法はストレス X 線または徒手による評価であり,対象の重症度は統一されていなかった。このレビューによると,足関節の構造的安定性は最低でも受傷後 6 週〜3 ヵ月までは改善しないことが明らかとなった[20]。また,リハビリテーションや治療の有無にかかわらず,初発の内反捻挫受傷後 1 年の時点でも構造的不安定性や主観的不安定感を有する患者が約 30% も存在した。これらの結果は,内反捻挫後には靱帯が完全に治癒する前に活動復帰している患者が多い可能性を示唆している。足関節の構造的安定性の評価として信頼性の高いアルスロメーターを使用し,足関節の前後移動量と内外反角度を計測した研究では,内反捻挫群で受傷 3 日後と 8 週後における前方偏位量と内反角度が健常群に比べて有意に大きかった。また,受傷 3 日後と 8 週後における前方偏位量に有意差を認めなかった[19]。これらのことから,内反捻挫後の靱帯の自然治癒には 8 週以上を要

すると考えられる。

9. 合併症

1) 骨挫傷

内反捻挫受傷時，距腿関節の内反により内果内側と距骨内側に強い圧縮力が加わることで骨挫傷が生じることがある[43]。内反捻挫における骨挫傷の合併率は7.4～40％にまで及ぶとされた[30]。骨挫傷合併例の92％で前距腓靱帯の断裂を認めると報告された[6]。一方，前距腓靱帯損傷の重症度と骨挫傷には有意な関係を認めないとする論文もある[3]。骨挫傷合併による臨床成績への影響に関しても，一致した見解は得られていない。骨挫傷により，歩行やスポーツ活動復帰が有意に遅延するとの研究がある[6]。一方，歩行や仕事，身体活動復帰には影響しないとの論文も存在する[3]。2013年に公表されたシステマティックレビューでは，骨挫傷に必要な特異的治療に関するエビデンスは存在しないと結論づけられた[30]。

2) 距骨下関節靱帯損傷

距骨下関節には踵腓靱帯，骨間距踵靱帯，頸靱帯が存在する。内反捻挫により踵腓靱帯が損傷することは前述したが，骨間距踵靱帯や頸靱帯も合併損傷する場合がある。Tochigiら[41]は，内反捻挫を受傷した24例のMRI画像および臨床所見を調査したところ，骨間距踵靱帯損傷が13例，頸靱帯損傷が12例あった。また，受傷後6～28ヵ月（平均12.3ヵ月）における足関節くずれ(giving way)や残存痛，動作制限（しゃがみ込みや正座の制限）は，骨間距踵靱帯損傷の存在と有意に関係しており，頸靱帯損傷は足関節くずれおよび残存痛と関係していた[41]。屍体研究の結果からも，骨間距踵靱帯の切断が距骨下関節の不安定性を生じさせることが証明された[7,40]。以上より，内反捻挫後には距骨下関節の靱帯も評価すべきである。

3) 踵立方靱帯損傷

内反捻挫に合併した踵立方靱帯損傷はまれであり，研究もかぎられている。Lohrerら[29]の論文によると，足関節内反捻挫受傷例の5.5％が背側踵立方靱帯損傷を伴い，そのうち約1/3が慢性的な踵立方関節不安定症に進行する。不安定性の診断基準は，足関節の内反・底屈損傷により腫脹や血腫，圧痛が踵立方関節に認められ，X線画像にて骨病変が確認できず，踵立方関節ストレスX線にて踵立方角が10°より大きい場合とされた[27]。

4) 骨　折

小児では内反捻挫に伴い腓骨の骨端線損傷や遠位部の剥離骨折が生じることが多く，合併率は24％であった[34]。Endeleら[13]は，内反捻挫を受傷した小児30例のMRI画像を読影し，前距腓靱帯損傷23例，腓骨剥離骨折3例，Salter-Harris I型の腓骨骨端線損傷3例を認めた。その他の研究では26％（内反捻挫78例中20例）に腓骨剥離骨折を合併していた[26]。骨が未熟な小児においては，これら骨損傷の可能性があることに注意が必要である。

C. 評　価

1. 画像診断

内反捻挫の画像診断には主にX線，超音波，MRIが用いられる。それぞれの感度，特異度を**表2-2**に示した。

1) X線

術中所見を基準としたストレスX線（前方引き出し）による前距腓靱帯損傷の感度は47％と良好とはいえず，診断精度は53％だった[35]。前方引き出し時にはTelosストレス装置などを用いて150 Nの負荷を加えることが多いが，

表 2-2 内反捻挫における各画像診断の感度，特異度，精度

評価法	報告者	前距腓靱帯			踵腓靱帯		
		感度	特異度	精度	感度	特異度	精度
ストレスX線（前方引き出し）	Oae ら[35]	47%	100%	53%			
超音波画像	Oae ら[35]	100%	50%	95%			
	Miltz ら[33] *	92%	83%		100%	100%	
MRI	Oae ら[35]	100%	100%	100%			
	Breitenseher ら[5]	92.9%	100%	93.4%	58.3%	100%	66.7%
	Verhaven ら[47]	100%	50%	94.4%	91.7%	100%	94.4%

＊：MRI所見を基準とした場合の感度，特異度．その他はすべて術中所見を基準とした場合の感度，特異度．

Tohyama ら[42]は内反捻挫（前距腓靱帯完全断裂）例を対象として，麻酔あり・なしの条件で30 Nと60 Nの負荷を用いて前方引き出し量を測定した．その結果，麻酔ありでは30 Nおよび60 Nの両方で，正常よりも有意に大きな前方偏位量を示したものの，麻酔なしでは60 Nより30 Nの負荷で行ったほうが，前方引き出し量が有意に大きく，前距腓靱帯損傷の検知により敏感であった．この結果は，大きな負荷による疼痛を避けるための筋収縮が原因であると考えられ，前方引き出しによるストレスX線撮影は，低い負荷（約30 N）で行うことで筋の防御性収縮を避けられるといえる．

2）超音波

超音波画像診断では，足関節を内反・底屈位とし，プローブを各靱帯の走行に合わせて長軸方向に配置して靱帯を描出する．正常な靱帯は高エコー束として描出され，靱帯の不連続性と低エコー病変が靱帯損傷の診断基準となる[33,35]．Oae ら[35]の報告によると，術中所見を基準とした感度・特異度は，それぞれ100%・50%であった．一方で精度は95%であり，損傷部位の特定率も63%と比較的良好なことから，超音波画像は前距腓靱帯損傷の診断に有用であると結論づけた．Miltz ら[33]の報告でも前距腓靱帯および踵腓靱帯損傷の診断精度は良好とされた．超音波診断装置は簡便かつ比較的安価であり，携帯できるといった利点もあり，今後さらに診断に用いられる可能性が高い．

3）MRI

MRI画像による急性期の前距腓靱帯損傷の術中所見を基準とした診断精度は90%以上とされる[5,35,47]．Verhaven ら[47]は，3-dimention fast imaging with steady-state procession pulse sequence（3D FISP）による評価を行った．術中所見を基準とした前距腓靱帯損傷の感度は100%と高かったが，特異度は50%であった．偽陽性が1人存在したことが特異度を下げた要因であった[47]．踵腓靱帯の損傷の診断精度も94.4%であり，非常に精確な診断が可能であるとされた[47]．一方，Breistenseher ら[5]が報告した踵腓靱帯の診断精度は66.7%であった．MRIは診断精度に優れているものの，撮影に長時間を要することや高価であるといった問題点がある．

2. 身体検査

足関節不安定性評価を目的とした徒手検査の信頼性に関しては否定的な論文が多く，徒手検査による不安定性の正確な判定は難しいと考えられる[15,39,50]．しかし，受傷直後ではなく数日遅らせたほうが身体検査の精度が高まるとされており，前距腓靱帯損傷の診断において，受傷48

2. 病態・評価

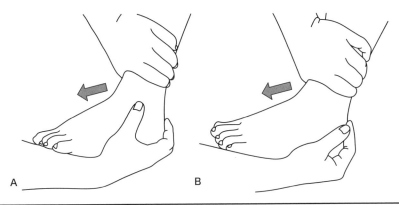

図 2-4　前外側引き出しテスト（A）と前方引き出しテスト（B）（文献 38 より作図）

時間以内の評価では感度 71%，特異度 33% であったのに対して，受傷 5 日後に再度行った際は感度 96%，特異度 84% まで改善した[44]。

代表的な徒手検査の前方引き出しテスト (anterior drawer test) を一部修正した前外側引き出しテスト (anterolateral drawer test) という手法がある[38,46]。これは底屈 10〜15°で，検者の母指を患者の足関節前外側に置き（外果端 1 cm 近位），距骨の内旋を許容しつつ，踵後方から前方に押し出す方法である（図 2-4）[38]。新鮮屍体足関節に対し，正常群，前距腓靱帯切断群，前距腓靱帯および踵腓靱帯切断群の 3 群にて Telos ストレス装置を用いた計測距離と，徒手による前外側引き出しおよび前方引き出しテスト時の計測距離が比較された。その結果，Telos による計測結果と前外側引き出しテストには有意な正の相関関係を認めたが（r=0.931），前方引き出しには有意な相関関係を認めなかった[38]。また，距骨の偏位量 3 mm 以上を外側靱帯断裂の診断基準とした場合，前外側引き出しテストは感度・特異度ともに 100% であり，前方引き出しテストは感度 75%・特異度 50% であった[38]。前外側引き出しテストは診断精度が高いと考えられるが，実際の患者における検証が必要である。

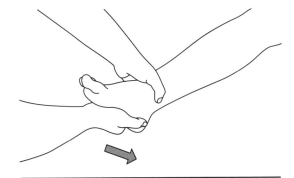

図 2-5　Medial subtalar glide test（文献 17 より作図）
水平面上での距骨に対する踵骨の過度な内側偏位を評価するテスト。距骨下関節中間位にて距骨を固定し，踵骨を内側にすべらせた際の end feel を感じとり，4 段階で距骨下関節の不安定性を評価する。

3. 距骨下関節の評価

距骨下関節の不安定性検査に関する研究はかぎられるが，いくつかの検査法を紹介する。Ishii ら[21]は，足関節内反位にて最大背屈させた状態でX線撮影を行い，X線側面像での距骨下関節後方における距骨外側突起の相対的位置を計測した。その結果，捻挫再発群では，健常群に比べて偏位が有意に大きかった。また，新鮮凍結屍体にて踵腓靱帯および骨間距踵靱帯を切断した場合と捻挫再発群が同様の動きを示していた。Hertel ら[17]は medial subtalar glide test という徒手検査を提唱した。これは水平面上での距骨に対する踵骨の過度な内方不安定性を評価するテストであ

第 1 章　急性内反捻挫

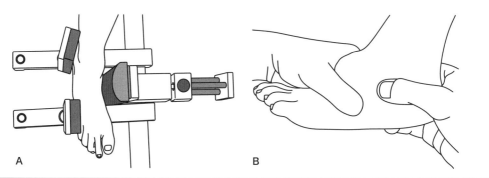

図 2-6　踵立方関節の評価（文献 27 より作図）
A：ストレス負荷，B：徒手による踵立方関節のずれの評価。

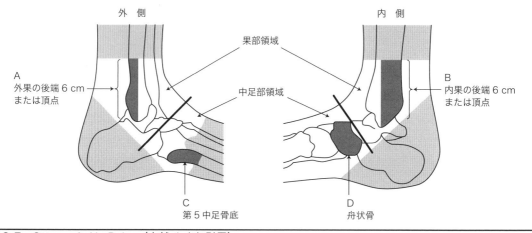

図 2-7　Ottawa Ankle Rules（文献 4 より引用）
4 ヵ所（A，B，C，D）の圧痛の有無，受傷直後または来院時に 4 歩荷重できるかどうかのうち 1 つでも当てはまった場合に足関節または足部の X 線撮影が推奨される。

り，検者は距骨下関節中間位にて距骨を固定し，踵骨を内側にすべらせる（図 2-5）。踵骨をすべらせた際の end feel を感じとり，4 段階で距骨下関節の不安定性を評価する（0 点：不安定性なし，1 点：軽度不安定，2 点：中等度不安定，3 点：重度不安定）[17]。その他，距骨に対する踵骨の前方引き出しテストや距骨下傾斜テストなどのストレス X 線撮影法も提唱されたが [22, 52]，診断精度に関する検証が必要である。

4．踵立方関節の評価

踵立方関節安定性の評価にはストレス X 線が用いられる。舟状骨結節に対し外側方向へのストレスを加えた際の踵立方関節角度を測定し，10°を超えた場合に不安定性ありと診断される（図 2-6）[27]。一方，Lohrer ら [28] は，同様の撮影方法において踵立方関節の角度よりも踵立方間の直線距離計測のほうが，検者間信頼性が高いと結論づけた。また，徒手的に踵立方関節に内反ストレスを加え，関節のずれを触診する方法もあるが [28]，いずれの手法も感度・特異度などのデータは示されていない。

5. 骨折の評価

　足関節および中足部の骨折を除外するための評価としてOttawa Ankle Rules（OAR）がある。従来，救急科では足関節捻挫で来院した患者のほとんどに対してX線撮影が行われていたが，足関節および中足部の骨折の存在は15％以下であり，結果として不必要な被曝や時間，コストを招いていた[4]。そのような背景から質問および局所的圧痛の評価のみで，内果，外果，中足部の骨折を除外するためのOARが発展した（図2-7）。受傷直後または救急科において4歩荷重できるか否かは共通の質問事項であり，足関節の評価としては内果後端6 cm，外果後端6 cmの圧痛の有無，中足部の評価としては舟状骨および第5中足骨底の圧痛の有無を評価する。これらが1つでも当てはまれば，足関節または中足部の骨折が疑われ，X線撮影が推奨される。システマティックレビューによると，OARの感度は97.6％と良好であり，特異度は10～79％と幅広い結果を示した[4]。また小児のみを対象としたシステマティックレビューでも，感度は98.5％と高く，特異度は7.9～50％と幅広い値を示した[13]。つまり感度が高いということは，OARに当てはまらない場合，ほぼ100％の確率で骨折していないということになる。しかし，特異度が低いためOARに当てはまっても骨折していない例が存在することに注意が必要である。

D. まとめ

1. すでに真実として承認されていること

- 内反捻挫急性期では，両側下肢のバランスやキネマティクスの変化が生じる。
- 内反捻挫急性期では，足関節の構造的安定性は改善されない。
- 受傷直後よりも，数日遅らせたほうが身体検査の診断精度は高まる。
- Ottawa Ankle Rulesによる足部・足関節骨折の除外精度は高い。

2. 議論の余地はあるが，今後の重要な研究テーマとなること

- 内反捻挫急性期では，足関節周囲筋の筋活動は抑制ではなく高まっている可能性。
- 内反捻挫急性期からの運動戦略の変化が慢性足関節不安定症への進行に関連する可能性。

3. 真実と思われていたが実は疑わしいこと

- 急性期におけるストレスX線の診断精度やその負荷量の設定。

E. 今後の課題

- 急性期から慢性期にかけての病態に関する長期的な縦断研究。
- 急性期における関節安定性評価のゴールドスタンダードの確立。
- 距骨下関節，踵立方関節不安定性に関する研究の蓄積。

文献

1. Aagaard P, Simonsen EB, Andersen JL, Magnusson P, Dyhre-Poulsen P. Neural adaptation to resistance training: changes in evoked V-wave and H-reflex responses. *J Appl Physiol*. 2002; 92: 2309-18.
2. Aiken AB, Pelland L, Brison R, Pickett W, Brouwer B. Short-term natural recovery of ankle sprains following discharge from emergency departments. *J Orthop Sports Phys Ther*. 2008; 38: 566-71.
3. Alanen V, Taimela S, Kinnunen J, Koskinen SK, Karaharju E. Incidence and clinical significance of bone bruises after supination injury of the ankle. A double-blind, prospective study. *J Bone Joint Surg Br*. 1998; 80: 513-5.
4. Bachmann LM, Kolb E, Koller MT, Steurer J, ter Riet G. Accuracy of Ottawa ankle rules to exclude fractures of the ankle and mid-foot: systematic review. *BMJ*. 2003; 326: 417.
5. Breitenseher MJ, Trattnig S, Kukla C, Gaebler C, Kaider A, Baldt MM, Haller J, Imhof H. MRI versus lateral stress radiography in acute lateral ankle ligament injuries. *J Comput Assist Tomogr*. 1997; 21: 280-5.

6. Chan VO, Moran DE, Shine S, Eustace SJ. Medial joint line bone bruising at MRI complicating acute ankle inversion injury: what is its clinical significance? *Clin Radiol*. 2013; 68: e519-23.

7. Choisne J, Ringleb SI, Samaan MA, Bawab SY, Naik D, Anderson CD. Influence of kinematic analysis methods on detecting ankle and subtalar joint instability. *J Biomech*. 2012; 45: 46-52.

8. De Vries JS, Kingma I, Blankevoort L, van Dijk CN. Difference in balance measures between patients with chronic ankle instability and patients after an acute ankle inversion trauma. *Knee Surg Sports Traumatol Arthrosc*. 2010; 18: 601-6.

9. Doherty C, Bleakley C, Hertel J, Caulfield B, Ryan J, Delahunt E. Postural control strategies during single limb stance following acute lateral ankle sprain. *Clin Biomech (Bristol, Avon)*. 2014; 29: 643-9.

10. Doherty C, Bleakley C, Hertel J, Caulfield B, Ryan J, Delahunt E. Lower extremity function during gait in participants with first time acute lateral ankle sprain compared to controls. *J Electromyogr Kinesiol*. 2015; 25: 182-92.

11. Doherty C, Bleakley C, Hertel J, Caulfield B, Ryan J, Delahunt E. Single-leg drop landing motor control strategies following acute ankle sprain injury. *Scand J Med Sci Sports*. 2015; 25: 525-33.

12. Dowling S, Spooner CH, Liang Y, Dryden DM, Friesen C, Klassen TP, Wright RB. Accuracy of Ottawa Ankle Rules to exclude fractures of the ankle and midfoot in children: a meta-analysis. *Acad Emerg Med*. 2009; 16: 277-87.

13. Endele D, Jung C, Bauer G, Mauch F. Value of MRI in diagnosing injuries after ankle sprains in children. *Foot Ankle Int*. 2012; 33: 1063-8.

14. Evans T, Hertel J, Sebastianelli W. Bilateral deficits in postural control following lateral ankle sprain. *Foot Ankle Int*. 2004; 25: 833-9.

15. Fujii T, Luo ZP, Kitaoka HB, An KN. The manual stress test may not be sufficient to differentiate ankle ligament injuries. *Clin Biomech (Bristol, Avon)*. 2000; 15: 619-23.

16. Guskiewicz KM, Perrin DH. Effect of orthotics on postural sway following inversion ankle sprain. *J Orthop Sports Phys Ther*. 1996; 23: 326-31.

17. Hertel J, Denegar CR, Monroe MM, Stokes WL. Talocrural and subtalar joint instability after lateral ankle sprain. *Med Sci Sports Exerc*. 1999; 31: 1501-8.

18. Holme E, Magnusson SP, Becher K, Bieler T, Aagaard P, Kjaer M. The effect of supervised rehabilitation on strength, postural sway, position sense and re-injury risk after acute ankle ligament sprain. *Scand J Med Sci Sports*. 1999; 9: 104-9.

19. Hubbard TJ, Cordova M. Mechanical instability after an acute lateral ankle sprain. *Arch Phys Med Rehabil*. 2009; 90: 1142-6.

20. Hubbard TJ, Hicks-Little CA. Ankle ligament healing after an acute ankle sprain: an evidence-based approach. *J Athl Train*. 2008; 43: 523-9.

21. Ishii T, Miyagawa S, Fukubayashi T, Hayashi K. Subtalar stress radiography using forced dorsiflexion and supination. *J Bone Joint Surg Br*. 1996; 78: 56-60.

22. Kato T. The diagnosis and treatment of instability of the subtalar joint. *J Bone Joint Surg Br*. 1995; 77: 400-6.

23. Klykken LW, Pietrosimone BG, Kim K-M, Ingersoll CD, Hertel J. Motor-neuron pool excitability of the lower leg muscles after acute lateral ankle sprain. *J Athl Train*. 2011; 46: 263-9.

24. Konradsen L, Bech L, Ehrenbjerg M, Nickelsen T. Seven years follow-up after ankle inversion trauma. *Scand J Med Sci Sports*. 2002; 12: 129-35.

25. Konradsen L, Olesen S, Hansen HM. Ankle sensorimotor control and eversion strength after acute ankle inversion injuries. *Am J Sports Med*. 1998; 26: 72-7.

26. Kwak Y-H, Lim J-Y, Oh M-K, Kim W-J, Park K-B. Radiographic diagnosis of occult distal fibular avulsion fracture in children with acute lateral ankle sprain. *J Pediatr Orthop*. 2015; 35: 352-7.

27. Lohrer H, Arentz S. Calcaneocuboid joint instability: a novel operative technique for anatomic reconstruction. *Foot Ankle Int*. 2004; 25: 349-56.

28. Lohrer H, Nauck T, Arentz S, Schöll J. Observer reliability in ankle and calcaneocuboid stress radiography. *Am J Sports Med*. 2008; 36: 1143-9.

29. Lohrer H, Nauck T. Augmented periosteal flap repair of the chronically unstable calcaneocuboid joint. A series of six cases. *J Bone Joint Surg Am*. 2006; 88: 1596-601.

30. Longo UG, Loppini M, Romeo G, van Dijk CN, Maffulli N, Denaro V. Bone bruises associated with acute ankle ligament injury: do they need treatment? *Knee Surg Sports Traumatol Arthrosc*. 2013; 21: 1261-8.

31. McKeon PO, Hertel J. Systematic review of postural control and lateral ankle instability, part I: can deficits be detected with instrumented testing. *J Athl Train*. 2008; 43: 293-304.

32. McVey ED, Palmieri RM, Docherty CL, Zinder SM, Ingersoll CD. Arthrogenic muscle inhibition in the leg muscles of subjects exhibiting functional ankle instability. *Foot Ankle Int*. 2005; 26: 1055-61.

33. Milz P, Milz S, Steinborn M, Mittlmeier T, Putz R, Reiser M. Lateral ankle ligaments and tibiofibular syndesmosis. 13-MHz high-frequency sonography and MRI compared in 20 patients. *Acta Orthop Scand*. 1998; 69: 51-5.

34. Najaf-Zadeh A, Nectoux E, Dubos F, Happiette L, Demondion X, Gnansounou M, Herbaux B, Martinot A. Prevalence and clinical significance of occult fractures in children with radiograph-negative acute ankle injury. A meta-analysis. *Acta Orthop*. 2014; 85: 518-24.

35. Oae K, Takao M, Uchio Y, Ochi M. Evaluation of anterior talofibular ligament injury with stress radiography, ultrasonography and MR imaging. *Skeletal Radiol*. 2010; 39: 41-7.

36. Orteza LC, Vogelbach WD, Denegar CR. The effect of molded and unmolded orthotics on balance and pain while jogging following inversion ankle sprain. *J Athl Train*. 1992; 27: 80-4.

37. Palmieri RM, Ingersoll CD, Hoffman MA, Cordova ML, Porter DA, Edwards JE, Babington JP, Krause BA, Stone MB. Arthrogenic muscle response to a simulated ankle

2. 病態・評価

joint effusion. *Br J Sports Med*. 2004; 38: 26-30.
38. Phisitkul P, Chaichankul C, Sripongsai R, Prasitdamrong I, Tengtrakulcharoen P, Suarchawaratana S. Accuracy of anterolateral drawer test in lateral ankle instability: a cadaveric study. *Foot Ankle Int*. 2009; 30: 690-5.
39. Raatikainen T, Putkonen M, Puranen J. Arthrography, clinical examination, and stress radiograph in the diagnosis of acute injury to the lateral ligaments of the ankle. *Am J Sports Med*. 1992; 20: 2-6.
40. Tochigi Y, Amendola A, Rudert MJ, Baer TE, Brown TD, Hillis SL, Saltzman CL. The role of the interosseous talocalcaneal ligament in subtalar joint stability. *Foot Ankle Int*. 2004; 25: 588-96.
41. Tochigi Y, Yoshinaga K, Wada Y, Moriya H. Acute inversion injury of the ankle: magnetic resonance imaging and clinical outcomes. *Foot Ankle Int*. 1998; 19: 730-4.
42. Tohyama H, Yasuda K, Ohkoshi Y, Beynnon BD, Renstrom PA. Anterior drawer test for acute anterior tibiofibular ligament injuries of the ankle. How much load should be applied during the test? *Am J Sports Med*. 2003; 31: 226-32.
43. Van Dijk CN, Bossuyt PM, Marti RK. Medial ankle pain after lateral ligament rupture. *J Bone Joint Surg Br*. 1996; 78: 562-7.
44. Van Dijk CN, Mol BW, Lim LS, Marti RK, Bossuyt PM. Diagnosis of ligament rupture of the ankle joint. Physical examination, arthrography, stress radiography and sonography compared in 160 patients after inversion trauma. *Acta Orthop Scand*. 1996; 67: 566-70.
45. Van Rijn RM, van Os AG, Bernsen RMD, Luijsterburg PA, Koes BW, Bierma-Zeinstra SMA. What is the clinical course of acute ankle sprains? A systematic literature review. *Am J Med*. 2008; 121: 324-31. e7.
46. Vaseenon T, Gao Y, Phisitkul P. Comparison of two manual tests for ankle laxity due to rupture of the lateral ankle ligaments. *Iowa Orthop J*. 2012; 32: 9-16.
47. Verhaven EF, Shahabpour M, Handelberg FW, Vaes PH, Opdecam PJ. The accuracy of three-dimensional magnetic resonance imaging in the diagnosis of ruptures of the lateral ligaments of the ankle. *Am J Sports Med*. 1991; 19: 583-7.
48. Wester JU, Jespersen SM, Nielsen KD, Neumann L. Wobble board training after partial sprains of the lateral ligaments of the ankle: a prospective randomized study. *J Orthop Sports Phys Ther*. 1996; 23: 332-6.
49. Wikstrom EA, Naik S, Lodha N, Cauraugh JH. Bilateral balance impairments after lateral ankle trauma: a systematic review and meta-analysis. *Gait Posture*. 2010; 31: 407-14.
50. Wilkin EJ, Hunt A, Nightingale EJ, Munn J, Kilbreath SL, Refshauge KM. Manual testing for ankle instability. *Man Ther*. 2012; 17: 593-6.
51. Wilson RW, Gieck JH, Gansneder BM, Perrin DH, Saliba EN, McCue FC. Reliability and responsiveness of disablement measures following acute ankle sprains among athletes. *J Orthop Sports Phys Ther*. 1998; 27: 348-55.
52. Yamamoto H, Yagishita K, Ogiuchi T, Sakai H, Shinomiya K, Muneta T. Subtalar instability following lateral ligament injuries of the ankle. *Injury*. 1998; 29: 265-8.

（越野　裕太）

3. 治療・予防

はじめに

　急性足関節内反捻挫（以下，内反捻挫）治療における目標は，可能なかぎり安全かつ早期にスポーツ復帰させることである。靱帯損傷によって生じる炎症反応を抑制し，組織の治癒過程に沿った適切な治療を提供することで早期スポーツ復帰が達成される。また，内反捻挫は再受傷率の高い外傷であり[50]，予防に関する論文も散見される[30, 31]。しかし，過去の論文では初発と再発が包括されており，初発に限定した予防に関する研究は少ない。本項では，内反捻挫の急性期対応（RICE処置・物理療法）と受傷後早期の運動療法に関して整理した後，足関節捻挫の予防，特に初発に対する予防法についての知見を整理する。

A. 文献検索方法

　文献検索にはPubMedを使用し，「acute AND ankle AND treatment」でヒットした2,006論文を「sprain」または「lateral」との組み合わせにより934文献に絞り込んだ。さらに表3-1のキーワードを組み合わせてヒットした論文とその引用文献より治療に関する論文を選定した。予防に関する文献検索では「ankle AND prevention」でヒットした2,960論文を「sprain」「inversion」「lateral」の組み合わせにより570論文に絞り込み，初回捻挫の予防に関する論文を選んだ。またその引用文献およびハンドサーチの結果より51論文を本レビューに採用した。なお，今回のレビューでは2000年以降の論文を中心に検索を行った。

B. 足関節捻挫の急性期治療

1. RICE処置

　靱帯損傷によって生じる炎症反応は，疼痛や腫脹のほか，局所的な低酸素状態を引き起こし，機能障害や組織治癒の遷延を招く。炎症反応の抑制は，その後の組織治癒や機能回復を早めると考えられており，炎症抑制を目的としたRICE処置はスポーツ現場や医療機関において広く行われている。しかしながら，内反捻挫に対するRICE処置の効果を裏づける科学的データは乏しい。ここでは，アイシングと圧迫に関する研究結果を整理する。

1）アイシング

　内反捻挫後のアイシングの役割に関して，温熱療法との比較や実施時期での効果の検討が行われ

表3-1　文献検索キーワード

RICE	cryotherapy	ultrasound	electrical	microcurrent
high voltage	physical modarity	immobilization	primary	brace
tape	weight bearing	conservative	function	physical therapy
stretch	strength	range of motion		

た。Coté ら[10]は，内反捻挫受傷後 3〜5 日目にアイシング，渦流浴，交代浴を実施し，その効果を比較した。アイシング，渦流浴，交代浴のすべての群で腫脹は増加したが，アイシング群で腫脹の増加が最も軽度であった。別の研究では，アイシングを開始するタイミングがスポーツ復帰時期へ与える影響が調査された[18]。受傷後 36 時間以内にアイシングを開始した群，36 時間以降にアイシングを実施した群，受傷後 3 日以内に温熱療法を実施した群の 3 群間で歩行，走行，ジャンプ動作を痛みなく遂行できた時期を比較した結果，受傷後 36 時間以内にアイシングを実施した群で有意に早かった[18]。Bleakley ら[5]は，内反捻挫症例（I〜II 度損傷）を連続群（受傷後 72 時間まで 2 時間ごとに 20 分間のアイシングを実施）と間欠群（受傷後 72 時間まで 2 時間ごとに 10 分間のアイシングと 10 分間の休息をとり，さらに 10 分間のアイシングを実施）に分類し，疼痛の程度（安静時・運動時）を比較した。その結果，安静時痛は両群間に差を認めないものの，受傷後 1 週間において運動時痛の減弱は間欠群のほうが有意に大きかった（**図 3-1**）。2004 年に公表されたシステマティックレビューでも内反捻挫受傷後のアイシングはスポーツ復帰を早める可能性が示唆された[20]。以上より，受傷後早期からのアイシングの実施は腫脹や疼痛を軽減させ，スポーツ復帰を早めると考えられる。しかしながら，適切なアイシングの時間や頻度に関しては，十分な見解が得られていない。

2）圧　迫

圧迫の主な目的は腫脹抑制である。これまでフットポンプなどを用いた間欠的圧迫法やサポーター，バンテージにパッドを併用した局所的圧迫法に関する効果が報告された。Tsang ら[40]は，内反捻挫受傷後 2〜4 日の 12 名を，挙上のみ群と挙上＋圧迫併用群に分け，腫脹に与える即時効果

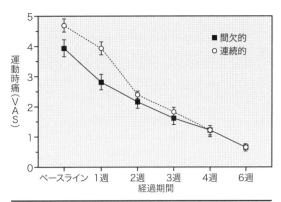

図 3-1　アイシングのプロトコル別の運動時痛の継時的変化（文献 5 より引用）
間欠的プロトコル群で受傷後 1 週において運動時痛が有意に小さかった。プロトコルについては本文参照。

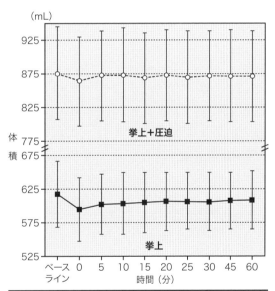

図 3-2　間欠的圧迫が腫脹に与える効果（文献 40 より引用）
介入後の足部の体積の変化を測定した。治療直後に体積は減少するが，5 分後以降には体積変化が認められなかった。

を検討した。両群とも挙上を 30 分間実施し，圧迫にはフットポンプによる間欠的圧迫を用いた。治療後 30 分間までの 5 分ごとと治療後 45 分・60 分時点における腫脹の程度を比較したが，すべての時点で群間差を認めなかった。また，治療

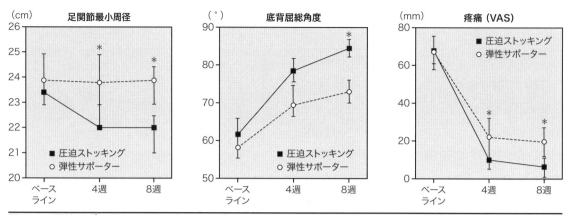

図 3-3　弾性サポーターと圧迫ストッキングによる腫脹，足関節可動域，疼痛の継時的変化（文献 38 より引用）
圧迫ストッキング群で腫脹と疼痛は受傷後 4 週，8 週，可動域は 8 週の時点で良好な結果を示した。＊ $p<0.05$。

直後に腫脹は有意に減少するものの，5 分以降は治療前と有意な変化を認めなかった（**図 3-2**）。この結果より間欠的圧迫法の効果期間は限定的と考えられる。内反捻挫症例に対する弾性サポーターの効果も研究された。弾性サポーター群と対照群 200 名ずつを対象とした研究では，受傷後 1 週における疼痛の程度や独歩獲得・仕事復帰までの期間に群間差を認めなかった[44]。また，Sultan ら[38]は，受傷後 72 時間以内の 36 名を対象に弾性サポーターと圧迫ストッキングの効果を比較した。サポーター群は受傷後 7 週までサポーターを着用し，ストッキング群は受傷後 6 週もしくは疼痛消失までストッキングを着用した。その結果，ストッキング群で受傷後 4 週・8 週における腫脹および疼痛，受傷後 8 週における足関節底背屈総可動域が良好であった（**図 3-3**）。Wilkerson ら[46]は，弾性包帯による患部全体の圧迫と U 字パッドによる局所的圧迫の効果をスターアップ装具と併用した状態で比較した。アンケート調査にて歩行や走行などの機能回復を比較した結果，U 字パッドによる局所的圧迫を実施した群で機能回復が早い傾向を示した。内反捻挫受傷後の圧迫は一定の効果を示すものの，その効果は限定的であり，適切な圧迫法に関する結論は得られていない。

2．物理療法

内反捻挫受傷急性期には，しばしば物理療法が用いられる。物理療法の目的は消炎や鎮痛，末梢循環の改善，組織治癒の促進などであるが，内反捻挫受傷症例を対象とした超音波療法や電気療法の効果に関する研究が散見された。

1）超音波療法

超音波療法の効果を検証したいくつかの研究とシステマティックレビューの結果を整理する。Zammit ら[51]は，受傷後 96 時間以内の初回内反捻挫症例（I～II 度損傷）を対象に超音波療法の効果を検証した。対象者を超音波群，プラセボ群，対照群に分類し，週 3 回の介入を 2 週間実施した。その結果，介入後 3 週までの疼痛，腫脹，足関節底背屈角度に有意な群間差を認めなかった。Nyanzi ら[34]は，内反捻挫受傷後 100 時間以内の対象を超音波群と対照群に分類し，3 日間の超音波治療の効果を検証した。介入後 3 日目と比較し，介入後 14 日時点では歩行時痛，腫脹，足関節底背屈角度は改善したが，すべての項目で有意な群間差を認めかった。近年公表されたシス

表 3-2 超音波療法の設定（文献 41 より引用）

報告者		例数	周波数	出力（/cm²）	照射時間率：時間	治療回数	経過観察
Zammit (2005)	受傷後 1 週	29	3 MHz	0.25 W	20%：10 分	6 回/2 週	1, 2, 3 週目
	受傷後 2 週		3 MHz	0.5 W	50%：6 分		
Nyanzi (1999)		51	3 MHz	0.25 W	20%：10 分	連続 3 日間	2 週目
Oakland (1993)		168	3 MHz	0.25〜0.5 W	2〜3 分	3 回/1 週	1 週目
Van Leliever (1979)		60	—	0.5 W	5〜10 分	10 回/2 週	2 週目

テマティックレビューでは，採択された 6 論文すべてで介入群とプラセボ群の間に疼痛および腫脹に関して有意差を認めなかった[41]（表 3-2）。以上より，内反捻挫症例に対する超音波療法の効果は明確に示されておらず，適用には留意が必要である。

2）電気療法

電気療法は組織治癒の促進，浮腫の制御を目的として用いられる。内反捻挫に対しては，炎症による浮腫を軽減するとされる high voltage pulsed current（HVPC）療法や，筋収縮による循環改善を促す神経筋刺激療法（neuromuscular electrical stimulation：NMES）を用いた研究がある。Sandoval ら[37]は，HVPC による 1 日 30 分の治療を週 5 日実施し，陽極性 HVPC，陰極性 HVPC，対照群の 3 群で効果を比較した。極性に関しては，炎症反応がある時期では陰極を，ない時期では陽極を用いることが推奨された。運動時痛消失時点もしくは 8 週経過した時点で経過観察を行った結果，疼痛，腫脹，足関節底背屈・内外反角度は全群で介入開始前よりも改善を認めた。特に陰極性 HVPC 群では大きく改善したが，有意な群間差を認めなかった。しかし，陰極性 HVPC 群と，同様の傾向を示した陽極性 HVPC 群と対照群を合わせた群とを比較した場合，陰極性 HVPC 群で運動時痛消失時期が早い傾向が認められた（陰極性 HVPC：1.7 週，陽極性 HVPC + 対照群：2.2 週）。Mendel ら[32]は，内反捻挫症例（I〜II 度損傷）に対して受傷後 72 時間以内から電極つきストッキング着用による連続的 HVPC 療法を実施し，競技復帰時期に及ぼす効果を比較した。その結果，I 度損傷者では競技復帰時期が介入群 5.3 ± 1.9 日，対照群 4.1 ± 1.3 日であり，対照群で有意に早かった。一方，II 度損傷者の競技復帰時期は介入群 12.6 ± 6.1 日，対照群 13.9 ± 7.0 日と有意差を認めず，重症度を考慮しない場合も有意差を認めなかった。NMES による筋収縮は静脈還流量やリンパ液の流れを促進し，腫脹軽減に効果的と考察された[2]。Man ら[29]は，NMES が腫脹や主観的な機能回復に与える影響を検討した。受傷後 5 日以内の対象者 34 名を無作為に，①耐えられる範囲で最大強度の NMES を実施する群，②筋収縮を伴わない強度の NMES を実施する群，③プラセボ群に振り分け，前脛骨筋および腓腹筋に対して電気刺激を行った。治療は 1 日 30 分で 3 日間行い，介入終了時点で腫脹の程度を比較したが，群間差は認められなかった。足関節捻挫の急性期における電気治療効果に関する論文は少なく，その結果は一致していない。近年，臨床現場ではマイクロカレント療法の使用頻度が高まっているが，足関節捻挫に対する治療効果は示されておらず，今後さらなる研究が必要である。

3．固定

足関節捻挫受傷後の急性期から亜急性期にかけて，損傷靱帯の保護や治癒促進を目的として装具やギプス，バンテージ，テーピングなどによる固定が用いられる。しかし，足関節捻挫の重症度や

第1章 急性内反捻挫

表3-3 装具固定方法の研究の一覧

報告者	重症度	例数	固定法	結果
Lambら[25]	重度	149 144	エアキャストブレース 弾性サポーター	エアキャストブレース：FAOS-QOLが高い
Beynnonら[3]	I度	52	エアキャストブレース 弾性ラップ 併用	併用：歩行，階段昇降，スポーツ時の疼痛消失が早い
	II度	93	エアキャストブレース 弾性ラップ 併用 ギプス	ブレース，ラップ，併用群間に差はない ギプス：歩行，階段昇降，スポーツ時の疼痛消失が遅い
Boyceら[7]	II～III度	25 25	エアキャストブレース 弾性サポーター	エアキャストブレース：腫脹，Karlssonスコアが改善
Guskiewiczら[17]	I～II度	10 10	エアキャストブレース バンテージ+U字パッド	特になし
Leandersonら[27]	II～III度	39 34	装具 バンテージ	装具：職業復帰が早い
Lardenoyeら[26]	II～III度	50 50	装具 テープ	特になし

病態に応じた固定法・固定期間に関する研究報告はごく少数である。ここでは各種固定法の効果と固定期間が足関節機能に与える影響についてまとめた。

1）装具固定

足関節捻挫受傷後の固定法に関しては，装具と弾性サポーターを比較した研究が最も多い（**表3-3**）。Lambら[25]は，受傷後3日以内の重度の足関節捻挫受傷者を対象として，エアキャストブレース群149名，弾性サポーター群144名における主観的足関節機能（foot and ankle score）[36]を比較した。その結果，受傷後3ヵ月時点でのQOL関連項目はエアキャストブレース群で良好な結果を認めたものの，疼痛やスポーツ活動に関する項目では群間差を認めず，受傷後9ヵ月では全項目で群間差を認めなかった。Beynnonら[3]は，受傷後72時間以内の初回足関節捻挫症例を対象として，固定方法の効果を重症度別で比較した。軽度損傷52名を弾性ラップ固定，エアキャストブレース固定，両方を用いた固定の3群に分け，歩行や階段昇降，ADL，職業，スポーツ活動における疼痛消失時期を比較した。その結果，弾性ラップと装具を併用した群は，他の群よりも歩行（併用：4.6日，装具：10.3日，ラップ：11.2日），階段昇降（併用：5.5日，装具：11.4日，ラップ：12.1日），スポーツ活動（併用：7.9日，装具：14.1日，ラップ：11.7日）における疼痛消失時期が有意に早かった。中等度損傷93名は上記の固定法に加えてギプス固定群を加えた4群で比較したが，弾性ラップ群，装具群，併用群の間に有意差を認めず，ギプス固定群で有意に回復が遅かった。また，受傷後6ヵ月における足関節機能（Karlssonスコア）および再受傷率は，軽度・中等度損傷ともに群間差を認めなかった。Boyceら[7]は受傷後24時間以内の中等度から重度の足関節捻挫受傷者50名を弾性サポーター群25名，エアキャストブレース群25名に分け，疼痛，腫脹，足関節機能（Karlssonスコア）[22]を比較した。その結果，受傷後10日においてブレース群で腫脹の有意な改善と疼痛改善傾向を認め，受傷後10日および1ヵ月時点における足関節機能もブレース群で有意に高かった。これらの研究から，

表 3-4 固定法の違いによる影響（文献 35 より引用）

固定法	例数	VAS（cm）			AOFAS			
		1 週目	3 週目	6 週目	1 週目	3 週目	6 週目	12 週目
エアキャスト	92	3.0 ± 1.4	1.4 ± 1.2	0.5 ± 0.8	67.0 ± 10.8	84.8 ± 8.8	94.3 ± 6.6	98.4 ± 4.4
ウォーキングブーツ	94	3.3 ± 1.5	1.7 ± 1.2	0.8 ± 0.9	61.0 ± 11.2	79.5 ± 9.2	90.5 ± 10.6	97.4 ± 5.5
p 値		NS	0.035	NS	<0.001	<0.001	0.027	NS

固定法	例数	前方引き出しストレステスト（mm）		内反ストレステスト（グレード）	
		損傷側	非損傷側	損傷側	非損傷側
エアキャスト	92	4.7 ± 1.5	4.6 ± 1.4	3.3 ± 2.2	3.1 ± 2.9
ウォーキングブーツ	94	4.8 ± 1.5	4.8 ± 1.5	3.5 ± 2.9	3.5 ± 2.5
p 値		NS	NS	NS	NS

ストレステストは X 線で計測。

ブレース装着が他の固定法と比較して炎症や足関節機能の改善に効果的であることが示された。

一方でブレース装着による効果に懐疑的な結果も報告された。Guskiewicz ら[17]は，受傷後 24 時間以内の軽度および中等度の足関節捻挫受傷者を対象として，エアキャストブレースとバンテージおよび U 字パッド併用による固定で効果を比較した。その結果，受傷後 1 週までの腫脹や疼痛，足関節機能スコアに両群間で有意差を認めなかった。また，受傷後 24 時間以内の中等度から重度の足関節捻挫受傷者を対象とした研究では，バンテージ群 34 名と装具群 39 名で受傷後 2 週・4 週・10 週における足関節可動域や足関節機能（Karlsson スコア）に差を認めず，職業復帰時期のみ有意差を認めた[27]（装具：5.3 日，バンテージ：9.1 日）。Lardenoye ら[26]は，受傷後 5〜7 日の中等度から重度損傷 100 名を対象として，semi-rigid ブレース群 50 名とテープ群 50 名における受傷後 4 週間の固定効果を比較した。その結果，受傷後 2 週・4 週・8 週・12 週のすべての時期で足関節機能（Karlsson スコア）および自動足関節底背屈可動域に群間差を認めなかった。このように，ブレース装着による有意な効果を認めないとする論文も散見される。

足関節捻挫後の固定法に関する一致した見解が得られないなか，装具やテープ，バンテージによる固定法の効果に関するシステマティックレビューが公表された[23]。採択された 9 論文の結果をもとに装具とバンテージの効果を比較した結果，腫脹や疼痛，スポーツ復帰に関して装具でより良好な成績を示したが，可動域や主観的不安定性，再受傷率に有意差を認めなかった。また，装具とテープの比較では，腫脹のみ装具で良好もしくは差がないとする結果を示したが，疼痛や主観的不安定性，可動域，再受傷率に有意差はなかった。テープとバンテージの比較では，疼痛，腫脹，主観的不安定性，可動域，スポーツ・仕事復帰の項目で有意差を認めなかった。しかし，テープによる固定は皮膚の合併症が生じやすいことやコストが高いといった問題があることも指摘された。これらの結果を整理すると，装具はテープやバンテージと比較して良好な結果を示すと考えられるが，その効果は限定的であるといえる。

2）Rigid 固定

重度足関節捻挫（III 度損傷）に対しては，より固定性の高い方法が選択されることもある。固定性を高めることは損傷組織の保護という観点では重要であるが，可動域制限などが生じやすいといった問題もある。Prado ら[35]は，初回の足関節捻挫で MRI にて靱帯断裂が確認できた 186 名を対象に，エアキャストブレースとウォーキングブ

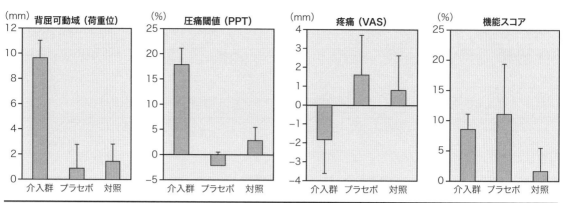

図 3-4 背屈可動域，圧痛閾値，疼痛，機能スコアの変化（文献 49 より引用）
介入（モビライゼーション）群において背屈可動域，圧痛閾値に有意な改善を認めた。

ーツによる固定の効果を比較した。ブレース群は6週間着用し，ウォーキングブーツ群はウォーキングブーツによる固定を3週間行った後，ブレースを3週間着用した。その結果，疼痛は受傷後3週時点でブレース群が良好な結果を示し，疼痛，歩行機能，足部機能を評価するAOFAS score[24]も受傷後1週・3週・6週時点でブレース群が有意に高かった。また，仕事復帰もブレース群で有意に早かった（ブレース群：3.9日，ウォーキングブーツ群：7.0日）。しかし，受傷後12週におけるストレステストの結果に群間差は認めなかった（表3-4）。Lambら[25]は，重度足関節捻挫症例を対象として，キャスト群（142名）とウォーキングブーツ群（149名），バンテージ群（144名）で，足部・足関節機能，ADL，スポーツ関連動作を評価するFAOSを比較した。キャスト群とウォーキングブーツ群の間に有意差を認めなかったが，受傷後3ヵ月ではキャスト群の疼痛がバンテージ群に対して有意に改善していた。Beynnonら[3]は，受傷後72時間以内の重度損傷27名を対象に，10日間のキャスト固定と装具固定が歩行獲得時期や職業・スポーツ復帰時期・再受傷率に与える影響を比較したが，すべての項目で有意差を認めなかった。以上より，現時点では重度損傷患者に対して推奨すべき固定法は明確となっていない。

4．運動療法

1）モビライゼーション

足関節捻挫受傷後には，靱帯損傷によって距骨の前方変位[45]や後方すべり制限[12]，足関節背屈可動域制限[48]が生じる。これらの異常に対するモビライゼーションの介入効果が報告された[28]。Cosbyら[9]は，受傷後1週以内の軽度および中等度損傷症例を介入群（9名）と対照群（8名）に分け，モビライゼーションによる効果を検証した。1回につき30秒の距腿関節前後方向モビライゼーションを実施し，治療直後と24時間後における足関節背屈可動域（非荷重位），距骨後方変位量，FADI，FADI-sportsを評価した。その結果，すべての項目で介入による主効果は認めなかったが，ADL，スポーツ活動での足関節機能，疼痛を評価するFADIの項目別検討では24時間後の疼痛が介入群で有意に改善した。Yeoら[49]の研究では，受傷後2～10週で足関節背屈制限を有する中等度損傷症例13名を対象にクロスオーバーデザインによる介入効果を検証した。介入はモビライゼーション，対照，プラセボの3条件とし，各介入は最低48時間の間隔を空けて1週間以内にすべて実施された。評価項目は治療前

後での運動時痛，圧痛閾値，足関節背屈可動域（荷重位），足関節背屈筋力や片脚立位などを含む機能スコアであった（図 3-4）。その結果，モビライゼーション群でのみ足関節背屈可動域と圧痛閾値に有意な改善を認めた。Collins ら[8]も，亜急性期（受傷後平均 40 日）の中等度損傷症例 14 名を対象にクロスオーバーデザインによる介入効果を検証した。介入前後での足関節背屈可動域（荷重位），圧痛閾値を評価し，モビライゼーションによる介入直後に足関節背屈可動域の有意な改善を認めたが，圧痛閾値には変化を認めなかった。Green ら[16]は，急性期における介入効果を検討した。受傷後 72 時間以内の 38 名（介入群 19 名，対照群 19 名）を対象として，足関節最大背屈が可能となるまで最大 6 回（1 回/2 日，最長 2 週間）の介入を実施した。両群とも RICE 処置を行い，介入群のみモビライゼーションを追加した。介入前後および最終介入翌日に足関節背屈可動域（非荷重位）や歩行能力を測定し，スポーツ復帰時期についても比較した。4 回目の治療終了時点で足関節最大背屈を獲得していたのは対照群で 3 名のみだったのに対し，介入群は 13 名が獲得していた（p<0.01）（図 3-5）。また，3 回目までの治療では介入群で有意に大きな足関節背屈角度の増加を認めた。歩行時のステップ長や歩行速度もモビライゼーションによって改善を認め，スポーツ復帰時期は介入群で 12.2 日であったのに対し，対照群で 13.4 日であった。内反捻挫後の急性期・亜急性期におけるモビライゼーションは，足関節背屈可動域や疼痛の改善に一定の効果を示すと考えられる。

2）監視下エクササイズ

内反捻挫受傷後には筋力や可動域，固有感覚などの機能低下が生じるが，こうした機能障害に対して受傷後早期から介入が行われる。特にバランスエクササイズなどは再受傷のリスクを低下させ

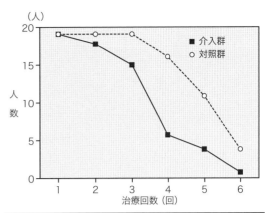

図 3-5　治療回数における介入人数の変化（文献 16 より引用）
4 回目の治療終了後，介入を終了した者は介入群で有意に多かった。

ることが示されたが[19,31]，損傷組織や治癒過程の組織に対するストレスを防ぎ，再受傷のリスクを考慮しながら治療を行うことが重要であることから，監視下エクササイズの有用性が検討されてきた。Holme ら[19]は，受傷後 4〜7 日の不安定性を訴えない足関節捻挫症例 92 名を無作為に介入群と対照群（各 46 名）に分類し，監視下エクササイズの効果を検証した。両群とも早期から筋力・可動域・バランスエクササイズを開始し，介入群ではバランスエクササイズやランニングなどのプログラムを監視下条件のもと 2 日/週の頻度で実施した。受傷後 6 週で足関節底屈および内外反の等尺性筋力と片脚立位時の圧中心の総軌跡長で両群ともに損傷側の有意な低下を認め，対照群では等尺性背屈筋力も低下していた。受傷後 16 週の時点では，対照群のみ等尺性底屈筋力の低下を認めた。関節位置覚はいずれの時期においても両群ともに患健差を認めなかった。受傷後 1 年の再受傷率の比較では，対照群の再受傷率は 29%（11/38 名）であったのに対し，介入群の再受傷率は 7%（2/27 名）と有意に低かった。van Rijn ら[42]も同様に内反捻挫受傷後 1 週以内の 102 名を介入群（49 名）と対照群（53 名）に無作

第1章 急性内反捻挫

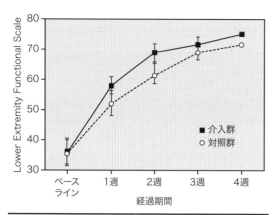

図3-6 軽度および中等度損傷症例に対する介入による Lower Extremity Functional Scale の変化（文献6より引用）
ADLやスポーツ動作時の障害度を示す Lower Extremity Functional Scale は1週，2週では介入群が有意に高かった。

為に割り付けて比較した。両群とも可及的早期に荷重やホームエクササイズを開始し，必要に応じて装具やテープによる固定を用いた。介入群は，これらに加えてバランスエクササイズやランニング，ジャンプ動作などを監視下で3ヵ月間行った。受傷後3ヵ月での足関節底背屈総可動域の患健差と受傷後4週・8週・12週・1年における主観的な機能回復度と不安定性，再受傷率を比較した結果，すべての項目で群間差を認めなかった。また，Bassettら[1]は，介入群25名，対照群22名を対象に，lower limb task questionnaire, the motor activity scale[47]を用いて主観的な足関節機能を評価した。両群とも最大10回までの介入とし，介入群には症状に応じてセラピストが治療を行い，対照群にはブックレットの配布や症状に応じたホームエクササイズの指導を行った。介入終了時点で各評価スケールの結果に有意差を認めなかったことから，内反捻挫に対するホームエクササイズの有効性を考察した。このように，ホームエクササイズに対する監視下エクササイズの有用性は十分に示されていないのが現状であり，ホームエクササイズでも監視下エクササ

イズと同程度の効果を認める可能性がある。

3）加速的リハビリテーション

いくつかの研究によって，受傷後早期から積極的に運動療法を実施する加速的リハビリテーションの効果も検証された。Bleakleyら[6]は，受傷後7日以内の軽度および中等度損傷症例101名を無作為に介入群（50名）と対照群（51名）に割り付けて治療効果を比較した。受傷後1週までの介入内容は，対照群がRICE処置のみを行うのに対して，介入群は可動域や等尺性筋力エクササイズ，ストレッチング，下肢の協調性運動などを実施した。受傷後1週目以降は筋力トレーニングや神経筋エクササイズ，スポーツ動作などの共通プログラムを行った。受傷後4週までの腫脹や安静時痛・運動時痛の程度に群間差を認めず，受傷後16週時点での再受傷率にも有意差はなかった。しかし，ADLやスポーツ動作時の障害度を示すLower Extremity Functional Scale[4]では，受傷後1週・2週時点で介入群が有意に良好な結果を示したため（図3-6），早期からの運動療法の実施によって症状悪化を招かずに下肢機能を向上させられる可能性が示唆された。保存的リハビリテーションと加速的リハビリテーションに関するシステマティックレビューが2007年に公表された[21]。採択されたのは9論文で，保存的リハビリテーションでは主にキャストによる10日～6週間の固定が行われ，非荷重とされるものが多い。加速的リハビリテーションでは固定を行わないか装具やテープ，バンテージによる最長6週間の固定で可及的早期に荷重を行った。仕事やスポーツ復帰では5論文中4編で加速的リハビリテーション群が早かった（有意差を認めたのは2編）。不安定性と再受傷率はメタ分析による結果が提示された。主観的不安定性は5論文（計477名）のデータからリスク比1.01（95%信頼区間：0.72, 1.42），再受傷率は6論

3. 治療・予防

表 3-5 バランスエクササイズの予防効果

報告者	群	例数	介入期間	介入頻度	発生率	RR	95%信頼区間
Cumps ら [11]	介入 対照	26 例 32 足 24 例 26 足	22 週	3 回/週	0.78/1,000 p-h 1.03/1,000 p-h	0.76	0.17, 3.40
MuGuine ら [31]	介入 対照	284 299	—	3〜5 回/週	4.2% 7.7%	0.55	0.28, 1.08*
Emery ら [14]	介入 対照	35 45	7 ヵ月	〜6 週：毎日 7 週〜：1 回/週	—	0.28	0.03, 2.43
Verhagen ら [43]	介入 対照	222 147	36 週	練習ごと	—	0.80	0.3, 2.2

例数は足関節捻挫，下肢障害の既往のないもの。—：記載なし，p-h：playing hour，RR：相対危険度（リスク比），＊p＝0.09。

文（計 598 名）のデータからリスク比 0.81（95%信頼区間：0.58, 1.12）と有意差を認めなかった。以上より，加速的リハビリテーションは従来の保存的リハビリテーションと比べて不安定性や再受傷率に悪影響を与えずに仕事やスポーツ復帰を早める可能性がある。

C. 足関節捻挫の予防

足関節捻挫は発生頻度や再受傷率が高い[15,50]。したがって，予防的観点からのアプローチが重要である。バランストレーニングを中心とした予防プログラムの効果が報告されたものの，初回受傷と再受傷が包括されている研究も多く，足関節捻挫既往のない者を対象とした予防効果の研究は少ない。ここでは足関節捻挫既往のない者を対象とした予防効果に関する研究結果を整理した。

1. バランスエクササイズ

足関節捻挫予防を目的としたバランスエクササイズの効果に関する研究は広く実施されてきた（表 3-5）。McGuine ら[31]は，高校サッカー・バスケットボール選手 765 名（足関節捻挫既往なし 583 名）を対象として，バランスエクササイズによる足関節捻挫予防効果を検証した。エクササイズはバランスディスクやボールを使用したプログラムを含む 5 段階で構成され，各エクササイズを 30 秒間（1 回約 10 分），週 3〜5 回実施した。介入群の足関節初回捻挫発生率は 4.2%（12 件/284 名）であったのに対し，対照群の発生率は 7.7%（23 件/299 名）であった。介入群ではリスク比 0.55（95%信頼区間：0.28, 1.08）と初回捻挫発生率は減少傾向を示したが，群間に有意差を認めなかった（p＝0.059）。Verhagen ら[43]は，バレーボール選手 1,127 名（足関節捻挫既往なし 369 名）を対象に 36 週間のバランスエクササイズを行った。バランスディスクやボールを使用する 14 種類のエクササイズをウォーミングアップ中に約 5 分程度実施した。対照群に対する介入群の初回捻挫発生率はリスク比 0.8（95%信頼区間：0.3, 2.2）となり，初回捻挫予防に対する介入効果を認めなかった。Cumps ら[11]も同じくバレーボール選手 54 名を対象とした介入効果を検討した。週 3 回，22 週のバランスエクササイズの結果，介入群 26 名の初回捻挫発生率は 0.78 playing hour（p-h）（95%信頼区間：−0.10, 1.76）であったのに対し，対照群 24 名の発生率は 1.03 p-h（95%信頼区間：0.03, 2.03）であり，群間に有意差を認めなかった。高校生 120 名（下肢に外傷既往なし 80 名）を対象に不安定板を用いたホームエクササイズによる予防効果を検討した研究でも，7 ヵ月の介入（1 回約 20 分，介入開始から 6 週間は毎日，以降は週 1 回）による初回捻挫予防効果は認められなかっ

表 3-6 予防的補装具の効果

報告者	群	例数	追跡期間	発生率	RR	95%信頼区間
MuGuine ら [30]	装具 対照	— —	1 シーズン	0.40/1,000 exp 1.35/1,000 exp	0.30*	0.23, 0.70 1.0, 1.81
Surve ら [39]	装具 対照	117 129	1 シーズン	0.97/1,000 p-h 0.92/1,000 p-h	1.05	—
Mickel ら [33]	装具 テープ	48 45	1 シーズン	0.83/1,000 exp 0.77/1,000 exp	1.08	0.14, 1.21 0.54, 1.04

例数は足関節捻挫の既往のないもの。—：記載なし，exp：exposure，p-h：playing hour，RR：相対危険度（リスク比），*$p<0.05$。

た〔介入群35名・対照群45名，対照群に対する介入群のリスク比 0.28（95％信頼区間：0.03，2.43）〕[14]。よって，バランスエクササイズは初回捻挫予防には効果的ではないと考えられる。

2. 補装具

足関節捻挫の受傷機転に多いカッティングや着地動作を含む競技では，予防的観点から装具やテーピングを使用することが多い。足関節捻挫既往のない者を対象とした装具やテーピングの予防効果についての研究結果を表 3-6 に示す。McGuine ら [30] は，女子高校バスケットボール選手 1,460 名（足関節捻挫既往なしは不明）を対象として，1 シーズンにおける編み上げ装具の予防効果を検討した。足関節捻挫既往のない者における装具群の初回捻挫発生率は 0.40/1,000 exposures であったのに対し，対照群は 1.35/1,000 exposures であり，リスク比 0.30（95％信頼区間：0.23，0.70）と装具群で有意に低かった（$p<0.001$）。Surve ら [39] は，サッカー選手 504 名（足関節捻挫既往なし 246 名）に対するスターアップ装具の予防効果を検討した。1 シーズンの追跡期間における初回捻挫発生率は装具群（117名）0.97/1,000 playing hours，対照群（129名）0.92/1,000 playing hours と群間差はなかった。また，重症度別の発生率にも有意差は認めなかった。Mickel ら [33] は，テーピングと装具の予防効果を比較した。足関節捻挫既往のない高校フットボール選手 93 名を対象に 1 シーズンの追跡調査を行った結果，テーピング群・装具群ともに初回捻挫は 3 件発生し，両群間の発生率に有意差を認めなかった〔装具群 0.83/1,000 exposures（95％信頼区間：0.47，1.21），テーピング群 0.77/1,000 exposures（95％信頼区間：0.54，1.04）〕。近年，初回捻挫に対する補装具の予防効果に関するシステマティックレビューが公表された [13]。メタ分析の結果，対照群に対する装具群のオッズ比は 0.57（95％信頼区間：0.21，1.56）で統計学的に有意な効果は認められなかった。また，テーピング群に対する装具群のオッズ比は 0.70（95％信頼区間：0.18，2.82）となり，こちらも統計学的有意差は認めないと結論づけられた。補装具装着に関して肯定的な研究も散見されるが，補装具による初回捻挫予防効果は限定的といえる。

D. まとめ

1. すでに真実として承認されていること

- 急性期におけるアイシングは疼痛や腫脹に対して効果的であり，スポーツ復帰を早める。
- 急性期における持続的な圧迫（ストッキング，U字パッド）は疼痛や腫脹を抑制し，機能回復を早める。
- 受傷後早期からのモビライゼーション，監視下エクササイズ，運動療法の介入は臨床症状を悪

化させることなく機能回復を導く．
- 初回の足関節捻挫に対するバランスエクササイズの予防効果は小さい．

2. 議論の余地はあるが，今後の重要な研究テーマとなること

- 装具固定がバンテージ，テーピングと比べて同等もしくはそれ以上に機能回復を早める可能性．
- 重症足関節捻挫（III度損傷）に対する固定法の違いによる臨床成績．
- 足関節初回捻挫に対する補装具の予防効果．

3. 真実と思われていたが実は疑わしいこと

- 急性期における超音波や電気療法の治療効果．

E. 今後の課題

- RICE処置の各項目別の治療効果の検証．
- アイシングの方法（氷水，保冷剤，氷）や時間（連続的，間欠的），頻度の違いによる治療効果の比較．
- 受傷後早期における運動介入の効果と運動介入が損傷靱帯の治癒に及ぼす影響の検証．
- 研究間での対象者の足関節捻挫重症度の統一．

文献

1. Bassett SF, Prapavessis H. Home-based physical therapy intervention with adherence-enhancing strategies versus clinic-based management for patients with ankle sprains. *Phys Ther*. 2007; 87: 1132-43.
2. Bettany JA, Fish DR, Mendel FC. High-voltage pulsed direct current: effect on edema formation after hyperflexion injury. *Arch Phys Med Rehabil*. 1990; 71: 677-81.
3. Beynnon BD, Renström PA, Haugh L, Uh BS, Barker H. A prospective, randomized clinical investigation of the treatment of first-time ankle sprains. *Am J Sports Med*. 2006; 34: 1401-12.
4. Binkley JM, Stratford PW, Lott SA, Riddle DL. The Lower Extremity Functional Scale (LEFS): scale development, measurement properties, and clinical application. *Phys Ther*. 1999; 79: 371-83.
5. Bleakley CM, McDonough SM, MacAuley DC, Bjordal J. Cryotherapy for acute ankle sprains: a randomised controlled study of two different icing protocols. *Br J Sports Med*. 2006; 40: 700-5.
6. Bleakley CM, O'Connor SR, Tully MA, Rocke LG, Macauley DC, Bradbury I, Keegan S, McDonough SM. Effect of accelerated rehabilitation on function after ankle sprain: randomised controlled trial. *BMJ*. 2010; 340: c1964.
7. Boyce SH, Quigley MA, Campbell S. Management of ankle sprains: a randomised controlled trial of the treatment of inversion injuries using an elastic support bandage or an aircast ankle brace. *Br J Sports Med*. 2005; 39: 9-96.
8. Collins N, Teys P, Vicenziono B. The initial effects of a Mulligan's mobilization with movement technique on dorsiflexion and pain in subacute ankle sprains. *Man Ther*. 2004; 9: 77-82.
9. Cosby NL, Koroch M, Grindstaff TL, Parente W, Hertel J. Immediate effects of anterior to posterior talocrural joint mobilizations following acute lateral ankle sprain. *J Man Manip Ther*. 2011; 19: 76-83.
10. Coté DJ, Prentice WE, Hooker DN, Shieldes EW. Comparison of three treatment procedures for minimizing ankle sprain swelling. *Phys Ther*. 1988; 68: 1072-6.
11. Cumps E, Verhagen E, Meeusen R. Efficacy of a sports specific balance training programme on the incidence of ankle sprains in basketball. *J Sports Sci Med*. 2007; 6, 212-9.
12. Denegar CR, Hertel J, Fonseca J. The effect of lateral ankle sprain on dorsiflexion range of motion, posterior talar glide, and joint laxity. *J Orthop Sports Phys Ther*. 2002; 32: 166-73.
13. Dizon JM, Reyes JJ. A systematic review on the effectiveness of external ankle supports in the prevention of inversion ankle sprains among elite and recreational players. *J Sci Med Sport*. 2010; 13: 309-17.
14. Emery CA, Cassidy JD, Klassen TP, Rosychuk RJ, Rowe BH. Effectiveness of a home-based balance-training program in reducing sports-related injuries among healthy adolescents: a cluster randomized controlled trial. *CMAJ*. 2005; 172: 749-54.
15. Garrick JG. The frequency of injury, mechanism of injury, and epidemiology of ankle sprains. *Am J Sports Med*. 1977; 5: 241-2.
16. Green T, Refshauge K, Crosbie J, Adams R. A randomized controlled trial of a passive accessory joint mobilization on acute ankle inversion sprains. *Phys Ther*. 2001; 81: 984-94.
17. Guskiewicz KM, Riemann BL, Riemann BL, Onate JA. Comparison of 3 methods of external support for management of acute lateral ankle sprains. *J Athl Train*. 1999; 34: 5-10.
18. Hocutt JE, Jaffe R, Rylander CR, Beebe JK. Cryotherapy in ankle sprains. *Am J Sports Med*. 1982; 10: 316-9.
19. Holme E, Magunuson SP, Becher K, Bieler T, Aagaard P, Khaer M. The effect of supervised rehabilitation on strength, postural sway, position sense and re-injury risk after acute ankle ligament sprain. *Scand J Med Sci Sports*. 1999; 9: 104-9.
20. Hubbard TJ, Aronson SL, Denegar CR. Does cryotherapy hasten return to participation? A systematic review. *J Athl Train*. 2004; 39: 88-94.
21. Jones MH, Amendola AS. Acute treatment of inversion

ankle sprains: immobilization versus functional treatment. *Clin Orthop Relat Res*. 2007; 455: 169-72.
22. Karlsson J, Peterson L. Evaluation of ankle joint function: the use of a scoring scale. *The Foot*. 1991; 1: 15-9.
23. Kerkhoffs GM, Struijs PA, Marti RK, Blankevoort L, Assendelft WJ, van Dijk CN. Functional treatments for acute ruptures of the lateral ankle ligament: a systematic review. *Acta Orthop Scand*. 2003; 74: 69-77.
24. Kitaoka HB, Alexander IJ, Adelaar RS, Nunley JA, Myerson MS, Sanders M. Clinical rating systems for the ankle-hindfoot, mid-foot, hallux, and lesser toes. *Foot Ankle Int*. 1994; 15: 349-53.
25. Lamb SE, Marsh JL, Hutton JL, Nakash R, Cooke MW, Collaborative Ankle Support Trial (CAST Group). Mechanical supports for acute, severe ankle sprain: a pragmatic, multicentre, randomised controlled trial. *Lancet*. 2009; 373: 575-81.
26. Lardenoye S, Theunissen E, Cleffken B, Brink PR, de Bie RA, Poeze M. The effect of taping versus semi-rigid bracing on patient outcome and satisfaction in ankle sprains: a prospective, randomized controlled trial. *BMC Musculoskelet Disord*. 2012; 13: 81.
27. Leanderson J, Wredmark T. Treatment of acute ankle sprain. Comparison of a semi-rigid ankle brace and compression bandage in 73 patients. *Acta Orthop Scand*. 1995; 66: 529-31.
28. Loudon JK, Reiman MP, Sylvain J. The efficacy of manual joint mobilisation/manipulation in treatment of lateral ankle sprains: a systematic review. *Br J Sports Med*. 2014; 48: 365-70.
29. Man IO, Morrissey MC, Cywinski JK. Effect of neuromuscular electrical stimulation on ankle swelling in the early period after ankle sprain. *Phys Ther*. 2007; 87: 53-65.
30. McGuine TA, Brooks A, Hetzel S. The effect of lace-up ankle braces on injury rates in high school basketball players. *Am J Sports Med*. 2011; 39: 1840-8.
31. McGuine TA, Keene JS. The effect of a balance training program on the risk of ankle sprains in high school athletes. *Am J Sports Med*. 2006; 34: 1103-11.
32. Mendel FC, Dolan MG, Fish DR, Marzo J, Wilding GE. Effect of high-voltage pulsed current on recovery after grades I and II lateral ankle sprains. *J Sport Rehabil*. 2010; 19: 399-410.
33. Mickel TJ, Bottoni CR, Tsuji G, Chang K, Baum L, Tokushige KA. Prophylactic bracing versus taping for the prevention of ankle sprains in high school athletes: a prospective, randomized trial. *J Foot Ankle Surg*. 2006; 45: 360-5.
34. Nyanzi CS, Langridge J, Heyworth JR, Mani R. Randomized controlled study of ultrasound therapy in the management of acute lateral ligament sprains of the ankle joint. *Clin Rehabil*. 1999; 13: 16-22.
35. Prado MP, Mendes AA, Amodio DT, Camanho GL, Smyth NA, Fernandes TD. A comparative, prospective, and randomized study of two conservative treatment protocols for first-episode lateral ankle ligament injuries. *Foot Ankle Int*. 2014; 35: 201-6.
36. Roos E, Brandsson S, Karlsson J. Validation of the foot and ankle outcome score for ankle ligament reconstruction. *Foot Ankle Int*. 2001; 22: 788-94.
37. Sandoval MC, Ramirez C, Camargo DM, Salvini TF. Effect of high-voltage pulsed current plus conventional treatment on acute ankle sprain. *Rev Bras Fisioter*. 2010; 14: 193-9.
38. Sultan MJ, McKeown A, McLaughlin I, Kurdy N, McCollum CN. Elastic stockings or Tubigrip for ankle sprain: a randomised clinical trial. *Injury*. 2012; 43: 1079-83.
39. Surve I, Schwellnus MP, Noakes T, Lombard C. A fivefold reduction in the incidence of recurrent ankle sprains in soccer players using the Sport-Stirrup orthosis. *Am J Sports Med*. 1994; 22: 601-6.
40. Tsang KK, Hertel J, Denegar CR. Volume decreases after elevation and intermittent compression of postacute ankle sprains are negated by gravity-dependent positioning. *J Athl Train*. 2003; 38: 320-4.
41. van den Bekerom MP, van der Windt DA, Ter Riet G, van der Heijden GJ, Bouter LM. Therapeutic ultrasound for acute ankle sprains. *Cochrane Database Syst Rev*. 2011; CD001250.
42. van Rijn RM, van Os AG, Kleinrensink G, Bernsen RM, Verhaar JA, Koes BW, Bierma-Zeinstra SM. Supervised exercises for adults with acute lateral ankle sprain: a randomised controlled trial. *Br J Gen Pract*. 2007; 57: 793-800.
43. Verhagen E, van der Beek A, Twisk J, Bouter L, Bahr R, van Mechelen W. The effect of a proprioceptive balance board training program for the prevention of ankle sprains: a prospective controlled trial. *Am J Sports Med*. 2004; 32: 1385-93.
44. Watts BL, Armstrong B. A randomised controlled trial to determine the effectiveness of double Tubigrip in grade 1 and 2 (mild to moderate) ankle sprains. *Emerg Med J*. 2001; 18: 46-50.
45. Wikstrom EA, Hubbard TJ. Talar positional fault in persons with chronic ankle instability. *Arch Phys Med Rehabil*. 2010; 91: 1267-71.
46. Wilkerson GB, Horn-Kingery HM. Treatment of the inversion ankle sprain: comparison of different modes of compression and cryotherapy. *J Orthop Sports Phys Ther*. 1993; 17: 240-6.
47. Wilson RW, Gieck JH, Gansneder BM, Perrin DH, Saliba EN, McCue FC. Reliability and responsiveness of disablement measures following acute ankle sprains among athletes. *J Orthop Sports Phys Ther*. 1998; 27: 348-55.
48. Yang CH, Vicenzino B. Impairments in dorsiflexion and joint repositioning in acute, subacute and recurrent ankle sprain: a preliminary report. *J Sci Med Sport*. 2002; 5: S17.
49. Yeo HK, Wright A. Hypoalgesic effect of a passive accessory mobilisation technique in patients with lateral ankle pain. *Man Ther*. 2011; 16: 373-7.
50. Yeung MS, Chan KM, So CH, Yuan WY. An epidemiological survey on ankle sprain. *Br J Sports Med*. 1994; 28: 112-6.
51. Zammit EH, Herrington L. Ultrasound therapy in the management of acute lateral ligament sprains of the ankle joint. *Phys Ther Sport*. 2005; 6: 116-21.

（汀沢　侑也）

第2章
外反捻挫と腓骨骨折

　足関節外反捻挫の発生頻度は内反捻挫と比べると低い。その理由としては，外反ストレスに対抗する三角靱帯の構造や骨性の安定性に優れることなどがあげられる。そのため構造が破綻した際は骨折などの大きなダメージが生じる。外反捻挫は腓骨骨折併発の有無，骨折の高位や方向などによりさまざまな病態を呈する。また脛腓靱帯損傷や腓骨骨折を併発することが多く，復帰までの期間が遷延しやすい。そのため外反捻挫という大きな区分で作成されたリハビリテーションプログラムでは相互の効果検証は難しい。本章では外反捻挫を三角靱帯損傷，腓骨骨折，脛腓靱帯損傷に細分化し，「疫学・受傷機転」「病態・評価」「治療・予防」について文献的に考察した。

　「疫学・受傷機転」では，基本的な解剖に触れた後，足関節外傷に占める各疾患の割合，スポーツ種目別発生頻度，種目特異的な受傷機転を整理した。屍体研究による有益な結果は散見されるものの，スポーツに特化した研究は少なく，現段階で疾患特異的な受傷機転は提示できなかった。

　「病態・評価」では画像診断を中心にレビューを行った。加えて，三角靱帯損傷では臨床所見を中心に，腓骨骨折では一般的な重症度診断である Lauge-Hnasen 分類と Danis-Weber 分類の詳細と分類間の関連性に触れた。脛腓靱帯損傷では徒手検査の評価方法，感度・特異度，信頼性を調査した。現段階で単独の徒手検査のみで確定診断は困難と考えられた。

　「治療・予防」については，現時点で外反捻挫の予防に関する論文は存在しなかった。内反捻挫に比べ発生頻度が少ないことが要因の1つと考えられる。したがって，本章では治療に関してのみレビューを行った。治療に関して手術療法と保存療法を整理したが，各疾患ともに治療法の選択基準は曖昧で，手術の有効性も含め明確なコンセンサスは得られていなかった。リハビリテーション内容や復帰時期に対するプログラムに関しては，サンプルサイズが小さいものや症例報告の紹介にとどまった。これは外反捻挫が多様な症状を呈し，明確に鑑別されているものが少ないことに由来すると思われる。

　本章はSPTSシリーズ第3巻「足関節捻挫予防プログラムの科学的基礎」発刊以降の情報を中心に調査するように心がけた。しかし，この間に大きく発展した分野はなく，既出の文献も多く取り込んだ。紙面の都合上，割愛せざるをえなかった部分もあるため，同書籍もご参照いただきたい。また症例報告やケースレポートなどエビデンスレベルが低い報告を取り込まざるをえなかった。内反捻挫に比べ論文数が少なく，レビューを実施するうえで難渋した分野である。外反捻挫の病態の把握や予防・治療のさらなる発展のために本章が役立てば幸いである。

第2章編集担当：星　賢治

4. 疫学・受傷機転・危険因子

はじめに

　足関節外反捻挫は足関節外反強制により発症する外傷の1つであり，三角靱帯損傷や腓骨骨折，脛腓靱帯結合損傷などが生じる．これら足関節外反強制に伴う外傷はさまざまなスポーツ種目において発生しうるが，現時点ではアスリートを対象とした研究はわずかであった．三角靱帯および脛腓靱帯結合損傷の疫学はアメリカ軍またはアメリカ陸軍士官学校を対象とした研究が多く，腓骨骨折に関しては研究自体が少ないため足関節骨折を対象とした論文を中心に整理した．各外傷の危険因子に関する報告も非常に少なく，腓骨骨折の危険因子に関する知見はみつけられなかった．一方，受傷機転に関しては，シミュレーション研究が散見された．本項ではSPTSシリーズ第3巻「足関節捻挫予防プログラムの科学的基礎」以降に発表された論文を中心に，三角靱帯損傷，腓骨骨折，脛腓靱帯結合損傷の疫学，危険因子，受傷機転を整理した．しかし，この分野に関する情報が刷新されているとはいえず，一部同様の論文を含んだ．

A. 文献検索方法

　文献検索にはPubMedを使用した．三角靱帯損傷は足関節外反捻挫「eversion ankle sprain」「pronation ankle sprain」，三角靱帯損傷「medial ankle ligament injury」「deltoid ligament injury」をキーワードとし，「epidemiology」「mechanism」「risk factor」を加えて検索した．腓骨骨折は「fibular fracture」，脛腓靱帯結合損傷は「high ankle sprain」「syndesmosis injury」「tibiofibular ligament injury」とし，同様に検索した．ヒットした論文数を**表4-1**に示した．上記の結果から今回のテーマに関連する論文を選択し，引用論文からのハンドサーチにて得られた論文を加えて，合計39編の論文をレビューした．

B. 三角靱帯損傷

1. 解　剖

　三角靱帯は脛骨内果から距骨，踵骨，舟状骨へ

表4-1　検索用語とヒット件数

検索用語	ヒット件数
(eversion ankle sprain) AND (epidemiology OR mechanism OR risk factor)	65
(pronation ankle sprain) AND (epidemiology OR mechanism OR risk factor)	57
(medial ankle ligament injury) AND (epidemiology OR mechanism OR risk factor)	65
(deltoid ligament injury) AND (epidemiology OR mechanism OR risk factor)	38
(fibular fracture) AND (epidemiology OR mechanism OR risk factor)	416
(high ankle sprain) AND (epidemiology OR mechanism OR risk factor)	489
(syndesmosis injury) AND (epidemiology OR mechanism OR risk factor)	64
(tibiofibular ligament injury) AND (epidemiology OR mechanism OR risk factor)	43

第2章 外反捻挫と腓骨骨折

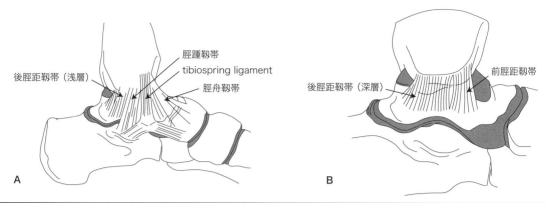

図 4-1　三角靱帯の表層（A）と深層（B）の模式図（文献 5 より作図）
三角靱帯は脛骨内果から距骨，踵骨，舟状骨へと広がり，脛舟靱帯，脛踵靱帯，tibiospring ligament，前脛距靱帯，後脛距靱帯からなる靱帯の総称であり，表層と深層の 2 層に分けられる。

表 4-2　三角靱帯の存在率（％）のバリエーション

報告者	対象	表層				深層		
		Tibiospring ligament	脛舟靱帯	脛踵靱帯	後脛距靱帯（浅層線維）	後脛距靱帯（深層線維）	前脛距靱帯	後脛距靱帯（浅層線維）
Milner ら [22]	40 足	100	100	15	38	100	10	—
Boss ら [2]	12 足	100	—	100	—	100	50	75
Mengiardi ら [21]	56 足	100	55	88	—	100	55	—
Campbell ら [5]	14 足	100	100	79	79	100	93	—
Panchani ら [25]	33 足	46	89	94	97	100	86	—

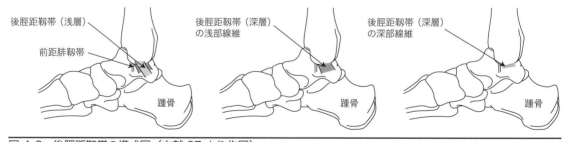

図 4-2　後脛距靱帯の模式図（文献 37 より作図）
後脛距靱帯は浅層線維と深層線維の 2 層からなり，深層線維はさらに浅部線維と深部線維の 2 つの線維束に分けられる。

と広がり，脛舟靱帯，脛踵靱帯，tibiospring ligament，前脛距靱帯，後脛距靱帯からなる靱帯の総称である [5,25]。三角靱帯は表層と深層の 2 層に分けられるが（**図 4-1**），各層に含まれる靱帯は論文により異なる（**表 4-2**）[2,5,21,22,25]。いずれの研究においても三角靱帯を構成する tibiospring ligament，脛踵靱帯，後脛距靱帯，前脛距靱帯の存在を認めたが，Boss ら [2] は脛舟靱帯の存在を否定した。また，彼らは通常表層に分類される後脛距靱帯の 2 つの線維（浅層線維と深層線維）を表層ではなく深層に分類した [2]。加えて Won ら [37] は，後脛距靱帯は浅層線維と深層線維の 2 層からなり，深層線維はさらに浅部線維と深部線維の 2 つの線維束に分けた（**図 4-2**）。このよう

4. 疫学・受傷機転・危険因子

表 4-3 三角靱帯を構成する各靱帯の長さ（単位：mm）

報告者	脛舟靱帯	Tibiospring ligament	脛踵靱帯	前脛距靱帯	後脛距靱帯（浅層線維）	後脛距靱帯（深層線維）
Siegler ら [29]	41.8 ± 4.9	18.6 ± 4.4	—	—	—	11.9 ± 4.0
Milner ら [22]	28.5 ± 5.9	18.5 ± 6.3	18.0 ± 7.7	11.5 ± 3.6	14.0 ± 3.7	9.5 ± 5.3
Boss ら [2]	—	24.8 ± 4.0	25.6 ± 4.5	16.1 ± 6.8	20.0 ± 4.3	16.8 ± 5.6
Won ら [37]	—	—	—	—	20.9 ± 1.9	浅部線維 14.5 ± 1.7 深部線維 13.2 ± 2.2
Panchani ら [25]	36.9	—	—	—	—	—
Campbell ら [5]	16.1	13.1	6.0	11.1	3.5	7.6

表 4-4 三角靱帯を構成する各靱帯の厚さ・幅・断面積・付着部面積・破断強度

項目	報告者	脛舟靱帯	Tibiospring ligament	脛踵靱帯	前脛距靱帯	後脛距靱帯（浅層線維）	後脛距靱帯（深層線維）
厚さ (mm)	Boss ら [2]	—	1.5 ± 0.5	1.8 ± 1.5	1.2 ± 0.7	1.2 ± 0.5	1.6 ± 0.6
	Won ら [37]	—	—	—	—	2.0 ± 0.8	浅層線維 2.7 ± 0.9 深層線維 4.8 ± 1.3
	Panchani ら [25]	—	—	—	—	—	0.6
幅 (mm)	Milner ら [22]	近位 11.0 ± 3.8 中央 13.5 ± 5.4 遠位 27.5 ± 10.3	9.0 ± 3.9	近位 9.5 ± 3.9 中央 12.0 ± 5.8 遠位 22.0 ± 14.3	6.5 ± 2.5	8.0 ± 2.8	17.0 ± 7.1
	Won ら [37]	—	—	—	—	起始 5.7 ± 1.8 中央 4.9 ± 1.5 停止 5.6 ± 1.9	浅層線維起始 9.5 ± 1.8 中央 8.3 ± 1.8 停止 8.6 ± 1.8 深層線維起始 11.6 ± 1.7 中央 10.9 ± 1.9 停止 11.5 ± 1.7
	Panchani ら [25]	—	—	—	—	—	10.4
断面積 (mm²)	Siegler ら [29]	7.1 ± 2.6	13.5 ± 7.1	—	—	45.2 ± 31.6	
付着部面積 (mm²)	Boss ら [2]	—	近位 21.3 ± 10.1 遠位 34.2 ± 17.7	近位 17.1 ± 9.4 遠位 19.8 ± 10.9	近位 14.8 ± 14.5 遠位 25.0 ± 25.9	近位 13.8 ± 5.5 遠位 16.7 ± 7.3	近位 24.3 ± 21.9 遠位 38.8 ± 38.7
破断強度 (N)	Siegler ら [29]	107 ± 49	351 ± 231	—	—	405 ± 218	
	Funk ら [9]	—	—	403.4	130.8 ± 2.00	—	—

に，三角靱帯を構成する線維の一部に関しては浅層・深層のどちらに含むか議論が分かれている．また，各靱帯の線維長や強度に関する報告が異なる．各靱帯の線維長を**表 4-3**[2, 5, 22, 25, 29, 37] に，厚さ・幅・断面積・付着部面積・破断強度を**表 4-4**[2, 9, 22, 25, 29, 37] にまとめた．

第2章 外反捻挫と腓骨骨折

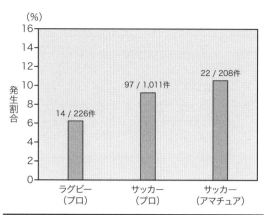

図4-3 足関節外傷に占める三角靱帯損傷の割合（文献17，28，38より作図）

2. 疫学

1) アメリカの陸軍士官学校および軍隊

足関節外傷に占める三角靱帯損傷の割合に関しては，アメリカ陸軍士官学校の学生を対象とした研究が多かった。Watermanら[33]が実施したアメリカ陸軍士官学校における2005〜2007年の2年間の足関節外傷発生に関する前向きコホート研究によると，初発の足関節捻挫における三角靱帯損傷の割合は3.4%（21/614件）だった。彼らは2005〜2009年の4年間の足関節捻挫の発生に関する前向きコホート調査結果も報告し，足関節捻挫における三角靱帯損傷の割合は5.1%〔61/1,206件：3.5/1,000 person–years（1,000人の対象者を1年間観察した場合の発生率：1,000 PY）〕であった[34]。アメリカ陸軍士官学校の学生を対象とした足関節外傷調査（調査期間2ヵ月間）[10]では，足関節外傷に占める三角靱帯損傷の割合は3.8%（4/104件）と報告された。また，防衛医療監視システム（Defense Medical Surveillance System）を用いた1998〜2006年におけるアメリカ軍，アメリカ陸軍予備役，州兵の足関節外傷に関する後ろ向きコホート研究では，足関節捻挫に占める三角靱帯損傷の割合は2.6%（10,903/423,581件）であった[4]。アメリカ陸軍および陸軍士官学校における足関節捻挫全体に占める三角靱帯損傷の割合は2.6〜5.1%と非常に低いといえる。

2) スポーツ場面

スポーツ外傷に関連した三角靱帯損傷の疫学データは少ない。Swensonら[31]はアメリカの高校生を対象に，インターネット調査システムにてスポーツに関連した外傷データを約6年間収集し，足関節捻挫4,108件に占める三角靱帯損傷を含む複合靱帯損傷の割合を5.2%（212件），三角靱帯単独損傷の割合を2.6%（106件）と報告した。加えて，三角靱帯損傷の有無による骨折数の割合を比較したinjury proportion ratio（三角靱帯損傷者のうち骨折を有した者の割合を，足関節捻挫受傷者のうち三角靱帯損傷をしておらず，かつ骨折を有した者の割合で除した比率）を5.61（95%CI：3.45，9.11）と報告し，三角靱帯損傷が他の足関節外傷と比較して骨折を併発しやすいことを示した[31]。Fallatら[7]は急性足関節外傷（骨折を除く）で医療機関を受診した547件の損傷部位（複合靱帯損傷を含む）を調査し，三角靱帯損傷を認めたものは180件（32.9%）であった。

競技種目別の三角靱帯損傷の発生率は，コンタクトスポーツを対象とした研究が散見された（図4-3）[17,28,38]。イングランドプレミアリーグに所属するプロラグビー12チームを対象とした2シーズンの前向きコホート研究では，1日以上の治療を要した226件の足関節外傷のうち，三角靱帯損傷を合併した割合は6.2%（14/226件）だった[28]。また，イングランドのプロサッカー91チームの選手を対象とした2シーズンの前向きコホート研究（1年目は87%，2年目は76%のチームが調査に参加）では，足関節外傷に占める三角靱帯損傷の割合は9.6%（97/1,011件）であった[38]。Kofotolisら[17]はギリシャのアマチュアサッカーリーグ所属の22チームを対象に2シー

ズンの前向きコホート研究を実施し，足関節外傷に占める三角靱帯損傷の割合を10.6%（22/208件）と報告した．アメリカ陸軍士官学校の学生を対象としたスポーツ中の三角靱帯損傷の発生率〔単位：/100,000 athlete-exposure（/100,000 AE）〕は，男子ラグビー16.6，男子体操14.0，男子サッカー7.6，男子アメリカンフットボール7.1，男子バスケットボール6.2，男子野球4.3であり，女子スポーツでは発生しなかった（図4-4）[34]．

対象となるサンプルなどにばらつきはあるものの，三角靱帯損傷は身体活動レベルの高い集団では一定の割合で発生する外傷であり，ラグビーやサッカーなどのコンタクトスポーツでは足関節外傷の約1割弱で三角靱帯損傷を合併していた．しかし，ノンコンタクトスポーツにおける発生率の報告が少ないことや損傷靱帯の診断が不完全であるなどの問題もあり，今後の研究が望まれる．

3．危険因子

三角靱帯損傷の危険因子に関する研究は少ない．Watermanら[34]のアメリカ陸軍士官学校の学生を対象とした調査では，三角靱帯損傷の発生率（incidence rate：IR）は，女性（1.2/1,000 female PY）に比べて男性（3.9/1,000 male PY）で有意に高く（incidence rate ratio：IRR 3.37，95％CI：1.05，10.74），BMIは三角靱帯損傷を受傷した群（26.1 kg/m²）が非受傷群（24.4 kg/m²）よりも有意に高かった（$p<0.001$）．競技レベルは全国レベルの選手2.38/1,000 PY，学内レベル0.32/1,000 PYと全国レベルで有意に高かった（IRR 7.42，95％CI：3.12，17.64）．以上より，男性・高いBMIが三角靱帯損傷の危険因子とされたが，競技レベルによる発生率の違いについては結論が得られていない．今後さまざまな要因に関する研究が望まれる．

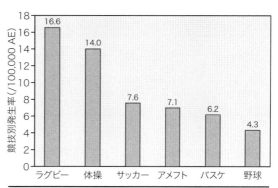

図4-4　三角靱帯損傷の競技別発生率（アスリート10万人当たりの外傷発生数）（文献34より引用）

4．受傷機転

三角靱帯損傷の62.3%（38/61件）がスポーツ活動中に発生したが[34]，実際の三角靱帯損傷の受傷機転に関する実証的な研究は存在しない．スポーツ場面における接触型損傷の受傷機転についての研究はみられず，自動車運転中の事故によりブレーキペダルにて足関節背屈・外反が強制され，三角靱帯損傷と内果骨折を受傷したケースレポートが1件存在するのみだった[24]．非接触型損傷の受傷機転に関しては，ランニングキャッチ着地後の外反強制（フリスビー）[20]，着地時の外反強制（アメリカンフットボール）[16]という2件のケースレポートのみであった．屍体足を用いた三角靱帯損傷のシミュレーション研究にて興味深い知見が示された．男性屍体6足を足関節20°背屈位（回内外中間位）で装置に固定し，荷重動作を模して1,500 N（体重の2倍相当）の軸圧を加えた状態で足部を外旋させた際，6足中5足で三角靱帯損傷が生じるとされた（図4-5）[35]．以上より，三角靱帯損傷の受傷には荷重位での足関節回内や足部外旋強制が関与すると考えられるが，実際のスポーツ場面における受傷機転の報告は少なく，今後の研究が望まれる．

第2章 外反捻挫と腓骨骨折

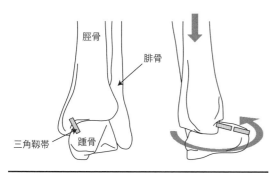

図4-5 軸圧と距骨外旋による三角靱帯損傷の受傷機転を模したシミュレーションモデル（文献35より作図）
足関節20°背屈位（回内外中間位）で装置に固定し、1,500 Nの軸圧を加えた状態で足部を外旋させた際に三角靱帯損傷が生じた。

C. 腓骨骨折

1. 疫 学

腓骨骨折のみの発生率に関する研究はないため、ここでは腓骨骨折が足関節外傷および足関節骨折に占める割合を整理する。Fallatら[7]は、医療機関を受診した急性足関節外傷の患者を対象に損傷部位を調査する前向きコホート研究を実施した（徒手検査および3方向X線画像にて診断）。その結果、足関節外傷の件数は639件であり、そのうち腓骨骨折の割合は3.0%（19件）であった。Leddyら[19]による急性足関節・中足部外傷で来院した患者132名（男性88名、女性44名）を対象にした前向きコホート研究では、腓骨骨折の割合は4.9%（7/144件）だった。スポーツ選手を対象とした研究では、イングランドのプロラグビーにおける2シーズンの前向きコホート研究[28]で、腓骨骨折が足関節外傷に占める割合は0.9%（2/226件）であった。足関節骨折に占める腓骨骨折の割合は研究によって差がある。前述のFallatら[7]の研究では、足関節骨折における腓骨骨折の割合は19.8%（19/96件）であった。また、高齢白人女性9,704名を対象とした10年間の前向きコホート研究[13]によると、足部・足関節骨折を呈した592人のうち、腓骨骨折は26.9%（159/592件）であった。以上より、腓骨骨折が足関節外傷に占める割合は5%未満であり、足関節骨折に占める割合は20%前後と考えられる。しかしながら、アスリートを対象とした発生率の知見は不十分であり、今後の研究が必要である。

2. 危険因子

腓骨骨折の危険因子に関する論文は、渉猟しえなかった。

3. 受傷機転

腓骨骨折の受傷機転に関しては、ケースレポートと屍体を用いたシミュレーション研究のみが存在した。論文数は少ないが、足部外旋強制による受傷が共通していた[11, 26, 27, 32]。接触型損傷としては、大学サッカー選手がタックルにより足関節背屈・足部外旋を強制されて腓骨を骨折した症例が報告された[11]。非接触型損傷では、ソフトボールのプレー中の足部の急激な外旋および転倒時の荷重位での足部回旋強制による受傷が報告された[32]。その他、足部外旋と内外反の複合ストレス[27]や足部外反・外旋強制[26]などが報告されたが、これらの論文では接触の有無に関する記載はなかった。また、すべての研究において受傷機転の聴取方法が不明であった。屍体足を用いたシミュレーション研究では、20°足部回内位での700 Nの軸圧と足部外旋によって、15足中8足に腓骨遠位端の斜骨折と前脛腓靱帯損傷（5足で腓骨骨折後に三角靱帯損傷を併発）が生じた[12]。さらに前額面における腓骨外側への外力によって、距骨外転モーメントを発生させ、外果内側面に対する距骨の衝突を発生させた結果、8足中3足に高位腓骨骨折（腓骨骨折前に2足で三角靱帯損傷が発生）、残る5足に腓骨遠位での骨折が生じた（図4-6）。Kwonら[18]は10

肢の新鮮固定屍体足に対して，足関節回外位（底背屈中間位）で徒手的に軸圧を加えながら足部を外旋させることで Lauge-Hansen 分類の回外-外旋（supination-external rotation：SER）タイプの骨折を再現しようと試みた．しかし，SER 骨折のステージ II に一致したのは 10 例中 2 例のみで，ステージ I，III，IV を再現することはできなかった．また，腓骨斜骨折の単独損傷は 1 例のみであった．そのため，Lauge-Hansen 分類の骨折型を実際に再現するのは困難であり，この分類の使用には疑問が残ると考察した．以上より，腓骨骨折の受傷機転は荷重位での足部外旋に加えて，外果に対する距骨の外転によって生じる可能性があるが，症例数が少ないことや三角靱帯や脛腓靱帯結合の合併損傷の有無など不明な点も多い．

D. 脛腓靱帯結合損傷

1. 解　剖

遠位脛腓靱帯結合は前脛腓靱帯，後脛腓靱帯，骨間膜靱帯で形成される．前脛腓靱帯は脛骨前方から起こり，水平線に対して後外側方向に 30〜35°傾斜しながら腓骨外果前方へと付着する[1,6]．付着部は脛骨側，腓骨側とも薄いが，骨皮質に強

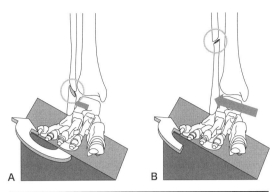

図 4-6　腓骨骨折の受傷機転を模したシミュレーションモデル（文献 12 より引用）
A：足部外旋による腓骨遠位の斜骨折，B：足部外旋と距骨による外果に対する外転による腓骨高位骨折．

固に固定される．脛骨側付着部は腓骨側よりも幅が広く，靱帯の上下端はわずかに外側遠位方向に集約され，台形を呈する[1,6]．前脛腓靱帯は走行や形態の違いから上部，中部，下部の 3 つに分けられる（図 4-7A）[1,6,36]．後脛腓靱帯は前脛腓靱帯と似た形状だが，前脛腓靱帯より小さく，走行も水平に近い．後脛腓靱帯の上部は脛骨後顆から起始し，腓骨外果のわずか後方に付着する．脛骨後顆と外果の間で斜面を形成しながら腓骨外果のわずか後方に付着するため，距骨滑車の後外側に対して関節唇のような役割を果たす[6]．後脛腓靱帯は浅層と深層に分けられ，深層は下横脛腓靱

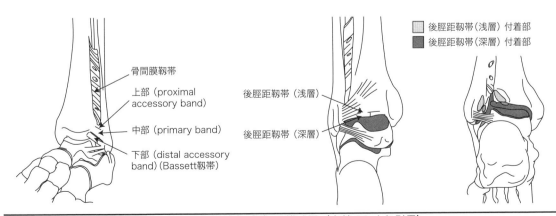

図 4-7　前脛腓靱帯結合（A）と後脛腓靱帯結合（B）の模式図（文献 36 より引用）
A：上部（proximal accessory band），中部（primary band），下部〔distal accessory band（Bassett 靱帯）〕の 3 つに分けられる．B：浅層と深層に分けられる．右図にはそれぞれの付着部を示した．

第2章 外反捻挫と腓骨骨折

表4-5 脛腓靱帯結合を構成する各靱帯の長さ（単位：mm）

報告者		Bartonicek ら[1]	Ebraheim ら[6]	Williams ら[36]
前脛腓靱帯	上部	6	8.89 ± 2.90	Proximal accesory band：5.5
	中部	12	15.46 ± 4.22	Primary band：7.8
	下部	17	20.57 ± 5.36	Distal accessory band：13.1
後脛腓靱帯（表層）	近位	13	9.71 ± 6.91	11.6
	遠位	24	21.83 ± 7.52	―
後脛腓靱帯（深層）		―	36.60 ± 9.51	12.7
骨間膜靱帯	近位	―	6.64 ± 1.28	7.2
	中央	―	―	10.1
	遠位	―	10.39 ± 3.05	6.3

表4-6 脛腓靱帯結合を構成する各靱帯の厚さ・付着部面積・破断強度

項目	報告者	前脛腓靱帯			後脛腓靱帯		骨間膜靱帯
		上部	中部	下部	表層	深層	
厚さ (mm)	Bartonicek ら[1]	3	4	2	6		―
	Ebraheim ら[6]	1.76 ± 0.26	2.62 ± 0.53	2.15 ± 0.70	脛骨側 6.38 ± 1.91 腓骨側 9.67 ± 1.74	2.12 ± 0.67	4.75 ± 1.05
幅 (mm)	Bartonicek ら[1]	4	10	4	18		―
	Ebraheim ら[6]	4.92 ± 1.21	8.28 ± 2.20	3.76 ± 0.52	17.44 ± 3.54	4.20 ± 0.74	脛骨側 17.72 ± 1.02 腓骨側 21.22 ± 1.73
付着部面積 (mm²)	Williams ら[36]	脛骨側 8.6 腓骨側 8.5	脛骨側 33.2 腓骨側 34.2	脛骨側 13.3 腓骨側 16.4	脛骨側 84.5 腓骨側 108.1	脛骨側 52.2 腓骨側 53.9	脛骨側 490.0 腓骨側 408.4
破断強度 (N)	Siegler ら[29]	―	―	―	467 ± 209		―
	Funk ら[9]	708.1					

帯と呼ばれることもある（図4-7B）[36]。骨間膜靱帯は骨間膜遠位から広がる線維と脂肪組織により構成される。骨間膜靱帯の線維の多くは脛骨から腓骨へ遠位外側と前方に向かって走行し，距腿関節のレベルで停止する。脛骨，骨間靱帯，脛腓間の接触部位で，ピラミッド形の空間が形成される[6,36]。脛腓靱帯結合を構成する各線維の長さを表4-5[1,6,36]に，各靱帯の厚さ・幅・付着部面積・破断強度を表4-6[1,6,9,29,36]に示した。

2. 疫学

1）アメリカの陸軍士官学校および軍隊

脛腓靱帯結合損傷の単独調査はなく，アメリカ陸軍を対象とした研究より当該部分を抜粋した。Waterman ら[33]は学内外のスポーツ活動に参加する陸軍士官学校の学生を対象に2年間の前向きコホート研究を実施し，足関節捻挫受傷者の5.0%（31/614名）で脛腓靱帯結合損傷を認めたと報告した。また4年間の前向きコホート研究では，足関節捻挫受傷者の7.0%（85/1,206名，4,8/1,000 PY）で脛腓靱帯結合損傷（単独・複合損傷不明）を認めた[34]。同様の対象による Gerber ら[10]の前向きコホート研究（2ヵ月間）では，脛腓靱帯結合損傷は足関節外傷（骨折を含む）の15.4%（16/104件）を占めていた。Defense Medical Surveillance System を用いた

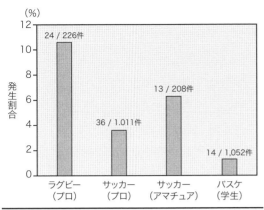

図 4-8 足関節外傷における脛腓靱帯結合損傷の割合（文献 15, 17, 28, 38 より作図）

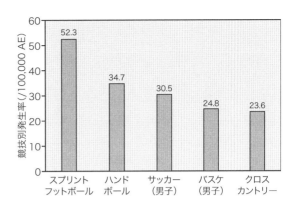

図 4-9 脛腓靱帯結合損傷の競技別発生率（アスリート 10 万人当たりの外傷発生数）（文献 34 より作図）

後ろ向きコホート研究では，全足関節捻挫の 1.6％（6,699/423,581 名）が脛腓靱帯結合の単独損傷だった[4]。以上より，アメリカ陸軍士官学校の学生を対象とした足関節外傷における脛腓靱帯結合損傷の割合は 5.0～15.4％となる[10, 33, 34]。

2) スポーツ場面

スポーツ外傷に関連した脛腓靱帯結合損傷の疫学を整理する。Swenson ら[31] はアメリカの高校生を対象に，インターネット調査システムにてスポーツに関連した外傷データを約 6 年間収集した。その結果，足関節捻挫に占める割合は前脛腓靱帯損傷が 25.1％（1,031/4,108 件），後脛腓靱帯損傷が 3.9％（159/4,108 件），合計 29.0％であった。靱帯の損傷パターンは，前距腓靱帯単独損傷が 39.9％と最も多く，次いで前距腓靱帯・踵腓靱帯複合損傷 19.1％，前距腓靱帯・前下脛腓靱帯複合損傷 9.2％，前距腓靱帯単独損傷 6.0％，前距腓靱帯・前下脛腓靱帯・踵腓靱帯複合損傷 4.1％，三角靱帯単独損傷 2.6％であった[31]。競技種目別の足関節外傷に占める脛腓靱帯結合損傷の割合を図 4-8[15, 17, 28, 38] に示した。プロラグビー 12 チームを対象にした調査では，試合中に 19 件，練習中に 5 件の脛腓靱帯結合損傷が発生しており，足関節外傷全体の 10.6％（24/226 件）を占めた[28]。同じくラグビー選手 202 名を対象とした 2 シーズンの前向きコホート研究では，全選手の 5.9％（12/202 名）が脛腓靱帯結合損傷を受傷し，発生率はプロが 0.46/1,000 hours，ラグビーユニオンが 0.89/1,000 hours であった[30]。アマチュアサッカー選手を対象とした研究では，2 シーズンで 208 件の足関節外傷が発生し，そのうち前脛腓靱帯損傷は 3.8％（8/208 件），後脛腓靱帯損傷は 2.4％（5/208 件）であった[17]。イングランドのプロサッカー 91 チームに所属する選手を対象とした 2 シーズンの研究では，前脛腓靱帯損傷は 2.3％（23/1,011 件），後脛腓靱帯損傷は 1.3％（13/1,011 件）であった[38]。さらに，アメリカの高校・大学バスケットボール 95 チーム（高校 81 チーム，大学 14 チーム）に所属する選手を対象とした 2 年間の前向きコホート研究では，足関節外傷に占める脛腓靱帯結合損傷の割合は男性で 1.1％（6/558 件），女性で 1.6％（8/494 件）であった[15]。また，医療機関受診者を対象とした研究では，足関節外傷（骨折を含む）に占める脛腓靱帯結合損傷（単独・複合損傷不明）の割合は 4.9％（31/639 件）であった[7]。アメリカ陸

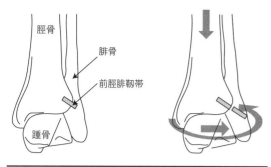

図 4-10　足関節背屈・回内位での軸圧と足部外旋に伴う距骨外側偏位による前脛腓靱帯損傷の受傷機転を模したシミュレーションモデル（文献 35 より引用）
足関節 20°背屈・20°回内位で 1,500 N の軸圧と足部外旋の付加により，距骨外側偏位が生じて全例で脛腓靱帯結合損傷を認めた．

軍士官学校の学生を対象としたスポーツ中の脛腓靱帯結合損傷の発生率は 4.8/1,000 PY であった[34]。競技ごとの発生率（単位：/100,000 AE）は，男子スプリントフットボール 52.3，男子ハンドボール 34.7，男子サッカー 30.5，男子バスケットボール 24.8，男子クロスカントリー 23.6 であった（図 4-9）。以上より，脛腓靱帯結合損傷はラグビーやサッカー，ハンドボールなどのコンタクトや急激な方向転換を伴うスポーツで発生しやすいと考えられる。

3. 危険因子

脛腓靱帯結合損傷の危険因子に関する研究は少ない。Waterman ら[34] は性差，競技レベルの差，BMI の影響を分析した。その結果，男女間に有意差を認めず（IR：男性 4.9/1,000 male PY，女性 4.6/1,000 female PY, IRR：1.06, 95% CI：0.58, 1.95），BMI は脛腓靱帯結合損傷を受傷した選手で有意に高かった（受傷者平均 25.97 kg/m², 非受傷者平均 24.36 kg/m²）。競技レベルは，全国レベルの選手（IR：5.76/1000 PY, 6.39/100,000 AE）において学内レベルの選手（IR：0.28/1000 PY, 2.64/100,000 AE）よりも有意に発生率が高かった（/1000 PY：IRR; 20.95, 95% CI：8.95, 59.05・/100,000 AE: IRR; 2.41, 95% CI: 1.03, 5.65）。一方，Sman ら[30] が 202 名のオーストラリアのプロ・アマチュアラグビー選手を対象に行った 2 年間の前向きコホート研究では，年齢や身長，体重，足部形態，柔軟性，筋力，足関節捻挫既往のいずれも脛腓靱帯結合損傷の予測因子とはならず，垂直跳び高，star excursion balance test によるバランス能力が予測因子となりうる可能性が示された。以上より，高い競技レベルと BMI が脛腓靱帯結合損傷の危険因子と考えられるが，BMI 値の解釈は臨床的には判断が難しい。今後，関節可動域や筋力などの機能的側面や解剖学的因子についての研究も必要である。

4. 受傷機転

脛腓靱帯結合損傷の受傷機転に関する実証研究は少ない。アメリカ陸軍士官学校の学生を対象とした研究では，85 件の脛腓靱帯結合損傷のうち 81％がスポーツ活動中に生じていた[34]。ケースレポートでは，接触型損傷の受傷機転としてアイスホッケー[39] やアメリカンフットボールでの足部外旋強制[3]，競技は不明だが足関節背屈・足部外旋強制[23] による受傷が報告された。非接触型損傷の受傷機転では，スキー中の最大背屈位または最大底屈位での足部外旋強制[8]，アメリカンフットボールでの足部外旋強制[3] が報告された。接触の有無が不明な例では，足関節内反（サッカー，アメリカンフットボール，障害走），過背屈（アメリカンフットボール，レスリング），底屈（アメリカンフットボール）などが示されたが[14]，これらの受傷機転の調査方法は不明である。屍体足を用いたシミュレーション研究では，男性 6 足を対象に足関節 20°背屈・20°回内位で 1,500 N の軸圧と足部外旋の付加により，距骨外方偏位が生じて全例で脛腓靱帯結合損傷が引き起こされた（図 4-10）[35]。以上より，脛腓靱帯結合損傷

の受傷機転としては，荷重位での足部外旋と足関節の背屈・回内の関与が示唆された．

E. まとめ

1. すでに真実として承認されていること

- 三角靱帯損傷のスポーツ場面における発生率は低い．
- 三角靱帯損傷，脛腓靱帯結合損傷はコンタクトスポーツで発生しやすい．
- 足関節外傷における腓骨骨折の占める割合は低い．

2. 議論の余地はあるが，今後の重要な研究テーマとなること

- 三角靱帯単独損傷，脛腓靱帯結合損傷の詳細な受傷機転の解明．
- 三角靱帯損傷のノンコンタクトスポーツにおける疫学調査．
- 三角靱帯損傷の解剖・運動学的要因やパフォーマンスを含めた危険因子の解明．
- 腓骨骨折の受傷機転としての足部外旋の関与．
- 腓骨骨折のスポーツ場面における疫学調査．
- 腓骨骨折の危険因子の解明．
- 脛腓靱帯結合損傷の危険因子の解明．

3. 真実と思われていたが実は疑わしいこと

- 足部内反・外旋位による腓骨骨折の受傷．

文献

1. Bartonicek J. Anatomy of the tibiofibular syndesmosis and its clinical relevance. *Surg Radiol Anat*. 2003; 25: 379-86.
2. Boss AP, Hintermann B. Anatomical study of the medial ankle ligament complex. *Foot Ankle Int*. 2002; 23: 547-53.
3. Boytim MJ, Fischer DA, Neumann L. Syndesmotic ankle sprains. *Am J Sports Med*. 1991; 19: 294-8.
4. Cameron KL, Owens BD, DeBerardino TM. Incidence of ankle sprains among active-duty members of the United States Armed Services from 1998 through 2006. *J Athl Train*. 2010; 45: 29-38.
5. Campbell KJ, Michalski MP, Wilson KJ, Goldsmith MT, Wijdicks CA, LaPrade RF, Clanton TO. The ligament anatomy of the deltoid complex of the ankle: a qualitative and quantitative anatomical study. *J Bone Joint Surg Am*. 2014; 96: e62.
6. Ebraheim NA, Taser F, Shafiq Q, Yeasting RA. Anatomical evaluation and clinical importance of the tibiofibular syndesmosis ligaments. *Surg Radiol Anat*. 2006; 28: 142-9.
7. Fallat L, Grimm DJ, Saracco JA. Sprained ankle syndrome: prevalence and analysis of 639 acute injuries. *J Foot Ankle Surg*. 1998; 37: 280-5.
8. Fritschy D. An unusual ankle injury in top skiers. *Am J Sports Med*. 1989; 17: 282-5; discussion 285-6.
9. Funk JR, Hall GW, Crandall JR, Pilkey WD. Linear and quasi-linear viscoelastic characterization of ankle ligaments. *J Biomech Eng*. 2000; 122: 15-22.
10. Gerber JP, Williams GN, Scoville CR, Arciero RA, Taylor DC. Persistent disability associated with ankle sprains: a prospective examination of an athletic population. *Foot Ankle Int*. 1998;19: 653-60.
11. Goss DL, Moore JH, Thomas DB, DeBerardino TM. Identification of a fibular fracture in an intercollegiate football player in a physical therapy setting. *J Orthop Sports Phys Ther*. 2004; 34: 182-6.
12. Haraguchi N, Armiger RS. A new interpretation of the mechanism of ankle fracture. *J Bone Joint Surg Am*. 2009; 91: 821-9.
13. Hasselman CT, Vogt MT, Stone KL, Cauley JA, Conti SF. Foot and ankle fractures in elderly white women. Incidence and risk factors. *J Bone Joint Surg Am*. 2003; 85-A: 820-4.
14. Hopkinson WJ, St Pierre P, Ryan JB, Wheeler JH. Syndesmosis sprains of the ankle. *Foot Ankle*. 1990; 10: 325-30.
15. Hosea TM, Carey CC, Harrer MF. The gender issue: epidemiology of ankle injuries in athletes who participate in basketball. *Clin Orthop Relat Res*. 2000; (372): 45-9.
16. Jackson R, Wills RE, Jackson R. Rupture of deltoid ligament without involvement of the lateral ligament. *Am J Sports Med*. 1988; 16: 541-3.
17. Kofotolis ND, Kellis E, Vlachopoulos SP. Ankle sprain injuries and risk factors in amateur soccer players during a 2-year period. *Am J Sports Med*. 2007; 35: 458-66.
18. Kwon JY, Gitajn IL, Walton P, Miller TJ, Appleton P, Rodriguez EK. A cadaver study revisiting the original methodology of Lauge-Hansen and a commentary on modern usage. *J Bone Joint Surg Am*. 2015; 97: 604-9.
19. Leddy JJ, Smolinski RJ, Lawrence J, Snyder JL, Priore RL. Prospective evaluation of the Ottawa Ankle Rules in a university sports medicine center. With a modification to increase specificity for identifying malleolar fractures. *Am J Sports Med*. 1998; 26: 158-65.
20. McConkey JP, Lloyd-Smith R, Li D. Complete rupture of the deltoid ligament of the ankle. *Clin J Sport Med*. 1991; 1: 133-7.
21. Mengiardi B, Pfirrmann CW, Vienne P, Hodler J, Zanetti M. Medial collateral ligament complex of the ankle: MR

22. Milner CE, Soames RW. Anatomy of the collateral ligaments of the human ankle joint. *Foot Ankle Int*. 1998; 19: 757-60.
23. Nussbaum ED, Hosea TM, Sieler SD, Incremona BR, Kessler DE. Prospective evaluation of syndesmotic ankle sprains without diastasis. *Am J Sports Med*. 2001; 29: 31-5.
24. Pai VS. Medial malleolar fracture associated with deltoid ligament rupture. *J Foot Ankle Surg*. 1999; 38: 420-2.
25. Panchani PN, Chappell TM, Moore GD, Tubbs RS, Shoja MM, Loukas M, Kozlowski PB, Khan KH, DiLandro AC, D'Antoni AV. Anatomic study of the deltoid ligament of the ankle. *Foot Ankle Int*. 2014; 35: 916-21.
26. Pankovich AM. Fractures of the fibula proximal to the distal tibiofibular syndesmosis. *J Bone Joint Surg Am*. 1978; 60: 221-9.
27. Pankovich AM. Maisonneuve fracture of the fibula. *J Bone Joint Surg Am*. 1976; 58: 337-42.
28. Sankey RA, Brooks JH, Kemp SP, Haddad FS. The epidemiology of ankle injuries in professional rugby union players. *Am J Sports Med*. 2008; 36: 2415-24.
29. Siegler S, Block J, Schneck CD. The mechanical characteristics of the collateral ligaments of the human ankle joint. *Foot Ankle*. 1988; 8: 234-42.
30. Sman AD, Hiller CE, Rae K, Linklater J, Morellato J, Trist N, Nicholson LL, Black DA, Refshauge KM. Predictive factors for ankle syndesmosis injury in football players: a prospective study. *J Sci Med Sport*. 2014; 17: 586-90.
31. Swenson DM, Collins CL, Fields SK, Comstock RD. Epidemiology of U.S. high school sports-related ligamentous ankle injuries, 2005/06-2010/11. *Clin J Sport Med*. 2013; 23: 190-6.
32. Taweel NR, Raikin SM, Karanjia HN, Ahmad J. The proximal fibula should be examined in all patients with ankle injury: a case series of missed maisonneuve fractures. *J Emerg Med*. 2013; 44: e251-5.
33. Waterman BR, Belmont PJ Jr, Cameron KL, Deberardino TM, Owens BD. Epidemiology of ankle sprain at the United States Military Academy. *Am J Sports Med*. 2010; 38: 797-803.
34. Waterman BR, Belmont PJ Jr, Cameron KL, Svoboda SJ, Alitz CJ, Owens BD. Risk factors for syndesmotic and medial ankle sprain: role of sex, sport, and level of competition. *Am J Sports Med*. 2011; 39: 992-8.
35. Wei F, Post JM, Braman JE, Meyer EG, Powell JW, Haut RC. Eversion during external rotation of the human cadaver foot produces high ankle sprains. *J Orthop Res*. 2012; 30: 1423-9.
36. Williams BT, Ahrberg AB, Goldsmith MT, Campbell KJ, Shirley L, Wijdicks CA, LaPrade RF, Clanton TO. Ankle syndesmosis: a qualitative and quantitative anatomic analysis. *Am J Sports Med*. 2015; 43: 88-97.
37. Won HJ, Won HS, Oh CS, Han SH, Chung IH, Suh JS, Lee WC. Posterior tibiotalar ligament: an anatomic study correlated with MRI. *Clin Anat*. 2014; 27: 798-803.
38. Woods C, Hawkins R, Hulse M, Hodson A. The Football Association Medical Research Programme: an audit of injuries in professional football: an analysis of ankle sprains. *Br J Sports Med*. 2003; 37: 233-8.
39. Wright RW, Barile RJ, Surprenant DA, Matava MJ. Ankle syndesmosis sprains in national hockey league players. *Am J Sports Med*. 2004; 32: 1941-5.

〔渡邉　五郎〕

5. 病態・評価

はじめに

足関節外反捻挫は距腿関節内側の三角靱帯損傷だけでなく，遠位脛腓靱帯損傷や腓骨骨折，さらに複合靱帯損傷や足関節外側靱帯損傷を併発することもある。外反捻挫後の適切な処置・治療は早期競技復帰や再発予防に重要であり，効果的な治療プログラムの構築には病態把握や損傷組織の評価は欠かせない。本項では三角靱帯損傷，脛腓靱帯損傷，腓骨骨折における病態と身体所見，画像所見についてレビューを行った。病態と身体所見に関しては，各疾患における損傷タイプの分類や症状，評価，特殊検査について整理した。画像所見はX線画像による評価項目と信頼性，重症度分類についてまとめた。その他の画像所見に関しては，おのおのの信頼性について整理した。

A. 文献検索方法

文献検索にはPubMedを使用した。腓骨骨折，三角靱帯損傷，脛腓靱帯損傷に関する「eversion ankle sprain」「pronation ankle sprain」「medial ankle sprain」「deltoid ligament injury」「high ankle sprain」「anterior tibiofibular ligament injury」「posterior tibiofibular ligament injury」「distal tibiofibular syndesmosis injury」「tibiofibular syndesmosis injury」「syndesmotic ankle sprain」「ankle syndesmosis injury」「fibular fracture」に「pathology」「diagnosis」「evaluation」「assessment」を組み合わせて検索し，必要に応じてレビュー論文や引用論文よりハンドサーチにて論文を追加した。総検索件数は1,619編で，最終的な引用論文は35編となった。

B. 病態

1. 腓骨骨折

腓骨骨折は受傷形態や損傷部位，合併損傷の有無により，複数のタイプに分類される。病態分類は主にLauge-Hansen分類とDanis-Weber分類の2つが用いられる。

1) Lauge-Hansen分類

Okanoboら[30]の論文に準じてLauge-Hansen分類について整理する。この分類法はLauge-Hansen[22]が足関節骨折全体の病態を分類したものである。腓骨骨折単独の評価分類ではないが，受傷メカニズムと関連づけた分類であり，広く用いられている。Lauge-Hansen分類は受傷時の足部肢位（回外と回内）と外力方向（外転，内転，外旋）の組み合わせによって，回外-外旋（supination-external rotation：SER）タイプ，回内-外旋（pronation-external rotation：PER）タイプ，回外-内転（supination-adduction：SA）タイプ，回内-外転（pronation-abduction：PA）タイプの4つに分類される（**図5-1**）。さらにこの4つのタイプは損傷部位と程度により各ステージに細分化される。

SERタイプ（**図5-1A**）はIからⅣのステージに分けられる。ステージIは前脛腓靱帯の単独損傷であり，距骨外旋により外果が後方に押され

第2章 外反捻挫と腓骨骨折

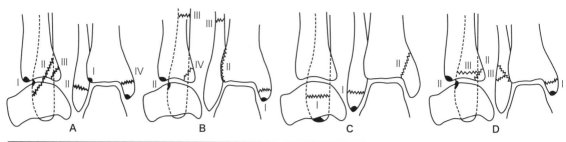

図5-1 腓骨骨折のLauge-Hansen分類（文献35より引用）
受傷時の足部の肢位（回外と回内）と外力の方向（外転，内転，外旋）の組み合わせにより4つに分類される。さらに，損傷部位と程度によりステージI〜IVに分類される。A：足部回外，外力が外旋方向による受傷タイプである回外-外旋（supination-external rotation：SER）タイプ，B：足部回内，外力が外旋方向による受傷タイプである回内-外旋（pronation-external rotation：PER）タイプ，C：足部回外，外力が内転方向による受傷タイプである回外-内転（supination-adduction：SA）タイプ，D：足部回内，外力が外転方向による受傷タイプである回内-外転（pronation-abduction：PA）タイプ。

ることで前脛腓靱帯が損傷する。ステージIIは距骨のさらなる外旋により外側組織へのストレスが増加し，前脛腓靱帯損傷に加えて外果の螺旋骨折（前方低位，後方高位）が生じる。ステージIIIは，ステージIIからさらに距骨が外旋することによる後脛腓靱帯損傷もしくは脛骨後果骨折を含む。ステージIIIに分類するためには，前脛腓靱帯損傷と腓骨螺旋骨折が存在する必要がある。ステージIVは外側組織損傷（腓骨骨折や前脛腓靱帯損傷）と後方組織損傷（後脛腓靱帯損傷や後果骨折）に加え，足関節内側の三角靱帯損傷もしくは内果骨折を含む。ステージIV損傷では不安定性が高くなる。SERタイプでは，腓骨骨折はステージII以降で認める。

PERタイプ（図5-1B）は足部回内により三角靱帯がストレスに曝され，足関節内側構成体の損傷をきたす。回内および外旋負荷の継続により足関節外側・後方組織へもストレスが波及し，腓骨螺旋骨折や後果骨折を呈する。PERタイプもステージIからIVに分けられる。ステージIは三角靱帯損傷もしくは距腿関節内側の開大，内果骨折を呈する。ステージIIはステージIに加え，前脛腓靱帯損傷，下腿骨間膜の伸張を認める。ステージIIIはステージIIに加え，距腿関節から6cm以上上方での腓骨の螺旋骨折もしくは斜骨折

を含む。ステージIVでは，さらに後脛腓靱帯損傷および後果骨折を呈する。PERタイプでは，腓骨骨折はステージIIIとIVで認める。

SAタイプ（図5-1C）は足部の回内・内旋による足関節内側の圧迫と足関節外側の牽引によって生じ，ステージIとIIに分類される。ステージIは距骨内旋による内果の圧迫と足関節外側構成体の牽引により，脛骨天蓋レベルかそれ以下での腓骨の横骨折（外果骨折）と前距腓靱帯および踵腓靱帯損傷，距腿関節外側の開大を呈する。ステージIIはさらなる距骨内旋により内果が圧迫され続け，ステージIに加えて内果の垂直骨折を呈し，不安定性が高い。SAタイプでは，ステージI，IIともに腓骨骨折を認める。

PAタイプ（図5-1D）は足部回内と距骨外転により足関節内側構成体が牽引されることにより発生し，ステージIからIIIに分類される。ステージIは三角靱帯損傷もしくは内果の横骨折を呈する。ステージIで三角靱帯損傷が存在する場合，X線画像で骨折線は不明瞭な可能性があるため，PAタイプのステージIとPERタイプのステージIの識別は困難である。ステージIIは足部回内，距骨外転負荷の増大により，ステージIに加え，後果骨折を認める。ステージIIIは足関節外側構成体にまで影響が及び，腓骨の斜骨折

（外側高位，内側低位）を呈する．PA タイプで腓骨骨折を認めるのは，ステージⅢのみである．

2）Danis-Weber 分類

Danis-Weber 分類[20]は腓骨の骨折部位によって，タイプ A から C に分類される．タイプ A は脛骨天蓋より遠位部の骨折，タイプ B は距腿関節レベルでの斜骨折もしくは螺旋骨折，タイプ C は距腿関節レベルより近位部での骨折である（図 5-2）．より近位での腓骨骨折は，脛腓靱帯損傷や関節不安定性のリスクが増大する．

3）分類間の関連性

Hinds ら[18]は各分類方法の関連性を調査するため，Danis-Weber 分類タイプ C で手術を行った患者 132 名を対象に Lauge-Hansen 分類による再評価を行った．その結果，各タイプの割合は，PER タイプ 75 名（56.8％），SER タイプ 47 名（35.6％），PA タイプ 1 名（0.8％），SA タイプ 0 名（0％），その他（過底屈）9 名（6.8％）であった．この結果より，Danis-Weber 分類タイプ C という分類方法では，受傷時にどの方向への強制力によって骨折したかを判断することは難しいと考えられる．

2．三角靱帯損傷

三角靱帯損傷は，急性期に足関節内側の疼痛や腫脹，血腫を呈し，亜急性期以降は足関節内側の不安定性を呈する[25]．三角靱帯損傷は足関節内側の後脛骨筋，長母趾屈筋，伏在神経の損傷や脛腓靱帯，外側靱帯，外果・腓骨骨折を併発することが多いため[25]，他疾患との鑑別が重要である．Hintermann ら[19]は，足関節内側不安定性により手術を行った 51 名 52 足に対し，鏡視下で損傷靱帯を調査した．その結果，全例に内側不安定性と三角靱帯の伸張もしくは断裂を認め，40 足

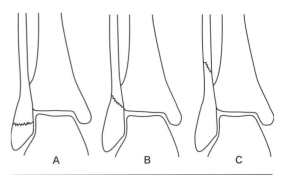

図 5-2　Danis-Weber 分類（文献 35 より引用）
A：脛骨天蓋より遠位部の骨折，B：足関節部の骨折，C：足関節より近位部の骨折．

（76.9％）で足関節外側の不安定性も存在した．この外側不安定性は，主に前距腓靱帯（および踵腓靱帯の伸張もしくは断裂によって生じていた．Crim ら[8]は足関節外側靱帯再建術を行った 47 足の術前 MRI 評価にて 34 足（72.3％）で三角靱帯損傷を認めるとした．損傷部位の割合は，三角靱帯表層のみ 11 足（23.4％），三角靱帯深層のみ 3 足（6.3％），表層と深層の損傷 20 足（42.5％）であった．ただし，この結果は慢性足関節不安定症患者におけるものである点に注意が必要である．

3．脛腓靱帯損傷

脛腓靱帯損傷の臨床症状としては，前下脛腓靱帯の局所痛や圧痛，足関節外旋または背屈時痛，歩行時の過背屈を避ける歩容（踵挙上位での歩行）[5,23]，受傷後 24 時間以内の脛腓関節間の腫脹[31]が報告された．ただし，後脛腓靱帯や三角靱帯損傷を合併する場合は，重症度診断が複雑化するため[31]，臨床症状のみでは脛腓靱帯損傷の鑑別，重症度分類は困難と考えられる．脛腓靱帯損傷の重症度分類には，West Point Ankle Grading System と X 線画像による分類の 2 つが存在する．West Point Ankle Grading System は，臨床症状および臨床所見よりグレード Ⅰ から Ⅲ に分類される[13]．基準となる所見は，①不安

第2章 外反捻挫と腓骨骨折

表5-1 West Point Ankle Grading System（文献13より引用）

基準	グレード I	グレード II	グレード III
①不安定性	なし	なしもしくは軽度	明確な不安定性が存在
②靱帯への徒手ストレステストの反応	軽度から中程度の不快感	中程度から重度の不快感	疼痛なしもしくは重度の不快感
③圧痛部位 内反捻挫 外反捻挫 脛腓捻挫	前距腓靱帯上のみに軽度から中程度の圧痛 三角靱帯のみ 遠位脛腓靱帯 （前距腓靱帯）	前距腓靱帯と踵腓靱帯上に中程度から重度の圧痛 三角靱帯 遠位脛腓靱帯と近位4cm以下	前距腓靱帯，踵腓靱帯，後距腓靱帯上に重度の圧痛 三角靱帯 遠位脛腓靱帯と近位4cmより高位
④病態	巨視的損傷のない靱帯の伸張	靱帯の部分断裂，巨視的にも損傷が存在	靱帯の完全断裂
⑤荷重機能	全荷重もしくは部分荷重で著しい疼痛なし	支持装具がないと荷重困難もしくは不可能	荷重不可能
⑥浮腫・斑状出血	ごく局所・軽度	局所・重度	広範・重度
⑦脛腓靱帯スペシャルテスト・画像所見	スクイーズテストもしくは外旋テスト陽性 X線：距腿関節の開大なし 上方と前方から外果に最小の浮腫が存在	スクイーズテストと外旋テスト陽性 X線：距腿関節の開大なし 上方と前方から外果に中程度の浮腫が存在	スクイーズテストと外旋テスト陽性 X線：距腿関節が開大 上方と前方から外果に中程度の浮腫が存在

定性，②靱帯への徒手的ストレステストの反応，③圧痛部位，④病態，⑤荷重機能，⑥浮腫・斑状出血，⑦脛腓靱帯スペシャルテスト・画像所見の7項目である（**表5-1**）。しかし，カットポイントやどの項目をもとに段階分けするかなどの詳細な規定は存在しない。MRIや関節鏡を用いずにグレードIとIIを識別することは困難であることも報告された[25]。一方，Edwardsら[11]はX線画像より脛腓靱帯損傷をタイプIからIVに分類した。タイプIは塑性変形を伴わない腓骨の側方亜脱臼，タイプIIは塑性変形を伴う腓骨の側方亜脱臼，タイプIIIは腓骨の後方回旋亜脱臼，タイプIVは距骨偏位と脛腓間開大である。しかしながら，これらの分類法の有効性を比較した研究は存在しない。

脛腓靱帯損傷の合併症も調査された。Brownら[6]は，重症の急性および慢性足関節捻挫90人94足をMRI画像所見から，脛腓靱帯損傷の急性群（23足）および慢性群（36足），非損傷群（35足）の3群に分類し，合併症の有無を比較した。アウトカムは軟骨損傷および骨挫傷の有無と位置，tibiofibular recess height（冠状面画像における距骨滑車外側から脛腓間上方への滑液の最大範囲），tibiofibular joint incongruent（脛腓関節の関節面の不整像や骨間膜の離開および増殖），関節変性所見とした。その結果，軟骨損傷は非損傷群（1/35足）と比べて急性群（11/23足）と慢性群（14/36足）で有意に多かった（急性群 $p=0.0001$，慢性群 $p=0.0003$）。発生部位は距骨滑車内側が13足（中央1/3：12足，後方1/3：1足），距骨滑車外側が13足（中央1/3：6足，後方1/3：5足，前方1/3：2足）であった。骨挫傷は急性群（18/23足）のみ非損傷群（4/35足）と比較して有意に多かった（$p<0.0001$）。急性群と慢性群で骨挫傷を認めた22足において，13ヵ所の骨挫傷が距骨内側に発生していた。また，脛骨にも6ヵ所の骨挫傷を認めた（後果3，脛骨前方1，内果2）。Tibiofibular recess heightは急性群（1.2 ± 0.92 cm）・慢性群（1.4 ± 0.57 cm）ともに非損傷群（0.54 ± 0.68 cm）と比べ有意に高かった（急性群 $p<0.0001$，慢性群 $p<0.0001$）。

Tibiofibular joint incongruent は急性群6/23足，慢性群21/36足，非損傷群4/35足に認め，慢性群が非損傷群と比較して有意に多かった（p＜0.0001）．関節変性所見は，急性群1/23足，慢性群7/36足，非損傷群1/35足で認めたが，群間差はなかった．以上より，MRI画像にて骨挫傷を認める場合は急性損傷が，tibiofibular joint incongruent を認める場合には慢性損傷が疑われる．

C. 身体所見

身体所見に関しては，各疾患に対する身体検査とその信頼性を整理した．本項では，信頼性を示す用語として，検者内信頼性，検者間信頼性，感度，特異度を用いた．検者内信頼性は同一測定者が期間を空けて繰り返し測定した際の結果の一致度，検者間信頼性は異なる測定者が同一の対象者を測定した際の結果の一致度である．感度は疾患を有する者を陽性と判定する割合を示し，特異度は疾患を有さない者を陰性と判定する割合を示す．なお，腓骨骨折の特殊検査に関する報告は存在しなかったため，ここでは三角靱帯損傷と脛腓靱帯損傷の身体検査を整理する．

1. 三角靱帯損傷

三角靱帯損傷の身体検査として，圧痛と臨床症状による評価法のみが提唱された．

1) 圧 痛

三角靱帯損傷に対する圧痛と画像所見の比較から，その診断能を調査した研究がいくつか存在した．DeAngelis ら[9]は Danis–Weber 分類タイプBの外果骨折および正常な medial clear space（X線正面像における内果–距骨間距離）を有する55名を対象に三角靱帯部の圧痛と足部外旋ストレスを加えたX線画像を比較し，その信頼性を算出した．その結果，三角靱帯部に圧痛を認めた者は26名（47.3％）で，そのうち13名（50.0％）がストレスX線陰性だった．また三角靱帯部の圧痛を認めないもののストレスX線陽性のものは10人（18.2％）存在した．これらより，三角靱帯部の圧痛と三角靱帯損傷に有意な関連は認めず，圧痛の三角靱帯損傷に対する感度は57％，特異度は59％だった．Grosserlinden ら[15]は，骨折のない急性足関節捻挫患者96名を対象に三角靱帯部の圧痛とMRI画像を比較し，感度・特異度および検者間信頼性を算出した．結果は感度0.33，特異度0.70，検者間信頼性 $\kappa=0.65$ であった．これらの研究結果より，三角靱帯部の圧痛による三角靱帯損傷の診断能は低いと推測される．

2) 臨床所見の複合評価

複数の臨床所見から三角靱帯損傷の診断を試みた研究を紹介する．Egol ら[12]は101名の外果骨折患者に対し，ストレスX線画像をゴールドスタンダードとして圧痛，腫脹，斑状出血から三角靱帯損傷の予測が可能かを調査した．101名のうち66名がストレスX線画像で陽性（medial clear space が4 mm 以上）であった．そのうち，36名は足関節内側の圧痛，腫脹，斑状出血のうち1つ以上を有し，30名は足関節内側の症状を有していなかった．ストレスX線陽性に対する各所見の感度・特異度は，圧痛が56％・80％，腫脹が55％・71％，斑状出血が26％・91％であった．さらに，圧痛と腫脹を組み合わせると感度39％，特異度91％，圧痛と斑状出血を組み合わせると感度20％，特異度97％，腫脹と斑状出血を組み合わせると感度21％，特異度91％となった．以上より，臨床症状による診断では一様に感度が低く，特異度が高い傾向にあり，臨床所見以外の検査と併用する必要性が示唆された．

表 5-2 テストの診断精度評価に用いた研究（文献 33 より引用）

報告者	対象	テスト	参照基準
Nussbaum ら [29]	脛腓靱帯損傷を受傷した NCAA デビジョン I-A 選手 60 例（男性 51 例，女性 9 例）右 28 足，左 32 足	スクイーズテスト，圧痛，外旋テスト，他動的背屈	X 線
Beumer ら [3]	慢性脛腓靱帯損傷により関節鏡を施行した 3 例と足関節無症候の健常者 9 例の 12 例	スクイーズテスト，Cotton test，Fibula translation test，外旋テスト，前方引き出しテスト，背屈可動域	関節鏡

表 5-3 テストの信頼性評価に用いた研究（文献 33 より引用）

報告者	対象	研究デザイン	テスト
Alonso ら [1]	53 例（男性 38 例，女例 15 例）年齢 24.3 ± 8.5（12～52）歳 受傷から評価までの期間：34.2 ± 125 日 受傷から 7 日以内に評価：60.4%	2 施設の 9 名の理学療法士が検者 評価テスト 4 種のトレーニングを実施 対象者の担当セラピストがはじめに評価し，その後結果を盲検化された 2 人目の検者が評価	スクイーズテスト，圧痛，外旋テスト，背屈圧迫テスト
Beumer ら [3]	慢性脛腓靱帯損傷により関節鏡を施行した 3 例と足関節無症候の健常者 9 例の合計 12 例	検者 7 名（整形外科医 4 名，整形外科研修医 3 名）で対象者は端座位でカーテン越しに片脚を出した状態で評価された（評価は両脚実施）	スクイーズテスト，Cotton test，Fibula translation test，前方引き出しテスト，背屈可動域

2．脛腓靱帯損傷

脛腓靱帯損傷の特殊検査として一般的に知らる palpation test，スクイーズテスト，外旋テスト，背屈可動域検査，背屈圧迫テスト，fibular translation test，Cotton test，前方引き出しテストに加え，近年報告された cross over leg test と heel thump test について整理する。Grossterlinden ら [15] は，96 名の急性足関節捻挫患者（男性 55 名，女性 41 名，平均 32.6 歳）を対象に，受傷後 24 時間以内の MRI 画像と 2 名の検者による特殊検査結果から，感度・特異度および検者間信頼性を算出した。Sman ら [33] は，電子データベースを用いて「脛腓靱帯損傷」「診断」「特殊検査」「参照基準（X 線，MRI など）」「信頼性・精度に関する統計値（感度・特異度等）」のキーワードを組み合わせた検索から，2012 年 8 月までに公表された 7,699 編の論文より，基準を満たす 7 編を選択した。その後，データ入手可能であった 3 論文 [1, 3, 29]（表 5-2，表 5-3）より信頼性および妥当性が算出された。

1）Palpation test

Palpation test は圧痛テストとも呼ばれる（図 5-3）。前脛腓靱帯を触診し，圧痛が出現した場合を陽性，出現しない場合を陰性とする [33]。Palpation test の検者間信頼性は 0.49 または $\kappa = 0.61$，感度・特異度は 0.42・0.53 と報告された。Nussbaum ら [29] は，脛腓靱帯を損傷した大学生アスリート 60 名を対象に圧痛部位の範囲（遠位脛腓関節部の上方への長さ）（図 5-4）と競技離脱日数の相関を分析し，圧痛部位の長さと競技離脱日数間に有意な相関を示した。遠位脛腓関節部における圧痛部位の長さは脛腓靱帯損傷の重症度を予測する可能性がある。

2）スクイーズテスト

スクイーズテストは，端座位で下腿中央部にて脛骨および腓骨を圧迫した際に疼痛が出現した場合を陽性とする（図 5-5）[33]。スクイーズテストの検者内信頼性は 0.88～0.92，検者間信頼性は 0.46～0.49，$\kappa = 0.45$ と報告された。X 線画像

5. 病態・評価

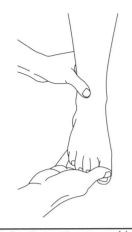

図 5-3 Palpation test（文献 4 より引用）
前脛腓靱帯を触診し，圧痛の有無を確認する。

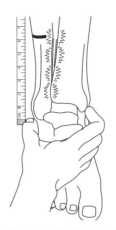

図 5-4 脛腓関節間の圧痛の長さ評価法（文献 29 より引用）
脛腓関節を遠位より圧痛の認められる範囲の長さを測定する。

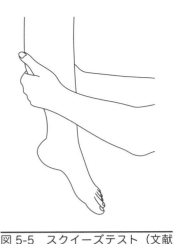

図 5-5 スクイーズテスト（文献 23 より引用）
下腿中央部で脛骨と腓骨を圧迫し，疼痛の有無を確認する。

との比較では感度 1.00〔95％信頼区間 (95％CI)；0.21, 1.00〕，特異度 0.63（95％CI；0.50, 0.74）[29, 33]，関節鏡所見との比較では感度 0.57（95％CI；0.33, 0.79），特異度 0.14（95％CI；0.03, 0.51）[3, 33]，MRI との比較では感度 0.44，特異度 0.56 であった。検者内信頼性は高いものの，検者間信頼性および感度・特異度の高い検査とはいえない。

3）外旋テスト

外旋テストでは，端座位・膝関節 90°屈曲位で足関節を中間位から他動的に外旋させ，疼痛が出現した場合を陽性とする（**図 5-6**）[33]。検者内信頼性は 0.88〜1.00，検者間信頼性は 0.73〜0.74 および $\kappa=0.40$ と報告された。関節鏡との比較では感度 0.50（95％CI；0.27, 0.73），特異度 0.00（95％CI；0.00, 0.35）[3, 33]，MRI との比較では感度 0.56，特異度 0.48 であった。感度・特異度ともに高いとはいえない。

4）背屈可動域検査

背屈可動域検査では，他動的に足関節を背屈させ，対側よりも可動域が減少している場合を陽性とする[33]。検者内信頼性は 0.83〜1.00，検者間信頼性は 0.36 と報告された[33]。関節鏡との比較では，感度 0.50（95％CI；0.27, 0.73），特異度 0.57（95％CI；0.25, 0.84）であった[3, 33]。検者内信頼性は高いものの，その他の値は高いとはいえない。

5）背屈圧迫テスト

背屈圧迫テストでは，立位で足関節を背屈させ，徒手的に内・外果を圧迫した際に疼痛が出現した場合を陽性とする（**図 5-7**）[33]。検者間信頼性は 0.33 と報告されたが[33]，検者内信頼性および感度，特異度は示されていない。

6）Fibular translation test

Fibular translation test では，他動的に腓骨を脛骨に対して前後方向に移動させ，対側よりも移動量が大きい場合を陽性とする（**図 5-8**）[33]。検者内信頼性は 0.71〜0.92，検者間信頼性 0.28 であった[33]。関節鏡との比較では，感度 0.64（95％CI；0.39, 0.84），特異度 0.57（95％CI；0.25, 0.84）と報告された[3, 33]。高い検者内信頼性を有するが，検者間信頼性は低く，感度・特異

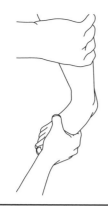

図 5-6　外旋テスト（文献 4 より引用）
他動的に足関節を外旋させ，疼痛の有無を確認する。

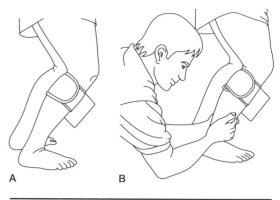

図 5-7　背屈圧迫テスト（文献 1 より引用）
荷重位で足関節を背屈させ，徒手的に内・外果を圧迫し，疼痛の有無を確認する。

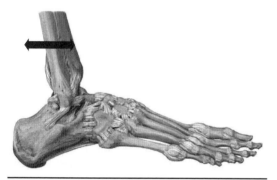

図 5-8　Fibular translation test
他動的な腓骨の脛骨に対する前後移動量を対側と比較する。

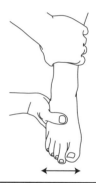

図 5-9　Cotton test（文献 4 より引用）
遠位脛骨を固定し足部の側方移動量を対側と比較する。

度も中等度である。

7）Cotton test

　Cotton test は，遠位脛骨を固定した状態で足部に側方ストレスを加えるテストで，対側よりも距骨の動きが大きい場合を陽性とする（**図 5-9**）[33]。検者内信頼性は 0.83〜1.00，検者間信頼性は 0.16 および $\kappa = 0.52$ と報告された。関節鏡との比較では感度 0.29（95％CI；0.12，0.55），特異度 0.71（95％CI；0.36，0.92）[3,33]，MRI との比較では感度 0.31，特異度 0.68 であった。検者間信頼性および特異度は高い値を示すものの，検者間信頼性および感度は低い。

8）前方引き出しテスト

　前方引き出しテストの詳細な手技の説明はない。足部外側と脛腓関節間の不安定性が存在する場合を陽性とする[33]。検者内信頼性は 0.66〜0.92，検者間信頼性は 0.06 および $\kappa = 0.37$ と報告された。関節鏡との比較では感度 0.36（95％CI；0.16，0.61），特異度 0.43（95％CI；0.16，0.75）[3,33]，MRI との比較では感度 0.44，特異度 0.68 であった。前方引き出しテストは感度，特異度ともに高くない。

9）Crossed leg test

　Crossed leg test では，端座位で健側の膝上に患側の下腿を乗せて患側を床方向へ押した際に疼

5. 病態・評価

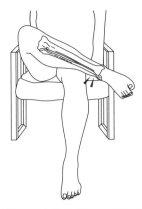

図 5-10 Crossed leg test（文献 21 より引用）
健側の膝上に患側下腿をのせ，患側を床方向へ押し脛腓靱帯部の疼痛の有無を確認する。

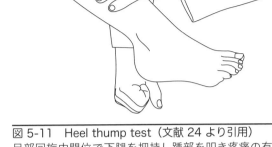

図 5-11 Heel thump test（文献 24 より引用）
足部回旋中間位で下腿を把持し踵部を叩き疼痛の有無を確認する。

痛が出現した場合を陽性とする（図 5-10）[21]。検者間信頼性は $\kappa = 0.44$，MRI との比較では，感度 0.14，特異度 0.83 と報告された[15]。

10）Heel thump test

Heel thump test は，端座位・足部回旋中間位で下腿を把持し，踵部を叩いた際に疼痛が出現した場合を陽性とする（図 5-11）[24]。本テストの信頼性に関する論文はない。

いくつかの特殊検査が提唱されてきたものの，概ね検者間信頼性は低く，検者の技術に依存する可能性が高いと考えられる。また，各検査の感度，特異度は概ね低く，複数の検査を組み合わせて実施する必要がある。

D. 画像所見

1. 単純 X 線

単純 X 線は画像診断のスタンダードである。腓骨骨折や三角靱帯損傷，脛腓靱帯損傷に対する X 線撮影は，主に前後・側方・距腿関節像の 3 方向より撮影される[4]。立位での撮影が基本となるが，荷重困難な場合は非荷重で撮影する。評価

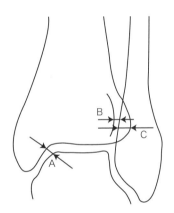

図 5-12 足関節の X 線評価（文献 4 より引用）
A：medial clear space (MCS)，B：tibiofibular clear space (TFCS)，C：tibiofibular overlap (TFO)。

項目は medial clear space（MCS），tibiofibular clear space（TFCS），tibiofibular overlap（TFO）の 3 項目である（図 5-12）[4]。

1）Medial clear space（MCS）

MCS は三角靱帯損傷と脛腓靱帯損傷の診断に用いられ，特に三角靱帯損傷診断のゴールドスタンダードとされる。MCS は内果と距骨間の距離と定義され，正常値は 2〜4 mm，4 mm 以上で三角靱帯損傷もしくは脛腓靱帯損傷が疑われる（図 5-12）[4]。三角靱帯損傷における MCS の信頼

性について，Henariら[17]は手術を要した外果単独骨折患者で，受傷から48時間以内に評価可能であった12名（18〜72歳，平均41歳）を対象に，X線画像と超音波，関節鏡にて三角靱帯損傷の有無を評価した．X線画像と関節鏡の比較より，MCSの感度は57％（95％CI；18.4，90.1），特異度は60％（95％CI；14.7，94.7）であった．Nielsonら[28]は，固定術を要した足関節閉鎖骨折患者70名を対象に，X線画像より測定したMCSとMRIによる前脛腓および後脛腓靱帯損傷の有無を比較した．その結果，前脛腓靱帯損傷に対する感度，特異度は80％，32％，後脛腓靱帯損傷に対する感度，特異度は100％，36％であった．MCSの感度，特異度は報告によって異なり，さらなる検討が必要である．

2）Tibiofibular clear space（TFCS）

TFCSは脛腓靱帯損傷の診断に用いられる．TFCSは腓骨内側と脛骨後外側間の距離と定義され，5 mm未満を正常とする[16]（図5-12）．Nielsonら[28]はX線画像より測定したTFCSとMRIの比較から，前脛腓靱帯損傷に対する感度61％，特異度43％，後脛腓靱帯損傷に対する感度77％，特異度45％と報告した．TFCSの感度，特異度は中等度と考えられるが，関節鏡所見などとの比較も今後必要である．

3）Tibiofibular overlap（TFO）

TFOは脛腓靱帯損傷の診断に用いられる．TFOは脛骨天蓋より1 cm上方における腓骨内側縁と脛骨外側縁の重複距離と定義され，前後像では6 mm以上，その他の撮影方向では1 mm以上の重複を正常とする（図5-12）[4]．TFOは基本的に前後像で評価されるが，距腿関節像で評価する場合もある．Nielsonら[28]は，前後像と距腿関節像におけるTFOの感度，特異度をMRIとの比較で検討した．前後像より測定したTFOの前脛腓靱帯損傷に対する感度96％，特異度0％，後脛腓靱帯損傷では感度100％，特異度2％であった．距腿関節像より測定したTFOの前脛腓靱帯損傷に対する感度43％，特異度45％，後脛腓靱帯損傷では感度22％，特異度49％であった．前後像より測定したTFOは，前脛腓・後脛腓靱帯ともに高い感度を示すが，特異度が低いことが問題である．

4）Lauge-Hansen分類とDanis-Weber分類の信頼性

腓骨骨折の分類法として用いられるLauge-Hansen分類とDanis-Weber分類の信頼性について検証された．Rasmussenら[32]は，検者8名を2グループ（A，B）に分け，100足の足関節骨折のX線画像を用いてLauge-Hansen分類の検者間・検者内信頼性を調査した．両グループとも2回評価を行ったが，グループBのみ1回目と2回目の間に評価指導を受けた．検者間信頼性は，グループAで1回目 $\kappa=0.50$，2回目 $\kappa=0.53$，グループBで1回目 $\kappa=0.51$，2回目 $\kappa=0.67$ であった．検者内信頼性はグループAで $\kappa=0.34\sim0.75$，グループBで $\kappa=0.39\sim0.48$（2回目の評価結果）であった．Thomsenら[35]は足関節骨折患者94名（15歳以下は除外）のX線画像を用いて，整形外科医，放射線科医，整形外科研修医2名の計4名の検者でLauge-Hansen分類とDanis-Weber分類の信頼性を調査した．評価は2回行い，各評価は3ヵ月の期間を開けて実施した．その結果，検者内信頼性はLauge-Hansen分類で $\kappa=0.60\sim0.70$，Danis-Weber分類で $\kappa=0.60\sim0.76$ であった．検者間信頼性は2回の評価それぞれ算出し，Lauge-Hansen分類は $\kappa=0.49$ と0.60，Danis-Weber分類は $\kappa=0.58$ と0.56 であった．この結果より，検者内・検者間信頼性も十分とはいえず，検査者の経験などに影響を受

5. 病態・評価

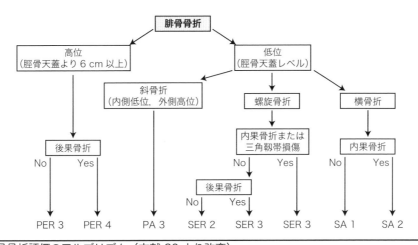

図 5-13 腓骨骨折評価のアルゴリズム（文献 30 より改変）
Lauge-Hansen 分類に基づいた評価。タイプに記載されている数字はステージを表わす。

け る 可能性があるため，さらなる信頼性向上のための研究が必要と考えられる。

5) 腓骨骨折に対する Lauge-Hansen 分類フローチャート

Arimoto ら[2]によって，Lauge-Hansen 分類に基づく腓骨骨折評価のアルゴリズムが提唱され，その後 Okanobo ら[30]が改変した（**図 5-13**）。骨折線が高位（脛骨天蓋より 6 cm 以上上方）で後果骨折を併発した場合は PER タイプのステージ 4，後果骨折のない場合は PER タイプのステージ 3 となる。骨折線が低位（脛骨天蓋レベル）で斜骨折の場合は PA タイプのステージ 3 となる。骨折線が低位かつ螺旋骨折で，内果骨折もしくは三角靱帯損傷を併発した場合は SER タイプのステージ 4，内果骨折もしくは三角靱帯損傷の合併がなく，後果骨折を呈する場合は SER タイプのステージ 3，後果骨折を認めない場合は SER タイプのステージ 2 となる。骨折線が低位かつ横骨折で内果骨折を併発した場合は SA タイプのステージ 2，内果骨折を認めない場合は SA タイプのステージ 1 となる。このように，X 線画像所見から Lauge-Hansen 分類に基づいたタイプ分けが行われる。

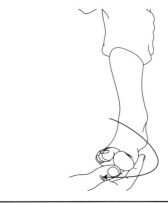

図 5-14 徒手的ストレスによるストレス X 線撮影（文献 14 より引用）
足部に対し徒手的に外旋ストレスを加えて撮影する。

2. ストレス X 線

ストレス X 線撮影は，主に三角靱帯損傷の診断に用いられる。ストレス X 線には徒手的に足部外旋ストレスを加えるもの（**図 5-14**）と重力負荷を加えるものの 2 種類がある[14]。Gill ら[14]は単独腓骨骨折と診断された 25 名（SER ステージ II と IV）を対象に単純 X 線撮影と徒手および重力による 2 種類のストレス X 線撮影を行い，MCS を比較した。その結果，SER ステージ II の患者の MCS は単純 X 線で 3.30 mm，徒手ストレスで 4.15 mm，重力ストレスで 4.26 mm で

表 5-4 腓骨骨折患者の medial clear space (MCS) と三角靱帯 MRI 所見 (文献 27 より改変)

症例	MCS (mm)	三角靱帯	
		浅層	深層
1	5	完全断裂	完全断裂
2	4	完全断裂	完全断裂
3	10	完全断裂	部分断裂
4	4	完全断裂	断裂なし
5	6	完全断裂	完全断裂

あり，徒手ストレスと重力ストレス間に有意差を認めなかった（p=0.50）。SER ステージ IV の患者の MCS は単純 X 線で 3.39 mm，徒手ストレスで 5.21 mm，重力ストレスで 5.00 mm であり，こちらも徒手ストレスと重力ストレス間に有意差を認めなかった（p=0.69）。一方，SER ステージ II とステージ IV の患者間では，徒手ストレス，重力ストレスともに有意差を認めており（徒手 p<0.02，重力 p<0.05），どちらの撮影法も SER ステージの識別には有用な可能性がある。しかし，単純 X 線撮影と各ストレス X 線撮影間での比較は行われていないため，単純 X 線に対するストレス X 線の有用性は不明である。

3．MRI

MRI は軟部組織の評価に有用とされる。ここでは三角靱帯損傷と脛腓靱帯損傷に対する MRI 撮影の有用性に関して整理する。Morris ら[27]は急性腓骨骨折で腓骨近位のほか足関節前方・内外側に疼痛を訴える患者 5 名 5 足（男性 4 例，女性 1 例，平均 36 歳，右 3 例，左 2 例）を対象に，受傷後 7 日以内に撮像された単純 X 線画像の MCS と MRI 所見を比較した。MCS は症例 1：5 mm，症例 2：4 mm，症例 3：10 mm，症例 4：4 mm，症例 5：6 mm であり，MRI では全例三角靱帯浅層線維の完全断裂を認めたが，深層線維は症例 3 が部分断裂，症例 4 が断裂なし，残り 3 例は完全断裂だった（**表 5-4**）。

Takao ら[34]は，1999 年 4 月～2000 年 12 月に急性足関節外傷により関節鏡手術を施行した 52 名のうち，脛腓靱帯損傷を認めた 23 名（全例前脛腓靱帯損傷あり，後脛腓靱帯損傷併発 10 名，後脛腓靱帯単独損傷 0 名）を対象に，関節鏡所見と比較した MRI の感度，特異度，精度を算出した。その結果，前脛腓靱帯損傷に対しては，感度 100％，特異度 93％，精度 96％であり，後脛腓靱帯損傷は感度，特異度，精度とも 100％であった。また，Clanton ら[7]も 2010 年 1 月～2013 年 11 月に足関節障害と脛腓靱帯損傷の疑いにより関節鏡手術を施行した 21 名（男性 16 例，女性 5 例，平均 35 歳）を対象に MRI と関節鏡所見を比較した。その結果，前脛腓靱帯損傷に対する感度 87.5％，特異度 100％，精度 90.5％，後脛腓靱帯損傷では特異度 95.2％，精度 95.2％（後脛腓靱帯損傷が存在しなかったため，感度は算出不可）と高い値を示した。三角靱帯損傷の受傷後早期では，MRI は X 線よりも診断能が高いと考えられるが，さらなる研究が必要である。一方，脛腓靱帯損傷に対して MRI は非常に高い感度，特異度，精度を示す。

4．CT

CT は微細骨折の確認に有用であり，X 線よりも精度が高い。Ebraheim ら[10]は，屍体下肢の脛腓関節間を 1 mm ずつ開大させ，X 線と CT で脛腓間距離を測定した。その結果，CT では 2～3 mm の脛腓関節間距離の変化を検出可能であったが，X 線では数ミリメートルの脛腓間距離の変化は識別できなかった。MCS や TFCS，TFO の測定には，X 線よりも CT のほうが精度が高いと考えられるが，被曝量や費用面などから汎用性には疑問が残る。

5．超音波

超音波は被曝がなく，リアルタイムに測定が可

能な評価方法として，近年広く用いられるようになった。Henariら[17]は，外果単独骨折患者12名の単純X線，超音波，関節鏡所見から三角靱帯損傷の有無を評価した。その結果，関節鏡所見をゴールドスタンダードとして，三角靱帯損傷に対する超音波画像の感度は100%（95%CI；59, 100），特異度は100%（95%CI；48, 100）であった[17]。前脛腓靱帯損傷に対する超音波の有用性に関して，Milzら[26]は急性内反捻挫により足関節外側靱帯損傷が疑われる患者20名を対象に超音波とMRIによる評価を行った。MRIより前脛腓靱帯損傷と診断された者は9名であり，そのうち超音波で前脛腓靱帯損傷を認めた者は6名であった（感度66%，特異度91%）。以上より，超音波は特に三角靱帯損傷において高い感度・特異度を示し，前脛腓靱帯損傷の診断能も比較的高いと考えられる。

X線画像は腓骨骨折のみでなく三角靱帯損傷や脛腓靱帯損傷の画像評価においてもゴールドスタンダードとされているが，その感度・特異度は低い。一方，MRIは靱帯損傷の診断に対し有用と考えられるため，X線だけでなくMRIによる評価も行うべきと思われる。また，超音波は近年注目されており，三角靱帯損傷に対して高い感度・特異度が示された。超音波の有用性に関しては，今後さらなる研究が望まれる。

E. まとめ

1. すでに真実として承認されていること
- 外反捻挫と腓骨骨折の病態・評価において真実と承認できるものはない。

2. 議論の余地はあるが，今後の重要な研究テーマとなること
- 腓骨骨折におけるLauge-Hansen分類とDanis-Weber分類の信頼性の検証。
- 腓骨骨折に対する画像診断の信頼性の検証。
- 三角靱帯損傷の診断における超音波による評価の有用性。
- 脛腓靱帯損傷の診断におけるMRIと超音波による評価の有用性。
- 三角靱帯損傷に対する徒手検査の信頼性の検証。
- 脛腓靱帯損傷に対する徒手検査による評価精度の検証（検査の組み合わせによる信頼性）。
- 脛腓靱帯損傷に対する圧痛の長さと競技離脱日数の関連性。

3. 真実と思われていたが実が疑わしいこと
- 腓骨骨折，三角靱帯損傷，脛腓靱帯損傷のX線評価の信頼性。

文　献

1. Alonso A, Khoury L, Adams R. Clinical tests for ankle syndesmosis injury: reliability and prediction of return to function. *J Orthop Sports Phys Ther*. 1998; 27: 276-84.
2. Arimoto HK, Forrester DM. Classification of ankle fractures: an algorithm. *AJR Am J Roentgenol*. 1980; 135: 1057-63.
3. Beumer A, Swierstra BA, Mulder PG. Clinical diagnosis of syndesmotic ankle instability: evaluation of stress tests behind the curtains. *Acta Orthop Scand*. 2002; 73: 667-9.
4. Blasiak A, Sadlik B, Brzoska R. Injuries of the distal tibio-fibular syndesmosis. *Pol Orthop Traumatol*. 2013; 78: 139-50.
5. Brosky T, Nyland J, Nitz A, Caborn DN. The ankle ligaments: consideration of syndesmotic injury and implications for rehabilitation. *J Orthop Sports Phys Ther*. 1995; 21: 197-205.
6. Brown KW, Morrison WB, Schweitzer ME, Parellada JA, Nothnagel H. MRI findings associated with distal tibiofibular syndesmosis injury. *AJR Am J Roentgenol*. 2004; 182: 131-6.
7. Clanton TO, Ho CP, Williams BT, Surowiec RK, Gatlin CC, Haytmanek CT, LaPrade RF. Magnetic resonance imaging characterization of individual ankle syndesmosis structures in asymptomatic and surgically treated cohorts. *Knee Surg Sports Traumatol Arthrosc*. 2016; 24: 2089-102.
8. Crim JR, Beals TC, Nickisch F, Schannen A, Saltzman CL. Deltoid ligament abnormalities in chronic lateral ankle instability. *Foot Ankle Int*. 2011; 32: 873-8.
9. DeAngelis NA, Eskander MS, French BG. Does medial

9. tenderness predict deep deltoid ligament incompetence in supination-external rotation type ankle fractures? *J Orthop Trauma*. 2007; 21: 244-7.
10. Ebraheim NA, Lu J, Yang H, Mekhail AO, Yeasting RA. Radiographic and CT evaluation of tibiofibular syndesmotic diastasis: a cadaver study. *Foot Ankle Int*. 1997; 18: 693-8.
11. Edwards GS Jr, DeLee JC. Ankle diastasis without fracture. *Foot Ankle*. 1984; 4: 305-12.
12. Egol KA, Amirtharajah M, Tejwani NC, Capla EL, Koval KJ. Ankle stress test for predicting the need for surgical fixation of isolated fibular fractures. *J Bone Joint Surg Am*. 2004; 86-A: 2393-8.
13. Gerber JP, Williams GN, Scoville CR, Arciero RA, Taylor DC. Persistent disability associated with ankle sprains: a prospective examination of an athletic population. *Foot Ankle Int*. 1998; 19: 653-60.
14. Gill JB, Risko T, Raducan V, Grimes JS, Schutt RC Jr. Comparison of manual and gravity stress radiographs for the evaluation of supination-external rotation fibular fractures. *J Bone Joint Surg Am*. 2007; 89: 994-9.
15. Großterlinden LG, Hartel M, Yamamura J, Schoennagel B, Bürger N, Krause M, Spiro A, Hoffmann M, Lehmann W, Rueger JM, Rupprecht M. Isolated syndesmotic injuries in acute ankle sprains: diagnostic significance of clinical examination and MRI. *Knee Surg Sports Traumatol Arthrosc*. 2016; 24: 1180-6.
16. Harper MC. An anatomic and radiographic investigation of the tibiofibular clear space. *Foot Ankle*. 1993; 14: 455-8.
17. Henari S, Banks LN, Radovanovic I, Queally J, Morris S. Ultrasonography as a diagnostic tool in assessing deltoid ligament injury in supination external rotation fractures of the ankle. *Orthopedics*. 2011; 34: e639-43.
18. Hinds RM, Schottel PC, Berkes MB, Little MT, Helfet DL, Lorich DG. Evaluation of Lauge-Hansen designation of Weber C fractures. *J Foot Ankle Surg*. 2014; 53: 434-9.
19. Hintermann B, Valderrabano V, Boss A, Trouillier HH, Dick W. Medial ankle instability: an exploratory, prospective study of fifty-two cases. *Am J Sports Med*. 2004; 32: 183-90.
20. Jelinek JA, Porter DA. Management of unstable ankle fractures and syndesmosis injuries in athletes. *Foot Ankle Clin*. 2009; 14: 277-98.
21. Kiter E, Bozkurt M. The crossed-leg test for examination of ankle syndesmosis injuries. *Foot Ankle Int*. 2005; 26: 187-8.
22. Lauge-Hansen N. Fractures of the ankle. II. Combined experimental-surgical and experimental-roentgenologic investigations. *Arch Surg*. 1950; 60: 957-85.
23. Lin CF, Gross ML, Weinhold P. Ankle syndesmosis injuries: anatomy, biomechanics, mechanism of injury, and clinical guidelines for diagnosis and intervention. *J Orthop Sports Phys Ther*. 2006; 36: 372-84.
24. Lindenfeld T, Parikh S. Clinical tip: heel-thump test for syndesmotic ankle sprain. *Foot Ankle Int*. 2005; 26: 406-8.
25. McCollum GA, van den Bekerom MP, Kerkhoffs GM, Calder JD, van Dijk CN. Syndesmosis and deltoid ligament injuries in the athlete. *Knee Surg Sports Traumatol Arthrosc*. 2013; 21: 1328-37.
26. Milz P, Milz S, Steinborn M, Mittlmeier T, Putz R, Reiser M. Lateral ankle ligaments and tibiofibular syndesmosis. 13-MHz high-frequency sonography and MRI compared in 20 patients. *Acta Orthop Scand*. 1998; 69: 51-5.
27. Morris JR, Lee J, Thordarson D, Terk MR, Brustein M. Magnetic resonance imaging of acute Maisonneuve fractures. *Foot Ankle Int*. 1996; 17: 259-63.
28. Nielson JH, Gardner MJ, Peterson MG, Sallis JG, Potter HG, Helfet DL, Lorich DG. Radiographic measurements do not predict syndesmotic injury in ankle fractures: an MRI study. *Clin Orthop Relat Res*. 2005; (436): 216-21.
29. Nussbaum ED, Hosea TM, Sieler SD, Incremona BR, Kessler DE. Prospective evaluation of syndesmotic ankle sprains without diastasis. *Am J Sports Med*. 2001; 29: 31-5.
30. Okanobo H, Khurana B, Sheehan S, Duran-Mendicuti A, Arianjam A, Ledbetter S. Simplified diagnostic algorithm for Lauge-Hansen classification of ankle injuries. *Radiographics*. 2012; 32: E71-84.
31. Porter DA, Jaggers RR, Barnes AF, Rund AM. Optimal management of ankle syndesmosis injuries. *Open Access J Sports Med*. 2014; 5: 173-82.
32. Rasmussen S, Madsen PV, Bennicke K. Observer variation in the Lauge-Hansen classification of ankle fractures. Precision improved by instruction. *Acta Orthop Scand*. 1993; 64: 693-4.
33. Sman AD, Hiller CE, Refshauge KM. Diagnostic accuracy of clinical tests for diagnosis of ankle syndesmosis injury: a systematic review. *Br J Sports Med*. 2013; 47: 620-8.
34. Takao M, Ochi M, Oae K, Naito K, Uchio Y. Diagnosis of a tear of the tibiofibular syndesmosis. The role of arthroscopy of the ankle. *J Bone Joint Surg Br*. 2003; 85: 324-9.
35. Thomsen NO, Overgaard S, Olsen LH, Hansen H, Nielsen ST. Observer variation in the radiographic classification of ankle fractures. *J Bone Joint Surg Br*. 1991; 73: 676-8.

（是澤　晃平）

6. 予防・治療

はじめに

　足関節外反捻挫は，トレーナーがスポーツ現場でしばしば遭遇する外傷であり，三角靱帯や脛腓靱帯損傷，腓骨骨折などが生じる。外反捻挫の治療に関する論文は内反捻挫と比べると圧倒的に少なく，競技復帰時期などに関しても一致した見解は得られていない。また，外反捻挫の予防に関する論文は，現時点で渉猟できなかった。腓骨骨折に関する論文の対象者は転倒や事故による受傷者がほとんどであり，スポーツに関連したものは少ない。本項では三角靱帯損傷，脛腓靱帯損傷，腓骨骨折に関して，スポーツに関連した論文を中心にレビューを行った。

A. 文献検索方法

　文献検索には PubMed を使用した。三角靱帯損傷，脛腓靱帯損傷，腓骨骨折に関連するキーワードに，治療および予防に関連するキーワードを組み合わせて検索を行った。検索はメインのキーワード「eversion ankle sprain」「pronation ankle sprain」「medial ankle sprain」「medial ankle ligament injury」「deltoid ligament injury」「high ankle sprain」「syndesmotic ankle sprain」「ankle syndesmosis injury」「syndesmodial injuries」「distal tibiofibular syndesmosis injury」「anterior tibiofibular ligament injury」「posterior tibiofibular ligament injury」「fibula fracture」「fibular fracture」AND（conservative treatment OR physical therapy OR physiotherapy OR operation OR surgery OR fixation OR rehabilitation OR prevention OR prophylactic OR program OR brace OR taping OR shoes）のアルゴリズムで実施した。上記の結果から重複したものを除き，今回のテーマに関連する文献を抽出した。適宜ハンドサーチにて文献を追加し，最終的に 56 論文を引用した。

B. 三角靱帯損傷

1. 三角靱帯損傷の治療選択

　三角靱帯損傷の治療選択は，損傷が浅層のみか深層にまで及ぶかにより異なると考えられる。三角靱帯浅層の単独損傷では基本的に保存療法が選択されるとの記述が散見されるが，いずれも複合損傷例からの推察であった[14, 29]。手術療法は，深層まで断裂が及ぶ例[13]や症状が慢性化した例[10, 16, 19]，足関節骨折時に medial clear space（MCS）5 mm 以上の例，骨折の観血的整復後に外旋不安性が残存した例[54]に対して適応があると先行研究に記述されてきた。しかし，これらの論文は脛腓靱帯損傷や足関節骨折を伴う複合損傷例に関するものであり，三角靱帯単独損傷に対するものではない。また，術者の好みで三角靱帯の縫合が選択されたとの記述[32]もあり，現時点で治療選択を明確に決定づける根拠は乏しい。

表 6-1 三角靱帯損傷の保存療法プロトコル例（文献 29 より引用）

日数	プログラム
5〜7 日まで	ウォーキングブーツを装着し非荷重
5〜7 日以降	徐々に荷重を開始
6〜8 週後	軽いトレーニングに復帰

表 6-2 Danis-Weber 分類のタイプ B・C 骨折に伴った三角靱帯損傷の縫合に関する無作為化対照研究（文献 44 より引用）

処置	例数	平均年齢	もとのスポーツ活動への復帰率	備考
縫合	25	44 歳	24 名（96%）	手術時間にのみ有意差（p=0.04）
保存	25	31 歳	22 名（88%）	

2. 三角靱帯損傷の保存療法

現時点で三角靱帯単独損傷の保存療法の効果を検証した研究はない。McCollum ら[29]は、三角靱帯損傷の保存療法プロトコルを考案した（**表6-1**）。このプロトコルでは、受傷後 5〜7 日までウォーキングブーツ装着下で非荷重とし、その後徐々に荷重を開始、受傷後 6〜8 週で軽いトレーニングに復帰する。しかし、このプロトコルはスキー選手の三角靱帯・脛腓靱帯合併損傷の術後プロトコル[14]を参考に考案されており、その有効性は検証されていない。今後、適切なプロトコルの考案と検証が必要である。

3. 三角靱帯損傷の手術療法

三角靱帯損傷に対する手術療法としては、急性三角靱帯損傷や足関節骨折に合併した三角靱帯損傷、慢性三角靱帯損傷に関する論文が散見された。骨折を伴わない急性三角靱帯損傷に関して、Edwards ら[13]は足関節離開（ankle diastasis）を生じた男性 6 名に対して観血的整復固定術（open reduction and internal fixation：ORIF）と前下脛腓靱帯および三角靱帯浅層・深層の縫合を行った。平均 2.4 年の経過観察における治療成績は、4 名が good で 2 名が fair（ランニング困難）であった。足関節骨折に合併した三角靱帯損傷に対する靱帯縫合の必要性に関しては、縫合なしでも術後成績は良好とするもの[15,28,51,56]や、縫合なしでは術後成績不良とする報告[21,26]、MCS 5 mm 以上の場合や外旋不安定性が残存した場合に靱帯縫合が有用とする報告[55]があり、一致した見解は得られていない。また、これらの記述は著者の意見であった。Danis-Weber 分類のタイプ B・C 骨折に伴った三角靱帯損傷 50 名を対象に靱帯縫合の有無による成績の違いを比較した無作為化対照研究[44]では、三角靱帯縫合の有無で入院期間や休職期間、症状、臨床成績、スポーツ復帰率に有意差を認めず、縫合に伴う手術時間の延長のみ有意差がみられた（p=0.04）（**表6-2**）。Lauge-Hansen 分類の回内-外旋（pronation-external rotation：PER）タイプ骨折の治療に関するシステマティックレビュー[45]では、選択された 6 論文中 5 編の約半数の対象者で三角靱帯縫合が行われていたが、成績に影響しないと結論づけられた（**表6-3**）[2,8,30,36,38,43]。

慢性症状に対する手術に関して、Hintermann ら[16]は 6 ヵ月以上の足関節内側不安定症状を有する 51 名を対象に、内果への短縮アンカー固定または足底筋グラフトを用いた三角靱帯再建術を行った。仕事およびスポーツ復帰は 6 週間の固定靴使用後に許可した。その結果、American Orthopaedic Foot and Ankle Society（AOFAS）の後足部スコアが 42.9 点から 91.6 点へと改善した。Deland ら[10]は三角靱帯機能不全患者 5 名を対象に長腓骨筋腱グラフトを骨内に通す三角靱帯再建を行い、治療成績を検証した。全例が術後 16 週までに着脱可能な靴または装具に移行し、最終的に装具なしでの歩行可能となった。また、距骨外反角度は 10°から 3.6°に改善した。Jackson ら[19]は受傷後 3 ヵ月経過したアメリカンフットボール選手 1 名に対して、内果のドリ

6. 予防・治療

表 6-3 Lauge-Hansen 分類による回内-外旋（PER）タイプ骨折の治療に関するシステマティックレビュー（文献 45 より引用）

報告者	エビデンスレベル	例数	治療	三角靱帯処置	成績
Sproule ら [43]	IV	14	経皮的スクリュー	―	12 例に満足な結果（術前の活動レベルに復帰）
Babis ら [2]	IV	26	ORIF	深層までの断裂で縫合	excellent または good 23 例, fair 2 例, poor 1 例
Obeid ら [36]	IV	5	経皮的スクリュー	―	距骨の偏位なく, 安定した足関節
Merrill [30]	IV	9	ORIF 1 例, 保存 8 例	手術例 1 例で修復	excellent 6 例, good 2 例, fair 1 例
de Souza ら [8]	IV	12	ORIF 11 例, 保存 1 例	深層までの断裂で縫合	excellent または good 11 例, 骨折転移 1 例
Pankovich [38]	IV	17	ORIF 7 例, 保存 10 例	骨間靱帯も含む断裂の場合縫合	2 例を除き痛みなし, 全例正常可動域獲得

1 文献は三角靱帯断裂浅層および深層の断裂で縫合を実施, 残り 5 文献の対象者の約半数に三角靱帯縫合を実施。―：記載なし, PER：回内-外旋（pronation-external rotation）, ORIF：観血的整復固定術（open reduction internal fixation）。

リングとワイヤー縫合を併用した三角靱帯再建術を行い, 術後 12 週目から痛みと不安定感なくランニングが開始できたことを報告した。以上より, 三角靱帯損傷の手術療法では, 骨折合併時は骨折の固定が優先され, 三角靱帯の縫合は必ずしも適応とならない可能性がある。しかし, 深層までの損傷や MCS 5 mm 以上, さらに外旋不安定性が残存する例, 慢性例では三角靱帯の縫合や再建の必要性も示された。なお, これらの報告は複合損傷例のケースシリーズやケーススタディである点に注意が必要である。

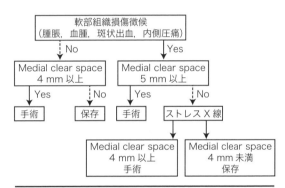

図 6-1 不安定性に応じた回外-外旋（SER）タイプ骨折の治療選択のフローチャート（文献 52 より引用）
手術は腓骨骨折に対する観血的整復固定術（open reduction internal fixation：ORIF）, SER：回外-外旋（supination-external rotation）。

C. 腓骨骨折

1. 腓骨骨折の治療選択

腓骨骨折の治療法は不安定性の有無やスポーツ活動によって選択される。不安定性のない腓骨骨折を含む足関節骨折（Lauge-Hansen 分類 PER タイプ）には保存療法が選択され [11], スポーツ復帰を目指す場合や不安定性を有する足関節骨折には手術療法が選択されることが多い [6,9,53]。van den Bekerom ら [52] によるシステマティックレビューにおいて, 転位の少ない Lauge-Hansen 分類の回外-外旋（supination-external rotation：SER）タイプ骨折に対する治療のフローチャートが示された（図 6-1）。これによると, 軟部組織損傷の徴候がないにもかかわらず MCS 4 mm 以上の場合, 軟部組織損傷の徴候があり MCS 5 mm 以上の場合, ストレス X 線で MCS 4 mm 以上となる場合は ORIF 適応が考慮される。腓骨骨折の治療は, MCS による不安定性評価の結果で選択されると考えられるが, 手術療法が保存療

表 6-4 Lauge-Hansen 分類の回内-外旋（PER）タイプ骨折に対するステージ別の保存療法と手術療法の内訳（文献 11 より引用）

ステージ III （4 例）	ステージ III～IV （5 例）	ステージ IV （51 例）
保存 2 例	保存 2 例	保存 5 例
手術 2 例	手術 3 例	手術 46 例

法に比べてどの程度スポーツ復帰に対して有益かは不明である。

2．腓骨骨折の保存療法

スポーツに関連した腓骨骨折の保存療法に関する論文は 1 件のみであった。Koval ら[24]は，外旋ストレステスト陽性（MCS 5mm 以上）であった Danis-Weber 分類のタイプ B 骨折患者 21 名を対象として，MRI 画像による三角靱帯の評価に応じて保存療法と手術療法に分類した。不安定性のある足関節骨折は手術適応[6,9,53]が考慮されるが，部分断裂の 19 名には保存療法が施行され，三角靱帯の完全断裂を認めた 2 名には腓骨骨折に対する観血的整復が行われた。競技復帰時期および競技レベルは不明だが，18/21 名が受傷前のスポーツ活動に復帰可能だった。このことから，MRI 画像による三角靱帯の評価によって，不安定性を有する腓骨骨折でも保存療法で良好な成績となる可能性が示された。今後は治療法の違いによる治療成績の比較が必要である。

3．腓骨骨折の手術療法

腓骨骨折の手術療法の術後成績に関して，足関節骨折の臨床成績に関するシステマティックレビューとスポーツ復帰に関するケースシリーズを中心に整理する。Stufkens ら[46]は Danis-Weber 分類（図 5-2 参照）[49]および Lauge-Hansen 分類（図 5-1 参照）[49]別の術後成績に関するシステマティックレビューを公表した。Danis-Weber 分類のタイプ A～C 骨折に対して手術を行った 3 論文 736 名において，術後成績が good または excellent であった人数は，タイプ A 82.7%（86/104 名），タイプ B 83.8%（320/382 名），タイプ C 70.4%（176/250 名）であり，タイプ C が最も成績不良であった。Lauge-Hansen 分類の SER タイプ骨折に対して手術を行った 5 論文 442 名において，術後成績が good または excellent であった人数は，ステージ II 131/141 名（92.9%），ステージ IV 246/301 名（81.7%）であり，ステージ II のほうが成績良好であった。

腓骨骨折を含む足関節骨折の術後スポーツ復帰に関する論文は，かぎられた対象数のケースシリーズのみであった。Donley ら[12]は PER タイプ骨折のプロアメリカンフットボール選手 3 名を対象に，腓骨骨折部に後外側から観血的プレート固定を施行し，スポーツ復帰時期は術後 24～30 週であったことを報告した。一方，レクリエーションレベルまたは競技レベルを対象とした研究では，外果骨折（6 名）で平均 6.8 ± 2.4 週，両果骨折（10 名）で平均 12.7 ± 4.0 週であった[20,40]。Danis-Weber 分類タイプ C や Lauge-Hansen 分類 SER タイプステージ IV では術後成績が劣る傾向にあった[46]。一方，競技レベルが高い例や複合損傷例ではスポーツ復帰時期が遅れる傾向がみられた[12,20,40]。しかし，腓骨骨折単独の術後成績に関する研究や対象数が少ないため，今後さらなる研究が待たれる。

4．保存療法 vs. 手術療法

Lauge-Hansen 分類の PER タイプの骨折（図 5-1 参照）[49]では，高いステージで手術が選択される傾向にある[11]。手術療法と保存療法の長期成績における後方視的な比較に関して，Donken ら[11]は PER タイプのステージ III および IV に対する治療方法の選択と術後 21.6 年後（中央値）の臨床スコアとの関連を調査した（**表 6-4**）。

高いステージで手術例が増える傾向にあること，保存例と手術例の人数に大きな差がある点に注意が必要であるが，臨床スコアに有意差は認めなかった（図 6-2）。

スポーツに関連した腓骨骨折の治療に関する論文数は少なく，競技レベルもさまざまであった。今後はスポーツに関連したデータの蓄積や分類方法別およびタイプ別，ステージ別，治療方法別の大規模な比較研究が望まれる。

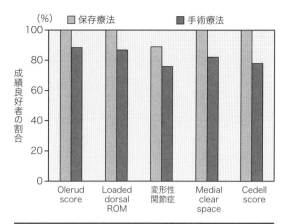

図 6-2　Lauge-Hansen 分類の回内-外旋（PER）タイプ骨折のステージ III および IV における長期成績（文献 11 より引用）
すべての臨床スコアに有意差を認めなかった。

D. 脛腓靱帯損傷

1. 脛腓靱帯損傷の治療選択

脛腓靱帯損傷は外反捻挫で生じやすく，内反捻挫よりも治癒に時間がかかる [5, 17, 31, 35, 42, 47, 54]。脛腓靱帯損傷の治療法はストレステストが陰性かつ mortise（距腿関節の果間関節窩）の開大がない（グレード I・II）場合には保存療法，mortise の開大がある（グレード III）または他の合併損傷がある場合には手術療法が選択されることが多い [1, 22, 41, 48]。

2. 急性脛腓靱帯損傷の手術療法

脛腓靱帯損傷の急性期には，脛腓間スクリュー固定または suture button 固定（TightRope®固定）を選択することが多い [7, 41]。脛腓間スクリュー固定は一般的な手法であり，その治療成績と主な合併症であるスクリューの折損について整理する。スクリューは折損の危険性があるため，荷重動作やスポーツ再開時の抜去を推奨する論文が散見される [7, 41]。急性期治療に関する 44 論文を対象としたシステマティックレビューでは，脛腓間スクリュー固定の術後平均 42 ヵ月の経過観察におけるスクリュー抜去率は 51.8%（449/866 名）であり，その大半は荷重前に行われていた [41]。また，その際の AOFAS スコアは平均 86.3 点（253 名）だった（表 6-5）。しかし，スクリューの折損は必ずしも機能低下に関連しておらず，折損やゆるみが生じないほうが成績不良と結論づけた研究もあった [27]。脛腓間スクリュー抜去と折損に関して表 6-6 にまとめた [4, 18, 27, 33]。経過観察期間が短いものの，suture button 固定はスクリューを用いないため，将来的な抜去の必要性が低い固定法である [7, 41]。2 つの固定法の主な違いはインプラント抜去率であり，suture button 固定の術後平均 19 ヵ月間の経過観察におけるインプラント抜去率は 10%（22/220 名）で，AOFAS スコアは平均 89.1 点（133 名）であった（表 6-5）[41]。

表 6-5　脛腓間スクリュー固定と suture button 固定（Tightrope®固定）の比較（文献 41 より引用）

	平均経過観察期間	インプラント抜去率	AOFAS スコア
脛腓間スクリュー固定	42 ヵ月	51.8%（449/866 名）	平均 86.3 点（253 名）
Suture button 固定（Tightrope®固定）	19 ヵ月	10%（22/220 名）	平均 89.1 点（133 名）

表 6-6 脛腓間スクリュー抜去と折損に関連した報告のまとめ

報告者	エビデンスレベル	例数	スクリュー抜去と折損	荷重	機能スコア
Hsu ら [18]	II	52	6週で抜去：0/19 例折損 3ヵ月で抜去：3/20 例折損 4ヵ月以降：2/13 例折損	術直後	折損・再離開の有無で差なし
Manjoo ら [27]	III	76	折損・ゆるみ 44 例 荷重後抜去 12 例	6 週後	抜去群と折損・ゆるみ群よりも留置群で不良
Bell ら [4]	III	30	荷重前抜去 23 例 留置群折損 2/7 例	6〜12 週後	抜去群と留置群に差なし
Moore ら [33]	II	120	全員留置で折損 9 例 症状あるため抜去 7 例	6〜10 週後	記載なし

　いくつかの研究によって，固定法の違いによる臨床成績が比較された．Thornes ら [50] は Danis–Weber 分類のタイプ C 骨折に伴う脛腓靱帯損傷に対して脛腓間スクリュー固定と suture button 固定を行った場合の仕事復帰時期の違いを報告した．その結果，脛腓間スクリュー固定（4.6 ヵ月）と比較して，suture button 固定（2.8 ヵ月）のほうが有意に仕事復帰が早かった．Kortekangas ら [23] は Lauge–Hansen 分類の PER タイプおよび Danis–Weber 分類のタイプ C 骨折に伴う脛腓靱帯損傷に対して，脛腓間スクリュー固定と suture button 固定の成績を比較する無作為化対照研究を行った．その結果，2 年以上の経過観察時の機能スコアや変形性関節症発症率に有意差を認めなかった．一方，Bava ら [3] は脛腓間不安定性を伴う Denis–Weber 分類のタイプ C と Lauge–Hansen 分類の PER タイプのステージ IV 骨折に対する固定法に関して，アンケート調査を行った．医師 75 名の回答によると，折損の危険性はあるものの，脛腓間スクリュー固定の選択率が 67％（50 名）と高く，suture button 固定を単独で用いる外科医は 7％（5 名）にとどまった．スポーツに関連して Taylor ら [48] はグレード III の脛腓靱帯損傷を呈した大学生アスリート 6 名に脛腓間スクリュー固定を実施し，術後 2 週から荷重開始，平均 41 日（32〜48 日）でスポーツ復帰可能と報告した．どちらの固定法ともに良好な臨床成績が示されるが，スクリュー固定を選択する医師が多いことやスクリュー固定による早期スポーツ復帰の可能性が示唆された．

3. 慢性脛腓靱帯損傷の手術療法

　慢性的に症状が残存する脛腓靱帯損傷ではデブリドマンや脛腓靱帯再建，関節固定術が選択されることがある [34,37,39]．Parlamas ら [39] は慢性例に対する術式別の成績に関するシステマティックレビューを公表した．メタ分析の結果，good または excellent であった人数は，デブリドマン 78.7％（2 文献 26 名中），靱帯再建を含む脛腓間スクリュー固定 87.9％（11 文献 109 名），関節固定術 79.4％（2 文献 15 名）であった．全体の成功率は 78％以上とされたが，取り込まれた研究がすべてケースシリーズであり，術式間の優劣は言及できないと結論づけられた．Morris ら [34] は，受傷後平均 13 ヵ月経過し，スポーツ復帰困難だった慢性脛腓靱帯損傷患者 8 名を対象に，半腱様筋腱を用いた脛腓靱帯再建術を行った．その結果，疼痛（visual analog scale：VAS）が 73 mm から 19 mm に減少し，関節固定術を施行した 1 名を除いた 7 名は術後 5 週以降にスポーツ活動に復帰した．慢性例の手術療法は，まず瘢痕除去を目的としたデブリドマンを行い，奏功しない場合に脛腓靱帯再建術を実施し，どの治療も奏功しない場合は関節固定術が選

表 6-7　脛腓靱帯損傷の保存療法におけるスポーツ復帰時期の報告のまとめ

報告者	エビデンスレベル	例数	対象	復帰までの期間
Sman ら[42]	II	30	プロおよびアマチュアスポーツクラブ	62 日（95%CI 45.4, 78.6）（181日以降復帰不可は除外）
Miller ら[31]	II	20	アメフト NCAA デビジョン I	15.5 日（2〜30 日）
Wright ら[54]	III	14	プロアイスホッケー	45 日（6〜137 日）
Nussbaum ら[35]	IV	60	NCAA デビジョン I	13.4 日（5〜24 日）
Taylor ら[47]	II	44	大学生アメフト	31 日（10〜98 日）
Boytim ら[5]	II	15	プロアメフト	練習欠席回数 6.3 回（2〜21 回） 試合欠場回数 1.4 回（0〜5 回）
Hopkinson ら[17]	III	15	士官学校生	52 日（17〜115 日）

択されていた[34,37,39]。

4．脛腓靱帯損傷の保存療法

脛腓靱帯損傷の保存療法によるスポーツへの復帰時期は，平均 13.4 日[35]から 62 日（中央値）[42]までばらつきが大きい[5,17,31,47,54]（表 6-7）。さまざまな競技レベルの選手 30 名を対象とした研究では，受傷後 181 日以降もスポーツ復帰困難な症例も存在した（重症度不明）[42]。また，ジャンプ力低下やスポーツ動作への恐怖心が復帰時期と関連し，復帰までの期間（中央値）は 62 日（95%CI；45.4, 78.6）であった[42]。Miller ら[31]は，NCAA デビジョン I に所属するアメリカンフットボール選手 20 名の軽度損傷（グレード I）を対象にスポーツ復帰時期を調査した。復帰期間は平均 15.5 日（2〜30 日）で，復帰遷延例では超音波にて下腿骨間膜や脛腓靱帯の断裂が確認された。Nussbaum ら[35]も NCAA デビジョン I に所属する選手 60 名（フットボール 24 名，ラクロス 9 名，サッカー 8 名，漕艇 2 名，レスリング・体操・水泳・トラック競技・フィールドホッケー・チアリーディング・バスケットボール各 1 名など）を対象にスポーツ復帰時期を集計し，復帰日数と下腿骨間膜の圧痛範囲に正の相関を認めた（p=0.0001）〔復帰日数平均 13.4 日（5〜24 日），重症度不明〕。Taylor ら[47]の大学アメリカンフットボール選手 44 名を対象にした報告では，復帰時期は平均 31 日（10〜98 日，重症度不明）で，異所性骨化を認めた症例は復帰時期が平均 11 日延長した。Boytim ら[5]は，プロアメリカンフットボール選手 15 名を対象にスポーツ復帰時期を集計し，ほとんどの対象者で受傷後 4〜6 週まで完全復帰できなかった〔平均練習欠席回数 6.3 回（2〜21 回），平均試合欠場回数 1.4 回（0〜5 回）〕。プロアイスホッケー選手 14 名を対象とした研究では，脛腓靱帯損傷例のスポーツ復帰時期は平均 45 日（6〜137 日）で，手術を要した 1 例を除くと平均 38 日であった[54]。最も復帰が遷延した症例（137 日）では mortise の離開により脛腓間のスクリュー固定を行っていた。最後に，Hopkinson ら[17]の士官学校生 15 名を対象とした研究では，スポーツ復帰時期は平均 52 日（17〜115 日）で，最も治癒が遷延した症例（115 日）は再損傷を起こしていた。以上より，脛腓靱帯損傷の保存療法によるスポーツ復帰時期は研究間でばらつきが大きい。その原因は，対象者のスポーツレベルや重症度，治療プロトコルが統一されていないことであると考えられる。

脛腓靱帯損傷の保存療法プロトコルを提案した研究が 1 件存在した。Miller ら[31]は，NCAA デビジョン I のアメリカンフットボール選手を対象として，軽度（グレード I）脛腓靱帯損傷の保存療法プロトコルを提案した。受傷早期はウォーキ

表 6-8 脛腓靱帯損傷と内反捻挫におけるスポーツ復帰時期の比較

報告者	エビデンスレベル	脛腓靱帯損傷	内反捻挫
Sman ら [42]	II	62 日（95%CI 45.4，78.6）（181 日以降復帰不可は除外）	15 日（95%CI 8.7，21.3）
Wright ら [54]	III	45 日（6〜137 日）	1.4 日（0〜6 日）
Boytim ら [5]	II	練習欠席回数 6.3 回（2〜21 回）試合欠場回数 1.4 回（0〜5 回）	練習欠席回数 1.1 回（0〜12 回）試合欠場回数 0.04 回（0〜1 回）
Hopkinson ら [17]	III	52 日（17〜115 日）	28 日（III 度損傷例）

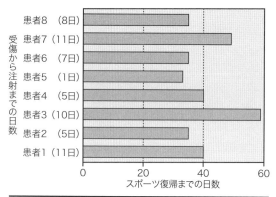

図 6-3 多血小板血漿（platelet-rich plasma：PRP）注入時期とスポーツ復帰時期（文献 25 より引用）
受傷から PRP 注入までの時期が長い者のほうが復帰時期が遷延する傾向がみられた。

ングブーツを使用して疼痛自制内の荷重から開始し，7〜14 日目以降でスポーツ特異的な課題を開始，適宜テーピングやアーチサポートなどを用いて復帰を目指す。正常歩行や片脚立ち，片脚カーフレイズ，深いスクワット，片脚ホップ，ジョギングが問題なく行え，ポジション別の基準を満たすことをスポーツ復帰の基準とした。しかし，このプロトコルの有効性や他のプロトコルとの比較研究がないため，今後プロトコル間の有効性の検証が必要である。

5. 脛腓靱帯損傷と足関節内反捻挫の比較

脛腓靱帯損傷は，一般的に内反捻挫（前距腓・踵腓靱帯損傷）よりもスポーツ復帰に時間を要する[5,17,42,54]（**表 6-8**）。重症度の記載がないため，単純に比較することは困難だが，Sman ら [42] はさまざまな競技レベルの選手において，競技復帰時期は脛腓靱帯損傷で平均 62 日（95%CI；45.4，78.6），内反捻挫で平均 15 日（95%CI；8.7，21.3）と報告した。プロアイスホッケー選手を対象にした Wright ら [54] の論文でも，脛腓靱帯損傷は平均 45 日（6〜137 日），内反捻挫は平均 1.4 日（0〜6 日）と，脛腓靱帯損傷で競技復帰時期は遅かった。Boytim ら [5] はプロアメリカンフットボール選手を対象として，脛腓靱帯損傷と内反捻挫による練習の欠席回数および試合の欠場回数を調査し，脛腓靱帯損傷は練習欠席回数が平均 6.3 回（2〜21 回），試合欠場回数が平均 1.4 回（0〜5 回）であったのに対し，内反捻挫では練習の平均欠席回数が 1.1 回（0〜12 回），試合が 0.04 回（0〜1 回）であったと報告した。士官学校生を対象にした Hopkinson ら [17] の研究でも内反捻挫と比較して脛腓靱帯損傷でスポーツ復帰が遅延した〔脛腓靱帯損傷平均 52 日，III 度内反捻挫平均 28 日〕。明確なスポーツ復帰基準や重症度の規定がない点に注意が必要だが，III 度内反捻挫と比べても脛腓靱帯損傷のほうがスポーツ復帰に時間がかかると考えられる。

6. 新しい試み

近年，多血小板血漿（platelet-rich plasma：PRP）注入による脛腓靱帯損傷の治療成績が報告された。Laver ら [25] は，重度（グレード III）の脛腓靱帯損傷を呈したエリートアスリート 15 名

表 6-9 2週以内にスポーツ復帰できなかった脛腓靱帯損傷と内反捻挫における FABQ (Fear Avoidance Beliefs Questionnaire) スコア（文献 42 より引用）

	例数	スポーツ復帰	FABQ pa	FABQ sport	FABQ total
脛腓靱帯損傷	25	88.7 ± 58.9 日	15.5 ± 4.5	26.4 ± 5.3	57.2 ± 10.1
内反捻挫	14	49.1 ± 30.2 日	14.9 ± 6.2	21.3 ± 7.2	48.9 ± 17.8
p 値		0.03	0.70	0.02	0.13

(16 足) を対象とした PRP 療法の効果に関する無作為化対照研究を実施した。PRP は超音波ガイド下にて損傷部位に 2 回注入された。その結果，PRP 群の復帰時期は平均 40.8 ± 8.9 日，対照群は平均 59.6 ± 12.0 日であり，PRP 群のほうが有意に早くスポーツ復帰可能であった（p=0.006）。また，受傷から PRP 注入までの時期が長い対象者で復帰時期が遷延する傾向がみられた（図 6-3）。

運動時の恐怖心を評価する試みも行われた。Sman ら[42]は，さまざまな競技レベルの対象者に対して，損傷後 2 週以内にスポーツ復帰できなかった脛腓靱帯損傷 25 名，内反捻挫 14 名に対し，主に腰痛に用いられる質問紙検査である Fear Avoidance Beliefs Questionnaire (FABQ) を改変して実施した（work の項目を sport に改変）。脛腓靱帯損傷群のスポーツ復帰期間は平均 88.7 ± 58.9 日，内反捻挫群は平均 49.1 ± 30.2 日であり，FABQ sport において脛腓靱帯損傷群の恐怖心が有意に高かった（p=0.02）（表 6-9）。このことから，心理的要因も脛腓靱帯損傷からのスポーツ復帰を遷延させる要因の 1 つと考えられる。

以上より，脛腓靱帯損傷が重度または骨折を伴う場合，治療には手術療法が選択されることが多い。しかし，スポーツ復帰に向けた有効な治療方法の構築に関する研究は少ない。また，現時点では脛腓靱帯損傷は内反捻挫よりもスポーツ復帰に時間がかかると考えられるが，重症度やスポーツ復帰基準が統一されておらず，重症度別のスポーツ復帰時期に関する検討が必要である。

E. まとめ

1. すでに真実として承認されていること

- 足関節骨折合併時に三角靱帯縫合の有無で術後成績に差はない。
- 腓骨骨折を含む足関節骨折に対する ORIF は有効である。
- 脛腓靱帯損傷に対する保存療法では内反捻挫よりもスポーツ復帰に時間を有する。
- 脛腓靱帯損傷に対する脛腓間スクリュー固定は suture button 固定よりもインプラント抜去率が高い。

2. 議論の余地はあるが，今後の重要な研究テーマとなること

- 三角靱帯単独損傷例の治療およびスポーツ復帰時期の検討。
- 腓骨骨折のスポーツ競技レベルを均一化した研究データの蓄積。
- 腓骨骨折の分類方法別や治療方法別の大規模な比較研究。
- 脛腓靱帯損傷に対する suture button 固定の長期成績。
- 脛腓靱帯損傷の重症度別の保存療法と手術療法の成績比較。

3. 真実と思われていたが実は疑わしいこと

- 足関節骨折合併時の三角靱帯縫合の必要性。
- 腓骨骨折の外旋ストレステスト陽性例に対する手術療法の必要性。
- 脛腓間スクリューの荷重前抜去の必要性。
- 脛腓靱帯重度損傷例に対する手術療法の必要性。

文　献

1. Amendola A, Williams G, Foster D. Evidence-based approach to treatment of acute traumatic syndesmosis (high ankle) sprains. *Sports Med Arthrosc*. 2006; 14: 232-6.
2. Babis GC, Papagelopoulos PJ, Tsarouchas J, Zoubos AB, Korres DS, Nikiforidis P. Operative treatment for Maisonneuve fracture of the proximal fibula. *Orthopedics*. 2000; 23: 687-90.
3. Bava E, Charlton T, Thordarson D. Ankle fracture syndesmosis fixation and management: the current practice of orthopedic surgeons. *Am J Orthop (Belle Mead NJ)*. 2010; 39: 242-6.
4. Bell DP, Wong MK. Syndesmotic screw fixation in Weber C ankle injuries -should the screw be removed before weight bearing? *Injury*. 2006; 37: 891-8.
5. Boytim MJ, Fischer DA, Neumann L. Syndesmotic ankle sprains. *Am J Sports Med*. 1991; 19: 294-8.
6. Colvin AC, Walsh M, Koval KJ, McLaurin T, Tejwani N, Egol K. Return to sports following operatively treated ankle fractures. *Foot Ankle Int*. 2009; 30: 292-6.
7. Cottom JM, Hyer CF, Philbin TM, Berlet GC. Transosseous fixation of the distal tibiofibular syndesmosis: comparison of an interosseous suture and endobutton to traditional screw fixation in 50 cases. *J Foot Ankle Surg*. 2009; 48: 620-30.
8. de Souza LJ, Gustilo RB, Meyer TJ. Results of operative treatment of displaced external rotation-abduction fractures of the ankle. *J Bone Joint Surg Am*. 1985; 67: 1066-74.
9. Del Buono A, Smith R, Coco M, Woolley L, Denaro V, Maffulli N. Return to sports after ankle fractures: a systematic review. *Br Med Bull*. 2013; 106: 179-91.
10. Deland JT, de Asla RJ, Segal A. Reconstruction of the chronically failed deltoid ligament: a new technique. *Foot Ankle Int*. 2004; 25: 795-9.
11. Donken CC, Verhofstad MH, Edwards MJ, van Laarhoven CJ. Twenty-two-year follow-up of pronation external rotation type III-IV (OTA type C) ankle fractures: a retrospective cohort study. *J Orthop Trauma*. 2012; 26: e115-22.
12. Donley BG, Maschke S, Bergfeld JA, Colello M. Pronation-external rotation ankle fractures in 3 professional football players. *Am J Orthop (Belle Mead NJ)*. 2005; 34: 547-50.
13. Edwards GS Jr, DeLee JC. Ankle diastasis without fracture. *Foot Ankle*. 1984; 4: 305-12.
14. Fritschy D. An unusual ankle injury in top skiers. *Am J Sports Med*. 1989; 17: 282-5; discussion 285-6.
15. Harper MC. The deltoid ligament. An evaluation of need for surgical repair. *Clin Orthop Relat Res*. 1988; (226): 156-68.
16. Hintermann B, Valderrabano V, Boss A, Trouillier HH, Dick W. Medial ankle instability: an exploratory, prospective study of fifty-two cases. *Am J Sports Med*. 2004; 32: 183-90.
17. Hopkinson WJ, St Pierre P, Ryan JB, Wheeler JH. Syndesmosis sprains of the ankle. *Foot Ankle*. 1990; 10: 325-30.
18. Hsu YT, Wu CC, Lee WC, Fan KF, Tseng IC, Lee PC. Surgical treatment of syndesmotic diastasis: emphasis on effect of syndesmotic screw on ankle function. *Int Orthop*. 2011; 35: 359-64.
19. Jackson R, Wills RE, Jackson R. Rupture of deltoid ligament without involvement of the lateral ligament. *Am J Sports Med*. 1988; 16: 541-3.
20. Jelinek JA, Porter DA. Management of unstable ankle fractures and syndesmosis injuries in athletes. *Foot Ankle Clin*. 2009; 14: 277-98.
21. Johnson DP, Hill J. Fracture-dislocation of the ankle with rupture of the deltoid ligament. *Injury*. 1988; 19: 59-61.
22. Jones MH, Amendola A. Syndesmosis sprains of the ankle: a systematic review. *Clin Orthop Relat Res*. 2007; 455: 173-5.
23. Kortekangas T, Savola O, Flinkkilä T, Lepojärvi S, Nortunen S, Ohtonen P, Katisko J, Pakarinen H. A prospective randomised study comparing TightRope and syndesmotic screw fixation for accuracy and maintenance of syndesmotic reduction assessed with bilateral computed tomography. *Injury*. 2015; 46: 1119-26
24. Koval KJ, Egol KA, Cheung Y, Goodwin DW, Spratt KF. Does a positive ankle stress test indicate the need for operative treatment after lateral malleolus fracture? A preliminary report. *J Orthop Trauma*. 2007; 21: 449-55.
25. Laver L, Carmont MR, McConkey MO, Palmanovich E, Yaacobi E, Mann G, Nyska M, Kots E, Mei-Dan O. Plasma rich in growth factors (PRGF) as a treatment for high ankle sprain in elite athletes: a randomized control trial. *Knee Surg Sports Traumatol Arthrosc*. 2015; 23: 3383-92.
26. Lindsjö U. Operative treatment of ankle fractures. *Acta Orthop Scand Suppl*. 1981; 189: 1-131.
27. Manjoo A, Sanders DW, Tieszer C, MacLeod MD. Functional and radiographic results of patients with syndesmotic screw fixation: implications for screw removal. *J Orthop Trauma*. 2010; 24: 2-6.
28. Mast JW, Teipner WA. A reproducible approach to the internal fixation of adult ankle fractures: rationale, technique, and early results. *Orthop Clin North Am*. 1980; 11: 661-79.
29. McCollum GA, van den Bekerom MP, Kerkhoffs GM, Calder JD, van Dijk CN. Syndesmosis and deltoid ligament injuries in the athlete. *Knee Surg Sports Traumatol Arthrosc*. 2013; 21: 1328-37.
30. Merrill KD. The Maisonneuve fracture of the fibula. *Clin*

31. Miller BS, Downie BK, Johnson PD, Schmidt PW, Nordwall SJ, Kijek TG, Jacobson JA, Carpenter JE. Time to return to play after high ankle sprains in collegiate football players: a prediction model. *Sports Health*. 2012; 4: 504-9.
32. Miller CD, Shelton WR, Barrett GR, Savoie FH, Dukes AD. Deltoid and syndesmosis ligament injury of the ankle without fracture. *Am J Sports Med*. 1995; 23: 746-50.
33. Moore JA Jr, Shank JR, Morgan SJ, Smith WR. Syndesmosis fixation: a comparison of three and four cortices of screw fixation without hardware removal. *Foot Ankle Int*. 2006; 27: 567-72.
34. Morris MW, Rice P, Schneider TE. Distal tibiofibular syndesmosis reconstruction using a free hamstring autograft. *Foot Ankle Int*. 2009; 30: 506-11.
35. Nussbaum ED, Hosea TM, Sieler SD, Incremona BR, Kessler DE. Prospective evaluation of syndesmotic ankle sprains without diastasis. *Am J Sports Med*. 2001; 29: 31-5.
36. Obeid EM, Amr M, Hirst P, Paul AS. Percutaneous fixation of Maisonneuve and Maisonneuve-type fractures: a minimally invasive approach. *Injury*. 1998; 29: 619-22.
37. Olson KM, Dairyko GH Jr, Toolan BC. Salvage of chronic instability of the syndesmosis with distal tibiofibular arthrodesis: functional and radiographic results. *J Bone Joint Surg Am*. 2011; 93: 66-72.
38. Pankovich AM. Maisonneuve fracture of the fibula. *J Bone Joint Surg Am*. 1976; 58: 337-42.
39. Parlamas G, Hannon CP, Murawski CD, Smyth NA, Ma Y, Kerkhoffs GM, van Dijk CN, Karlsson J, Kennedy JG. Treatment of chronic syndesmotic injury: a systematic review and meta-analysis. *Knee Surg Sports Traumatol Arthrosc*. 2013; 21: 1931-9.
40. Porter DA, May BD, Berney T. Functional outcome after operative treatment for ankle fractures in young athletes: a retrospective case series. *Foot Ankle Int*. 2008; 29: 887-94.
41. Schepers T. Acute distal tibiofibular syndesmosis injury: a systematic review of suture-button versus syndesmotic screw repair. *Int Orthop*. 2012; 36: 1199-206.
42. Sman AD, Hiller CE, Rae K, Linklater J, Black DA, Refshauge KM. Prognosis of ankle syndesmosis injury. *Med Sci Sports Exerc*. 2014; 46: 671-7.
43. Sproule JA, Khalid M, O'Sullivan M, McCabe JP. Outcome after surgery for Maisonneuve fracture of the fibula. *Injury*. 2004; 35: 791-8.
44. Stromsoe K, Hoqevold HE, Skjeldal S, Alho A. The repair of a ruptured deltoid ligament is not necessary in ankle fractures. *J Bone Joint Surg Br*. 1995; 77: 920-1.
45. Stufkens SA, van den Bekerom MP, Doornberg JN, van Dijk CN, Kloen P. Evidence-based treatment of maisonneuve fractures. *J Foot Ankle Surg*. 2011; 50: 62-7.
46. Stufkens SA, van den Bekerom MP, Kerkhoffs GM, Hintermann B, van Dijk CN. Long-term outcome after 1822 operatively treated ankle fractures: a systematic review of the literature. *Injury*. 2011; 42: 119-27.
47. Taylor DC, Englehardt DL, Bassett FH 3rd. Syndesmosis sprains of the ankle. The influence of heterotopic ossification. *Am J Sports Med*. 1992; 20: 146-50.
48. Taylor DC, Tenuta JJ, Uhorchak JM, Arciero RA. Aggressive surgical treatment and early return to sports in athletes with grade III syndesmosis sprains. *Am J Sports Med*. 2007; 35: 1833-8.
49. Thomsen NO, Overgaard S, Olsen LH, Hansen H, Nielsen ST. Observer variation in the radiographic classification of ankle fractures. *J Bone Joint Surg Br*. 1991; 73: 676-8.
50. Thornes B, Shannon F, Guiney AM, Hession P, Masterson E. Suture-button syndesmosis fixation: accelerated rehabilitation and improved outcomes. *Clin Orthop Relat Res*. 2005; (431): 207-12.
51. Tourne Y, Charbel A, Picard F, Montbarbon E, Saragaglia D. Surgical treatment of bi- and trimalleolar ankle fractures: should the medial collateral ligament be sutured or not? *J Foot Ankle Surg*. 1999; 38: 24-9.
52. van den Bekerom MP, Mutsaerts EL, van Dijk CN. Evaluation of the integrity of the deltoid ligament in supination external rotation ankle fractures: a systematic review of the literature. *Arch Orthop Trauma Surg*. 2009; 129: 227-35.
53. Walsh WM, Hughston JC. Unstable ankle fractures in athletes. *Am J Sports Med*. 1976; 4: 173-83.
54. Wright RW, Barile RJ, Surprenant DA, Matava MJ. Ankle syndesmosis sprains in national hockey league players. *Am J Sports Med*. 2004; 32: 1941-5.
55. Yu GR, Zhang MZ, Aiyer A, Tang X, Xie M, Zeng LR, Zhao YG, Li B, Yang YF. Repair of the acute deltoid ligament complex rupture associated with ankle fractures: a multicenter clinical study. *J Foot Ankle Surg*. 2015; 54: 198-202.
56. Zeegers AV, van der Werken C. Rupture of the deltoid ligament in ankle fractures: should it be repaired? *Injury*. 1989; 20: 39-41.

（須賀　康平）

第3章
慢性足関節不安定症・捻挫後遺症・変形性足関節症

　第3章は慢性足関節不安定症（chronic ankle instability：CAI）・足関節捻挫後遺症・変形性足関節症（ankle osteoarthritis：足OA）をテーマに,「疫学・危険因子」「病態」「治療・予防」から構成される。足関節捻挫は再発率の非常に高い外傷であり,その後遺症に悩まされる例も少なくない。なかでも,CAIは足関節捻挫後遺症としての代表的な疾患の1つであり,構造的および機能的な不安定性による足関節捻挫の再発として定義される。さらにCAI患者の多くが将来的に足OAに進行するとされ,足関節疾患のなかでも非常に重要なテーマの1つである。

　第7項では,CAIの定義に関して歴史を遡って整理した後,CAIおよび足OAの疫学および危険因子に関して整理した。CAIに関しては,特定のスポーツ種目において非常に高い割合で存在すること,危険因子となりうる身体特性が十分解明されていないことが明らかになった。足OAに関する疫学・危険因子に関する調査はかぎられており,競技歴や競技レベルが危険因子となりうる可能性が示された。

　第8項では,CAIおよび足OAの病態を整理した。CAIは構造的不安定性と機能的不安定性との組み合わせによって生じるとされる。構造的不安定性としては,靱帯損傷に伴う関節不安定性のみならず,足関節や膝・股関節の異常なアライメントやキネマティクスの存在が示唆された。一方,機能的不安定性は,腓骨筋群の筋力低下や筋反応時間の遅延,足関節内反方向の関節位置覚の低下,バランス能力の低下など,さまざまな要素との関連がメタ分析の結果から示された。足OAは足関節の捻挫や骨折などの外傷後に生じることが多く,コンタクトキネマティクスの異常がOA発症と関連する可能性が考えられた。

　第9項では,CAIおよび足OAの治療および予防に関して整理した。CAIに対する保存療法としては,関節モビライゼーションやバランストレーニング,補装具の装着などが推奨され,治療効果が証明された。また,バランストレーニングや装具の装着は,足関節捻挫の再発予防にも効果的であることが示唆された。加えて,CAIに対する術後成績も術式にかかわらず,一様に良好な成績が示された。一方,足OAに対する保存療法の効果を検証した報告は存在せず,手術療法の治療成績が示されるのみであった。

　本テーマに関しては,エビデンスレベルの高い論文が十分に存在するとはいえず,CAIの定義も研究間で統一されていないのが現状である。しかしながら,これらの論文から得られる情報が,少しでも今後の臨床および研究の前進につながることを望む。読者の方々には,本章のテーマに関しては今後の検討課題を多く含んだ内容であることを前提としてお読みいただけると幸いである。

第3章編集担当：小林　　匠

7. 疫学・危険因子

はじめに

足関節捻挫はスポーツ外傷において最も発生頻度の高い外傷の1つである。発生率や再発率が非常に高いことが特徴であり，少なくとも捻挫した2人に1人は再発するとされる[18,27,34]。また，捻挫後の後遺症によって，スポーツ復帰や日常生活に支障をきたし，慢性的な足関節の不安定性を呈することで，長期的には変形性足関節症のリスクになることも推測される。本項では，足関節捻挫後に生じる後遺症と，後遺症のなかでも特に注目される慢性足関節不安定症（chronic ankle instability：CAI）および変形性足関節症の疫学・危険因子について整理する。

A. 文献検索方法

文献検索にはPubMedを使用した。キーワードとして「chronic ankle instability」「functional ankle instability」「mechanical ankle instability」「lateral ankle sprain」「after ankle sprain」「epidemiology」「prevalence」「risk factor」「instability」「giving way」「sequela」「osteoarthritis」「etiology」を使用し，計268編を抽出した。そのなかから，①言語が英語であること，②過去10年以内に公表されていること，③CAIおよび捻挫後遺症，変形性足関節症の疫学や危険因子に関する論文であることを条件に抽出し，レビュー論文，引用論文からのハンドサーチも加え，最終的に34編の論文を引用した。

B. 慢性足関節不安定症および捻挫後遺症

1. CAIの定義

CAIの用語を1965年にFreemanがはじめて定義した[5]。Freemanは捻挫後の足関節くずれ（giving way）は距骨の不安定性などの構造的不安定性（画像所見によって認められた構造的な不安定性）と関連すると報告した。また，機能的な不安定性（画像所見などからは構造的な不安定性が認められず，他の原因による不安定性）が構造的不安定性に寄与していると考察し，これらの関連性について調査した。対象は外側側副靱帯損傷後にリハビリテーションを実施された42名（A群）と足関節に外傷の既往のない62名の対照群（C群）だった。その後，A群は①モビライゼーション（12名），②6週間の固定（16名），③靱帯縫合＋6週間の固定（14名）に割り付けられた。アウトカムとして，ストレスX線画像から距骨傾斜角度を評価し，捻挫受傷1年経過後のアンケート調査にて足関節の状態を聴取した。その結果，治療前の時点でC群と比べてA群で距骨内反傾斜角度の増加（6°以上）が認められた。また，受傷1年後に機能的不安定性（疼痛や腫れを伴う足関節くずれ）を有する者は，有さない者と比較して距骨内反傾斜角度が大きいことが判明した。しかし，距骨内反傾斜角度の増加を有さない者において，受傷1年後に機能的な不安定性を有する者も存在した。これらの結果から，Freemanは「足関節靱帯損傷後の不安定性に関

第3章 慢性足関節不安定症・捻挫後遺症・変形性足関節症

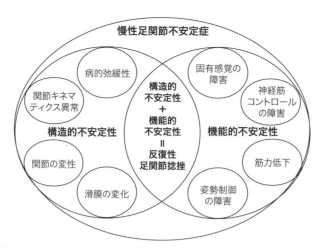

図7-1 慢性足関節不安定症（CAI）の病態図（文献9より引用）
Hertelらが提唱したモデルでは，CAIの病態は「構造的不安定性と機能的不安定性を組み合わせた反復性足関節捻挫である」とされている。

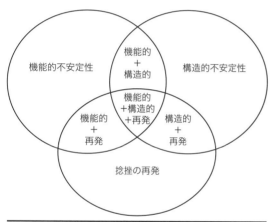

図7-2 慢性足関節不安定症（CAI）の病態図（文献10より引用）
HillerらはHertelの提唱したモデルに加えて，捻挫の再発を追加した3つの病態を提唱し，さらにそれぞれを組み合わせた4つのサブグループを合わせて，計7つのグループ提唱した。

する病態は解明されていない」と結論づけた。

2002年にHertel[9]はCAIの病態の整理を目的に1982〜2001年の論文をレビューした。HertelはCAIを機能的不安定性（functional instability：病理学的弛緩，関節キネマティクス異常，滑膜変化，関節変性）と構造的不安定性（mechanical instability：固有感覚障害，神経筋コントロール障害，姿勢制御障害，筋力低下）の2つの現象の組み合わせによって生じる反復性足関節捻挫という病態であると定義し，そのモデルを提唱した（図7-1）。

さらに，2011年にはHillerら[10]が新たなCAIの病態モデルを提唱した（図7-2）。このモデルは，Hertelが提唱したモデルに捻挫の再発を新たに加え，7つのサブグループを提唱したものである。この論文では，新たに提唱したモデルと，HertelのCAIモデルに合致するCAI患者の存在率を調査した。対象は近隣地域在住のダンサー137足であり，主観的足関節不安定感のアンケート調査の1つであるCumberland Ankle Instability Tool（CAIT）が28点以上で前方引き出しテスト陰性かつ疼痛を有さない108足を抽出し，HertelのモデルとHillerらのモデルにどの程度合致するかを調査した。その結果，全体の56.5％がHertelの提唱したモデルに合致し，Hillerらの提唱したモデルにはすべての対象者が合致した。

このように，さまざまなCAIの病態モデルが提唱されてきたものの，CAIの選択基準については研究間で統一されてこなかった。2010年にDelahuntら[3]が公表した2008年までの先行研

究115編におけるCAIの選択基準に関するレビューでは，全115編中84編が足関節くずれの有無を選択基準としていた．また，全115編が捻挫の既往歴を選択基準に含めており，その回数については1回以上としたものが41編，2回以上としたものが74編あり，回数の規定は異なっていた．アンケート調査を選択基準とした論文は12編あり，CAITを使用した論文が5編，Ankle Joint Functional Assessmemt Tool (AJFAT) が2編，Ankle Instability Instrument (AII) が2編，Functional Ankle Disability Tool (FADT) が1編，FAI indexが1編，FAI questionsが1編であった．その他にもさまざまな選択基準が使用されていることから，彼らは「CAIを対象とした各研究において選択基準のコンセンサスが欠如している」と結論づけた（表7-1）．

2. International Ankle Consortium 推奨基準

前述のような背景から，International Ankle Consortium (IAC) はCAIの推奨選択基準および除外基準を公表した[6]（表7-2）．IACとは「足関節複合体の病態に関する研究や情報知識の普及を促進することを主な目的とした研究者や臨床医の国際的なコミュニティー」である．IACはCAIについて「さまざまな方法により定義されてきたが，最も多い説明として"足関節の構造的および機能的な不安定性を有する対象者を分類する"」と述べた．また，CAIの病態が多面的で複雑であるため，エビデンスに基づいたCAIの選択基準を提供する必要性を報告した．IACはCAIの推奨選択基準として，以下に示す3点を提唱した．

1）1回以上の足関節捻挫の既往

足関節捻挫の定義は「過剰な後足部の内反もしくは足部の底屈・内旋の複合運動が生じたことによる足関節の外側靱帯複合体の急性外傷性傷害」

表7-1 慢性足関節不安定症 (CAI) に関する先行研究における選択基準（文献3より引用）

CAIの選択基準	件数（全115編中）
足関節くずれ	84
最低1回の捻挫既往	41
2回以上の捻挫既往	74
アンケート（CAIT, AII, FADT, AJFAT）	12

表7-2 International Ankle Consortium (IAC) によるCAI選択の推奨基準（文献6より引用）

包含基準	内容
①1回でも捻挫の既往を有する者	初回捻挫受傷が最低でも1年以上前 炎症症状（疼痛，腫脹など） 最低1日の身体活動の中断 最近の捻挫受傷が3ヵ月以上前
②足関節くずれの既往	6ヵ月以内に最低2回の経験
③アンケート	Ankle Instability Instrument (AII) （表7-3）：少なくとも5つの質問に"はい"と回答（質問1と他の4つが含まれる） Cumberland Ankle Instability Tool (CAIT) （表7-4）：24点以下 Identification of Functional Ankle Instability (IdFAI) （表7-5）：11点以上
除外基準	いずれかの下肢に筋骨格系（骨，関節，神経など）の手術既往を有する いずれかの下肢にアライメント修復を必要とする骨折既往を有する 過去3ヵ月以内において，関節の整合性や機能に影響を及ぼす他の下肢関節における筋骨格系の急性外傷（捻挫，骨折など）があり，少なくとも1日以上の身体活動の中断を余儀なくされた

とされる．このなかには4つの条件があり，①初回の捻挫受傷が最低でも1年以上前であること，②受傷時に炎症症状（疼痛，腫脹など）を有していたこと，③身体活動を最低1日中止していたこと，④最近の捻挫が3ヵ月以上前であること，があげられる．

2）足関節くずれの既往

足関節くずれの定義は「規則的に生じる予測が

第3章 慢性足関節不安定症・捻挫後遺症・変形性足関節症

表7-3 Ankle Instability Instrument (AII) (文献4より引用)

1. 捻挫をしたことがあるか	(はい / いいえ)
2. 捻挫して医師の診察を受けたか	(はい / いいえ)
はいと答えた方 医師から重症度についてどう説明を受けたか	(軽度 / 中等度 / 重度)
3. 捻挫後,体重がかけられずに杖などの道具を使用したことがあるか	(はい / いいえ)
はいと答えた方 杖などの道具をどれくらいの期間使用していたか	(1〜3日 / 4〜7日 / 1〜2週 / 2〜3週 / 3週以上)
4. 足首を"くじく"経験はあるか	(はい / いいえ)
はいと答えた方 最近,足首を"くじく"経験をしたのはいつか	(1ヵ月以内 / 1〜6ヵ月以内 / 6〜12ヵ月前 / 1〜2年前 / 2年以上前)
5. 平地歩行にて足首の不安定感はあるか	(はい / いいえ)
6. 不整地歩行にて足首の不安定感はあるか	(はい / いいえ)
7. レクリエーションやスポーツ中に足首の不安定感はあるか	(はい / いいえ)
8. 階段を昇るとき,足首の不安定感は感じるか	(はい / いいえ)
9. 階段を降りるとき,足首の不安定感は感じるか	(はい / いいえ)

表7-4 Cumberland Ankle Instability Tool (CAIT) (文献11より引用)

1. 足首に痛みを感じる場面
   0. 平地の歩行 / 1. 不整地の歩行 / 2. 平地の走行 / 3. 不整地の走行 / 4. スポーツ中 / 5. 痛くない
2. 足首の不安定感を感じる場面
   0. 日常生活で頻繁に / 1. 日常生活でたまに / 2. スポーツ中いつも / 3. スポーツ中たまに / 4. 感じない
3. 急な方向転換のとき,不安定感を感じるか
   0. 歩行中 / 1. 走行中いつも / 2. 走行中たまに / 3. 感じない
4. 階段降段の際,不安定感を感じるか
   0. いつも / 1. たまに / 2. 急いでいるとき / 3. 感じない
5. 片脚立ちで,不安定感を感じるか
   0. 平地で立っているとき / 1. ボールの上に立っているとき / 2. 感じない
6. ジャンプ・ホップ・サイドホップ動作のうちどの場面で不安定感を感じるか
   0. ジャンプ / 1. その場でのホップ / 2. サイドホップ / 3. 感じない
7. 平地歩行・不整地での歩行やジョギング,ランニング動作のうち,どの場面で不安定感を感じるか
   0. 平地の歩行 / 1. 不整地の歩行 / 2. 不整地のジョギング / 3. 不整地のランニング / 4. 感じない
8. 足首をひねりそうになったとき,自力でひねらないように止めることはできるか
   0. 止められない / 1. ときどき止められる / 2. ほぼ止められる / 3. 瞬時に止められる / 4. ひねらない
9. 足首をひねったとき,どれくらいの期間で通常まで回復するか
   0. 2日以上 / 1. 1〜2日 / 2. 1日以内 / 3. すぐに回復する / 4. ひねらない

不可能な後足部の過剰な内反(歩行中や走行中における初期接地時に経験する)」である。条件は,過去6ヵ月以内に最低2回の足関節くずれを経験していることである。

3) 推奨アンケート調査による基準

CAIT, AII, Identification of Functional Ankle Instability (IdFAI) の3種類のアンケート調査の使用が推奨される(**表7-3〜表7-5**)。CAITは足関節捻挫後の不安定性による機能障害についてまとめたガイドラインで,エビデンスレベルⅠと評価された[17]。質問は,疼痛出現や不安定性を感じる場面,捻挫後の回復までの期間などで構成される。AIIは,ガイドラインではエビデンスレベルⅡとされた[17]。質問は全12項目で,捻挫の既往や受傷場面・捻挫後の日常生活の制限・不安定性を感じる場面などに関する項目で構成される。IdFAIは近年提唱されたものであり,AIIに類似した質問項目に加えて,不安定性の頻度や自力での制動などの項目から構成される。

表 7-5 Identification of Functional Ankle Instability（IdFAI）（文献 24 より引用）

1. 捻挫をした回数は何回か
2. 直近の捻挫はいつか
   0. 経験なし ／ 1. 2 年以上前 ／ 2. 1～2 年前 ／ 3. 6～12 ヵ月前 ／ 4. 1～6 ヵ月前 ／ 5. 1 ヵ月以内
3. 医師や理学療法士などに説明を受けた重症度は どの程度だったか
   0. 診てもらっていない ／ 1. 軽度 ／ 2. 中等度 ／ 3. 重度
4. 足首の捻挫が原因で杖などを使用していた期間は最長でどのくらいか
   0. 使用していない ／ 1. 1～3 日 ／ 2. 4～7 日 ／ 3. 1～2 週 ／ 4. 2～3 週 ／ 5. 3 週以上
5. 直近で足首を"くじく"ことを経験したのはいつか
   0. 経験なし ／ 1. 2 年以上前 ／ 2. 1～2 年前 ／ 3. 6～12 ヵ月前 ／ 4. 1～6 ヵ月前 ／ 5. 1 ヵ月以内
6. 足首を"くじく"のは，どのくらいの頻度か
   0. 経験なし ／ 1. 年に 1 回 ／ 2. 月に 1 回 ／ 3. 週に 1 回 ／ 4. 日に 1 回
7. 足首をひねりそうになったとき，自力で止められるか
   0. ひねらない ／ 1. 瞬時に止められる ／ 2. ときどき止められる ／ 3. 止められない
8. 足首をひねったとき，だいたいどの程度で通常の状態まで回復するか
   0. ひねらない ／ 1. すぐに回復する ／ 2. 1 日以内 ／ 3. 1～2 日 ／ 4. 2 日以上
9. 日常生活で，足首の不安定感を経験する頻度
   0. 経験なし ／ 1. 年に 1 回 ／ 2. 月に 1 回 ／ 3. 週に 1 回 ／ 4. 日に 1 回
10. レクリエーションやスポーツ活動で，足首の不安定感を経験する頻度
    0. 経験なし ／ 1. 年に 1 回 ／ 2. 月に 1 回 ／ 3. 週に 1 回 ／ 4. 日に 1 回

Simon ら[26]は大学生 1,127 名を対象に，AII，CAIT，IdFAI と CAI の最低条件（少なくとも 1 回以上の足関節捻挫および足関節くずれを有する）との比較から，各アンケート調査の CAI 抽出率の感度・特異度を調査した．その結果，IdFAI が最も感度・特異度が高かった（**表 7-6**）．

以上のように IAC により CAI の選択基準が推奨されたものの，現時点ではこの推奨基準に基づいた論文は少なく，CAI と捻挫後遺症は明確に区別されていない．よって，本項では論文中での記載のまま扱うこととし，以下に疫学および危険因子について整理する．

表 7-6 各アンケートにおける慢性足関節不安定症（CAI）有病率の感度と特異度（文献 26 より引用）

アンケート	感度	特異度
Identification of Functional Ankle Instability（IdFAI）	0.83	0.94
Ankle Instability Instrument（AII）	0.73	0.85
Cumberland Ankle Instability Tool（CAIT）	0.56	0.86
Foot and Ankle Ability Measure（FAAM）	0.59	0.78
Foot and Ankle Outcome Score（FAOS）	0.56	0.76
Ankle Joint Functional Assessment Tool（AJFAT）	0.18	0.77
Chronic Ankle Instability Scale（CAIS）	0.41	0.75
Foot and Ankle Instability Questionnaire（FAIQ）	0.06	0.75

3．疫学・危険因子

1）疫　学

IAC 推奨基準に基づいて CAI の有病率を調査した論文は 1 編のみであった[25]．ダンサー 77 名を対象として IdFAI を用いて CAI の有病率が調査された．その結果，75.9％が CAI の基準を満たした．モダンダンサーとバレエダンサーに分類すると，バレエダンサーにおいて両側性 CAI の有病率が 82.4％と非常に高かった．著者らは，その原因としてバレエの特性であるトウシューズでのつま先立ちのような最大底屈位の保持をあげ，この状態では足関節外側側副靱帯への負荷も大きいため足関節くずれも呈しやすいと考察した．

その他の研究の結果を**表 7-7**にまとめた．Mandarakas ら[16]は，若年者（18 歳以下）の CAI

第3章 慢性足関節不安定症・捻挫後遺症・変形性足関節症

表7-7 慢性足関節不安定症（CAI）および捻挫後遺症の疫学を調査した研究

報告者	CAI 選択基準	結果
Mandarakas ら[16]	アンケート（CAIT, FAOS, Medical report）8編、ストレスX線（距骨傾斜角度）1編	サッカー、捻挫既往者、ダンサー、肥満児に多い
Attenborough ら[2]	機能的不安定性 構造的不安定性 捻挫の再発 捻挫後6ヵ月以上続く後遺症	図7-3、図7-4、図7-5 参照
Anandacoomarasamy ら[1]	足関節内反捻挫受傷者	1.5～4年間は後遺症あり

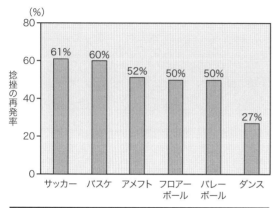

図7-3 各スポーツ種目における捻挫の再発率（文献2より引用）
捻挫の再発率を調査した論文が16編みられた。競技別に平均すると、サッカーが最も再発率が高かった。

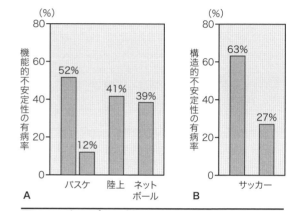

図7-4 各スポーツ種目における構造的不安定性の有病率（A）とサッカーにおける構造的不安定性の有病率（B）（文献2より引用）
ダンサーを対象とした報告は有病率が0％であったため除外した。すべてアウトカムは前方引き出しテストまたは距骨傾斜角度であった。

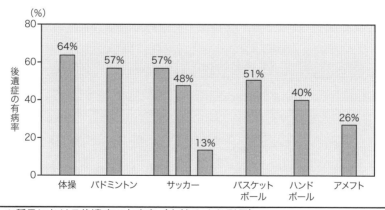

図7-5 各スポーツ種目における後遺症の有病率（文献2より引用）
後遺症には疼痛や腫張、不安定性、足関節くずれ、筋の剛性がみられた。

表 7-8 慢性足関節不安定症（CAI）の危険因子を調査した研究（文献 21 より引用）

報告者	研究デザイン	追跡期間	対象者	選択基準	予測因子	介入	アウトカム
Hiller（2008）	前向きコホート	13ヵ月	捻挫既往のある若年ダンサー 33名	包含：ダンスまたはバレエの生徒 除外：なし	CAIT 閉眼片脚立ち（30秒）	なし	再発
Malliaropoulos（2009）	前向きコホート	24ヵ月	エリート陸上選手 202名	包含：急性内反捻挫受傷者，足関節および足部に外傷歴がない者 除外：脛腓靱帯損傷もしくは下肢の骨折がある者	初回捻挫の重症度	通常のリハビリテーション	再発
de Neronha（2011）	前向きコホート	12ヵ月	捻挫既往のある活動的な大学生 11名	包含：週2回以上運動をしている者 除外：1ヵ月以内に捻挫既往のある者	CAIT 閉眼片脚立ち（30秒）	なし	再発
Endele（2012）	前向きコホート	8ヵ月	救急処置室を訪れた子ども 30名	包含：急性内反捻挫受傷後2日以内，成長骨端線が残存している者 除外：骨折または再発がある	初回捻挫の重症度	弾性ラップ，サポーター，前腕松葉杖（必要あれば） 受傷後2週後より通常のリハビリテーション	疼痛，可動性，不安定性*，MRI

＊：この研究は測定方法の説明がなかったと文献 21 に記載あり。

有病率を調査した論文をレビューし，最終的に9編を抽出した。その結果，機能的不安定性が23〜71%，構造的不安定性が18〜47%，足関節捻挫再発既往が22%であった。また，特定の集団（サッカー選手や足関節捻挫既往者，ダンサー，肥満児）において有病率が高かった。Attenborough ら[2]は，CAIを有するスポーツ集団を調査した論文88編をレビューし，足関節捻挫再発率や機能的不安定性，構造的不安定性，捻挫後遺症の有病率をまとめた。その結果，捻挫の再発はサッカーやバスケットボール，機能的不安定性はバスケットボールや陸上，構造的不安定性はサッカーにおいて高かった（図 7-3，図 7-4）。また，各スポーツ集団において，腫れや疼痛，足関節くずれ，不安定性などの後遺症を有する割合も調査された（図 7-5）。Anandacoomarasamy ら[1]は，足関節捻挫によって医療機関を受診した19名と，同じ医療機関を受診した上肢障害患者19名を対象として，後遺症に関するケースコントロール研究を実施した。両群に対して足関節に特化した質問内容で構成されたアンケートとSF-36を用いて調査した。その結果，足関節捻挫受傷者19名中14名（74%）が受傷後1.5〜4年間は何らかの後遺症を有しており，そのうち8名（57%）は足関節捻挫を再発した。SF-36の結果では，身体機能や疼痛などの項目に2群間で有意差は認められず，健康状態の尺度においてのみ上肢障害患者と比較し捻挫受傷者のほうが有意に低かった。以上より，CAIをはじめとした捻挫後遺症は，特定のスポーツ種目や集団においては高い割合で存在すると考えられる。

2）危険因子

現時点で IAC 選択基準に基づいた危険因子についての研究は存在しない。Pourkazemi ら[21]は足関節内反捻挫後の捻挫再発による CAI への移行を予測する因子を調査した論文を対象にシステマティックレビューを行った。採択された4編では，それぞれ捻挫の再発と関連する因子（①姿勢制御，②機能的不安定性，③初回捻挫の重症度）について分析された（表 7-8）。各研究データを統合した結果，初回捻挫の重症度によってのみ捻挫再発が予測できた。以上より，初回捻挫の重症度は捻挫再発の予測因子となることが示唆された。

身体的特性との関連を調査した論文は2編存在した。Hershkovichら[8]は829,791名の若年成人を対象に，body mass index（BMI）や身長などの身体特性を分析した。さらに対象者に含まれたCAIの者の重症度を軽度と重度に分類し，CAI重症度と身体特性との関連性を調査した。CAIは，「捻挫再発歴を有し，画像所見から不安定性が認められない者」を軽度，「捻挫再発歴を有し，距骨傾斜角度が7°以上，Romberg徴候陽性，1年以上続く後遺症を有する者」を重度と定義した。その結果，829,791名のうち軽度CAIは4,381名，重度CAIは3,591名であった。重症度と性差について，軽度CAIでは女性（0.4％）より男性（0.7％）で有意に多かったが，重度CAIでは男女間で有意差は認められなかった。BMIと性差について，重度CAIは通常の体重の女性（米国疾病管理予防センターにより分類された年齢別のBMIのパーセンタイル値の5〜85％と定義）と比較して肥満の女性のほうが有意に高かった〔オッズ比（OR）3.29；95％信頼区間（CI）2.80，3.88〕。また，BMIが高いほど男女ともにCAI罹患率が高かった（男性：OR 1.07；95％CI 1.06，1.08，女性：OR 1.11；95％CI 1.10，1.12）。身長と性差については，男性は低身長（130〜168 cm）と比較して高身長（169〜210 cm）のほうがCAI罹患率は高く（OR 1.18，2.44），女性も身長との関連を認めるものの，CAI罹患率は男性より低かった（OR 1.14，1.44）。以上より，捻挫再発歴を有し，画像所見から構造的不安定性を認める重度CAIには，肥満や高身長が関連する可能性が考えられる。

van Middelkoopら[31]は急性足関節捻挫後に医療機関を受診した102名を対象とした前向きコホート研究を実施した。医療機関にて治療を開始した時点をベースラインとし，治療開始から12ヵ月後まで経過観察をして予測因子を分析した。その結果，3ヵ月後に後遺症（疼痛や腫脹，不安定性）を有する者の51％が12ヵ月後も後遺症を有していた。また，12ヵ月後の後遺症の有無に関する予測因子はankle functional score（疼痛，不安定性，荷重，腫脹，歩行パターンの5項目で構成されるアンケート）であった。さらに，年齢や性別といった身体特性と，腫脹や疼痛といった臨床所見に有力な予測因子は存在しなかった。CAIや捻挫後遺症と身体特性との関連性に関して一致した見解は得られていない。

足部の形態やアライメントとの関連性についても検討された。Morissonら[19]は，足関節内反捻挫やCAIと足部の特性との関連を調査した1965〜2005年の論文をレビューした。対象論文における主な予測因子は，ハイアーチや足幅，踵骨の奇形，踵骨外反角度，中足趾節間関節の過可動性，距骨下関節の不安定性，歩行中の足圧中心の外側偏位などであった。レビューの結果，研究数の不足により，いずれの因子に関してもエビデンスは不十分と結論づけられた。Magerkurthら[15]は，足関節捻挫を繰り返し，不安定性を有する52名の距骨アライメントを分析し，健常者と比較して距骨の回転軸中心がより前下方に偏位していることを示した。van Ochtenら[32]は測定6〜12ヵ月前に足関節捻挫を受傷した206名のうち，後遺症を有する者（98名）と有さない者（108名）の距腿関節・距骨下関節の骨棘・骨軟骨病変の有無について比較したが，関連性は認められなかった。以上より，足関節捻挫後に生じる後遺症と足部の形態やアライメントとの関連性は現時点で不明である。

C. 変形性足関節症

CAIをはじめ慢性的に足関節の不安定性を呈する状態が続くことで変形性足関節症（足OA）へと移行することが一般的に知られている[14]。Wheatonら[33]は，さまざまな関節における靱帯

7. 疫学・危険因子

表7-9 変形性足関節症の有病率を調査した報告（文献13より引用）

報告者	研究デザイン	対象と方法	結果
Drawer (2001)	横断研究	対象：サッカー選手185名 方法：OA基準に基づいたアンケートを実施	足OA有病率：平均6% 診断率：平均0.085/100,000 player-hours
Turner (2000)	横断研究	対象：引退サッカー選手284名 方法：OA基準に基づいたアンケートを実施	足OA有病率：6〜11%

損傷後のOAに関する論文において、近年足OAの発症率は増加しており、なかでもスポーツ外傷後の足OA発症率が増加傾向にあるとした。また、Salzmanら[23]によると、足関節の一次性OAはきわめて少なく、骨折や靱帯損傷などに続発する二次性OAが多かった。以下、足OAの疫学および危険因子に関する現在の知見を整理する。

1. 疫 学

足OAの有病率に関しては、競技別や外傷後の有病率が報告された。Kuijtら[13]は、サッカー選手における膝と足のOA有病率を記載した論文を対象としてシステマティックレビューを行った。その結果、足OAの有病率を記載した論文は2編のみであり、その有病率は6〜11%であった（**表7-9**）。Kohら[12]は、肘関節や足関節、股関節におけるスポーツ外傷後のOAに関する論文を整理し、足OAはサッカー選手およびバレエダンサーに多いとした。これらの競技における反復する高負荷の背屈運動や前方関節包の伸張および牽引による影響が原因と推測された。Valderrabanoらは、2006年、2009年に末期足OA患者を対象とした後ろ向きコホート研究の結果を公表した[29,30]。これらの研究では、画像所見およびAOFAS (American Orthopaedic Foot and Ankle Society) の結果をもとに足OAの有病率が分析された。その結果、一次性OAは約12%、二次性OAは関節リウマチによるもの約13%、外傷後に続発したもの約75%であった。

外傷の内訳としては、果部骨折が最も多く（39%）、続いて靱帯損傷（13〜16%）、天蓋骨折（14%）の順に多かった。以上、足OAは足関節周囲の骨折や靱帯損傷に続発するものがほとんどであり、足の過度な底背屈を頻回に行う競技でも発症しやすいと推測される。

2. 危険因子

足OAの危険因子に関しては、足関節の構造的特徴やスポーツ活動・職業との関連性が調査された。Sugimotoら[28]は、足関節捻挫の再発が原因で不安定性を有し、手術を必要とした93名（男性40名、女性53名）を対象に後ろ向きコホート研究を実施した。変形の程度をグレード0からグレード3に分類し、9項目の因子（性別、年齢、BMI、有症期間、距骨傾斜角度、脛腓天蓋内反角度、前方引き出しテスト、前距腓靱帯・踵腓靱帯の合併損傷、外果下端の骨片遊離）との関連性を分析した。その結果、グレード2では年齢、距骨傾斜角度、合併損傷が、グレード3では年齢、距骨傾斜角度、脛腓天蓋内反角度が有意に関連していた。よって、中等度以上の変形を有する足関節では距骨や脛腓天蓋の骨アライメントが関与する可能性が示唆された。下肢関節のOA発症の予測因子を調査した論文を対象としたシステマティックレビューにおいて[22]、足OAに関連して選択された論文は2編のみであった。Grossら[7]は、バレーボール選手（最低3年間は高い競技レベルでプレーしている選手）22名と健常者19名を対象に、足関節X線画像所見を予

測因子として，OA 変化を 2 群間で比較した．その結果，健常者と比べてバレーボール選手で有意に軟骨下硬化症や骨棘形成，退行スコアの異常を認めた．また，Murray-Leslie ら[20] は，現役のパラシュート選手 112 名と退役した空挺兵 109 名を対象に，足関節 X 線画像所見を予測因子として，距腿関節の OA 変化を調査した．その結果，現役選手と比べて退役した空挺兵で OA 有病率が高かった．以上より，特定のスポーツ集団では，高い競技レベルや長い競技歴が足 OA 発症の危険因子となりうる可能性が示された．

D. まとめ

現時点で IAC が推奨する CAI 選択基準に基づいた対象による研究は 1 つしか存在しなかった．これまでの CAI を対象とした研究は，広い定義での「捻挫後遺症」として捉える必要がある．

1. すでに真実として承認されていること
- CAI と捻挫後遺症は混在しており，CAI の選択基準は研究間で一致しない．
- 捻挫後遺症はさまざまなスポーツ集団において存在する．
- 足 OA はサッカー選手やバレエダンサーに多い．

2. 議論の余地はあるが，今後の重要な研究テーマとなること
- CAI がダンサーにおいて高い有病率を示すことについて．
- 捻挫後遺症がアンケート調査にて予測できる可能性について．
- 捻挫後遺症と足部アライメントの関連性について．
- 足 OA が骨折や靱帯損傷後に発生する割合について．

3. 真実と思われていたが実は疑わしいこと
- 捻挫後遺症および CAI の有病率，危険因子．
- 高い競技レベルや長期間の競技歴が足 OA の危険因子となる可能性について．

E. 今後の課題

- IAC が推奨する選択基準に基づいた各スポーツ集団における CAI 有病率についての研究．
- CAI や足 OA の危険因子に関する前向きコホート研究．
- 足 OA とバイオメカニクス的要因との関連性に関する研究．

文 献

1. Anandacoomarasamy A, Barnsley L. Long term outcomes of inversion ankle injuries. *Br J Sports Med*. 2005; 39: e14; discussion e14.
2. Attenborough AS, Hiller CE, Smith RM, Stuelcken M, Greene A, Sinclair PJ. Chronic ankle instability in sporting populations. *Sports Med*. 2014; 44: 1545-56.
3. Delahunt E, Coughlan GF, Caulfield B, Nightingale EJ, Lin CW, Hiller CE. Inclusion criteria when investigating insufficiencies in chronic ankle instability. *Med Sci Sports Exerc*. 2010; 42: 2106-21.
4. Docherty C, Gansneder B, Arnold BL, Hurwitz S. Development and reliability of the ankle instability instrument. *J Athl Train*. 2006; 41: 154-8.
5. Freeman MA. Instability of the foot after injuries to the lateral ligament of the ankle. *J Bone Joint Surg Br*. 1965; 47: 669-77.
6. Gribble PA, Delahunt E, Bleakley C, Caulfield B, Docherty CL, Fourchet F, Fong D, Hertel J, Hiller C, Kaminski TW, McKeon PO, Refshauge KM, van der Wees P, Vicenzino B, Wikstrom EA. Selection criteria for patients with chronic ankle instability in controlled research: a position statement of the International Ankle Consortium. *J Orthop Sports Phys Ther*. 2013; 43: 585-91.
7. Gross P, Marti B. Risk of degenerative ankle joint disease in volleyball players: study of former elite athletes. *Int J Sports Med*. 1999; 20: 58-63.
8. Hershkovich O, Tenenbaum S, Gordon B, Bruck N, Thein R, Derazne E, Tzur D, Shamiss A, Afek A. A large-scale study on epidemiology and risk factors for chronic ankle instability in young adults. *J Foot Ankle Surg*. 2015; 54: 183-7.
9. Hertel J. Functional anatomy, pathomechanics, and pathophysiology of lateral ankle instability. *J Athl Train*.

2002; 37: 364-75.
10. Hiller CE, Kilbreath SL, Refshauge KM. Chronic ankle instability: evolution of the model. *J Athl Train*. 2011; 46: 133-41.
11. Hiller C, Refshauge K, Bundy A, Herbert R, Killbreath S. The Cumberland ankle instability tool: a report of validity and reliability testing. *Arch Phys Med Rehabil*. 2006; 87: 1235-41.
12. Koh J, Dietz J. Osteoarthritis in other joints (hip, elbow, foot, ankle, toes, wrist) after sports injuries. *Clin Sports Med*. 2005; 24: 57-70.
13. Kuijt MT, Inklaar H, Gouttebarge V, Frings-Dresen MH. Knee and ankle osteoarthritis in former elite soccer players: a systematic review of the recent literature. *J Sci Med Sport*. 2012; 15: 480-7.
14. Lofvenberg R, Karrholm J, Lund B. The outcome of non-operated patients with chronic lateral instability of the ankle: a 20-year follow-up study. *Foot Ankle Int*. 1994; 15: 165-9.
15. Magerkurth O, Frigg A, Hintermann B, Dick W, Valderrabano V. Frontal and lateral characteristics of the osseous configuration in chronic ankle instability. *Br J Sports Med*. 2010; 44: 568-72.
16. Mandarakas M1, Pourkazemi F, Sman A, Burns J, Hiller CE. Systematic review of chronic ankle instability in children. *J Foot Ankle Res*. 2014; 7: 21.
17. Martin RL, Davenport TE, Paulseth S, Wukich DK, Godges JJ, Orthopaedic Section American Physical Therapy Association. Ankle stability and movement coordination impairments: ankle ligament sprains. *J Orthop Sports Phys Ther*. 2013; 43: A1-40.
18. McKay GD, Goldie PA, Payne WR, Oakes BW. Ankle injuries in basketball: injury rate and risk factors. *Br J Sports Med*. 2001; 35: 103-8.
19. Morrison KE, Kaminski TW. Foot characteristics in association with inversion ankle injury. *J Athl Train*. 2007; 42: 135-42.
20. Murray-Leslie CF, Lintott DJ, Wright V. The knees and ankles in sport and veteran military parachutists. *Ann Rheum Dis*. 1977; 36: 327-31.
21. Pourkazemi F, Hiller CE, Raymond J, Nightingale EJ, Refshauge KM. Predictors of chronic ankle instability after an index lateral ankle sprain: a systematic review. *J Sci Med Sport*. 2014; 17: 568-73.
22. Richmond SA, Fukuchi RK, Ezzat A, Schneider K, Schneider G, Emery CA. Are joint injury, sport activity, physical activity, obesity, or occupational activities predictors for osteoarthritis? A systematic review. *J Orthop Sports Phys Ther*. 2013; 43: 515-B19.
23. Saltzman CL, Salamon ML, Blanchard GM, Huff T, Hayes A, Buckwalter JA, Amendola A. Epidemiology of ankle arthritis: report of a consecutive series of 639 patients from a tertiary orthopaedic center. *Iowa Orthop J*. 2005; 25: 44-6.
24. Simon J, Donahue M, Docherty C. Development of the identification of functional ankle instability. *Foot Ankle Int*. 2012; 33: 755-63.
25. Simon J, Hall E, Docherty C. Prevalence of chronic ankle instability and associated symptoms in university dance majors: an exploratory study. *J Dance Med Sci*. 2014; 18: 178-84.
26. Simon J, Donahue M, Docherty CL. Critical review of self-reported functional ankle instability measures: a follow up. *Phys Ther Sport*. 2014; 15: 97-100.
27. Smith RW, Reischl SF. Treatment of ankle sprains in young athletes. *Am J Sports Med*. 1986; 14: 465-71.
28. Sugimoto K, Takakura Y, Okahashi K, Samoto N, Kawate K, Iwai M. Chondral injuries of the ankle with recurrent lateral instability: an arthroscopic study. *J Bone Joint Surg Am*. 2009; 91: 99-106.
29. Valderrabano V, Horisberger M, Russell I, Dougall H, Hintermann B. Etiology of ankle osteoarthritis. *Clin Orthop Relat Res*. 2009; 467: 1800-6.
30. Valderrabano V, Hintermann B, Horisberger M, Fung TS. Ligamentous posttraumatic ankle osteoarthritis. *Am J Sports Med*. 2006; 34: 612-20.
31. van Middelkoop M, van Rijn RM, Verhaar JAN, Koes BW, Bierma-Zeinstra SMA. Re-sprains during the first 3 months after initial ankle sprain are related to incomplete recovery: an observational study. *J Physiother*. 2012; 58: 181-8.
32. van Ochten JM, Mos MC, van Putte-Katier N, Oei EH, Bindels PJ, Bierma-Zeinstra SM, van Middelkoop M. Structural abnormalities and persistent complaints after an ankle sprain are not associated: an observational case control study in primary care. *Br J Gen Pract*. 2014; 64(626): e545-53.
33. Wheaton MT, Jensen N. The ligament injury connection to osteoarthritis. *Journal of Prolotherapy*. 2010; 2: 294-304.
34. Yeung MS, Chan KM, So CH, Yuan WY. An epidemiological survey on ankle sprain. *Br J Sports Med*. 1994; 28: 112-6.

〈三浦　遼平〉

8. 病態

はじめに

足関節捻挫は高頻度に発生するスポーツ外傷で、後に慢性足関節不安定症（chronic ankle instability：CAI）や変形性足関節症（ankle osteoarthritis：足 OA）に移行することが知られている。CAI の主訴である疼痛や不安定感などの機能障害は、日常生活やスポーツ活動に制限をきたす要因となる。したがって、CAI や足 OA の病態を理解することは適切なリハビリテーションプログラムを構築するうえで重要である。本項では CAI や足 OA の病態に関する文献をレビューし、現状と今後の課題について整理する。

A. 文献検索方法

文献検索には PubMed を使用した。「chronic ankle instability」「ankle osteoarthritis」をキーワードに検索した結果それぞれ 354 編、189 編、計 543 編であった。そのなかから、①言語が英語であること、②過去 10 年以内に公表されていること、③CAI および足 OA に関する論文であることを条件に抽出し、レビュー論文・引用論文からのハンドサーチも加え、最終的に 62 編の論文を引用した。

B. 慢性足関節不安定症の病態

これまで CAI に関していくつかの病態モデルが提唱されてきたが[26,27]、本項では Hertel[26] のモデルに基づいて整理する（図 7-1 参照）。CAI は構造的不安定性と機能的不安定性が複雑に絡み合った病態を呈する。

1. 構造的不安定性

構造的不安定性（mechanical ankle instability：MAI）には病的弛緩性、キネマティクス異常、滑膜変化、関節変性が含まれる。

1）病的弛緩性

生体における病的弛緩性は、一般的に前方引き出しテストや距骨傾斜テストのような徒手検査、X 線検査、超音波、CT、MRI、arthrometer などによって評価される[55]。超音波は体表から測定できる非侵襲的な方法であり、靱帯や腱の動的評価が可能である。CT は X 線では判別できない骨病変や骨がオーバーラップしている部分の評価に有効である。MRI は靱帯複合体損傷、足根洞障害、腓骨腱、軟骨損傷など軟部組織の評価に有効とされ、Crim ら[13] は外科的治療を必要とした CAI 患者 46 名 47 足の術前 MRI の結果、すべての足で前距腓靱帯を含む複数の靱帯損傷を認めたことを報告した。Arthrometer は非 X 線撮影での足関節の弛緩性を計測する機器であり、屍体研究では距骨偏位の描出に有効であるとされた[45]。一方、Lin ら[41] は足関節の粘弾性を用いた病的弛緩性の測定法を提案した。彼らは、片側性内反捻挫群 15 名、対照群 15 名を対象に、前方引き出し計測器による足関節粘弾性の結果と、機能的不安定性の評価指標である Cumberland Ankle Instability Tool（CAIT）スコアとの関連

8. 病態

を調査した．その結果，内反捻挫の既往を有する足は，健側や対照群と比較して足関節粘弾性指数が有意に高く，CAITスコアが有意に低かった．また，足関節粘度と機能的不安定性の重症度の間には中等度の相関を認めた（r＝−0.64）．以上より，CAIでは靱帯を含む軟部組織の損傷によって病的弛緩性を有する可能性があり，その評価には一般的な画像診断や徒手検査に加え，足関節粘弾性の測定などが用いられる．

2）関節キネマティクス異常

CAIでは足関節背屈可動域や腓骨アライメントなどの静的なアライメント異常を認めることが報告された．Kobayashiら[37]は大学生アスリートを対象とした前向きコホート研究の結果から，荷重位の足関節背屈可動域が41°未満または49.5°以上の者は，41〜49.5°の者と比べて足関節捻挫再発のリスクが高いことを示した（**図8-1**）．CAIにおける腓骨のアライメント異常についてはさまざまな二次元解析による結果が示されているが，測定方法の違いなどから一致した見解は得られていない[7, 22, 32, 60]（**表8-1**）．Kobayashiら[34]は片側性CAI患者17名における三次元的な腓骨アライメントを健側と比較し，CAI側では脛骨に対して腓骨が有意に外方偏位していることを示した．このように，CAI患者では静的なアライメントの異常や可動域異常などが生じており，それが将来的な足関節捻挫再発の原因となっている可能性がある．

CAIを対象として，体表マーカーを用いた種々の動作の三次元解析も行われてきた（**表8-2**）[8, 11, 16, 20, 33, 38, 44]．これらの研究では，ターンやカッティング動作では，健常群とCAI群で足関節キネマティクスに有意な差を認めず，歩行やジョギング，片脚着地の接地前後で足関節が有意に内反することが示された．De Ridderら[15]は，6つのセグメント（下腿，後足部，中足部，前足部

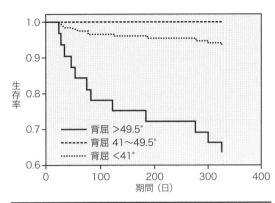

図8-1 足関節背屈可動域別の生存率曲線（文献37より引用）
荷重位足関節背屈可動域が41°未満または49.5°以上の者は，41〜49.5°の者と比べて足関節捻挫再発のリスクが高い．

表8-1 CAIにおける腓骨のアライメント異常

報告者	ランドマーク	結果
Erenら[22]	内果の前縁と腓骨の前縁	後方偏位
Hubbardら[32]	遠位脛骨の前縁と遠位腓骨の前縁	前方偏位
Wikstromら[62]	脛骨の最も前縁と距骨ドームの最も前縁	健常群と有意差なし
Bozkurtら[6]	遠位脛腓骨接合部のレベルでの腓骨の後部と脛骨の後部	後方にある群において腓骨のねじれや回転角度が増加

表8-2 CAIにおける関節キネマティクス異常

報告者	動作	結果
Chinnら[11]	歩行	歩行周期を通じて足関節底屈位
Delahuntら[16]	歩行	床面接地時に足関節内反位
Monaghanら[44]	歩行	床面接地時に足関節内反位
Chinnら[11]	ジョギング	床面接地時に足関節内反位
Drewesら[20]	ジョギング	床面接地時に足関節内反位，背屈減少
Delahuntら[16]	片脚着地	床面接地時に足関節内反位，背屈減少
Brownら[8]	片脚着地	健常群と有意差なし
Kippら[33]	片脚着地	床面接地時に足関節底屈位
Koshinoら[38]	ターン，カッティング	健常群と有意差なし

第3章 慢性足関節不安定症・捻挫後遺症・変形性足関節症

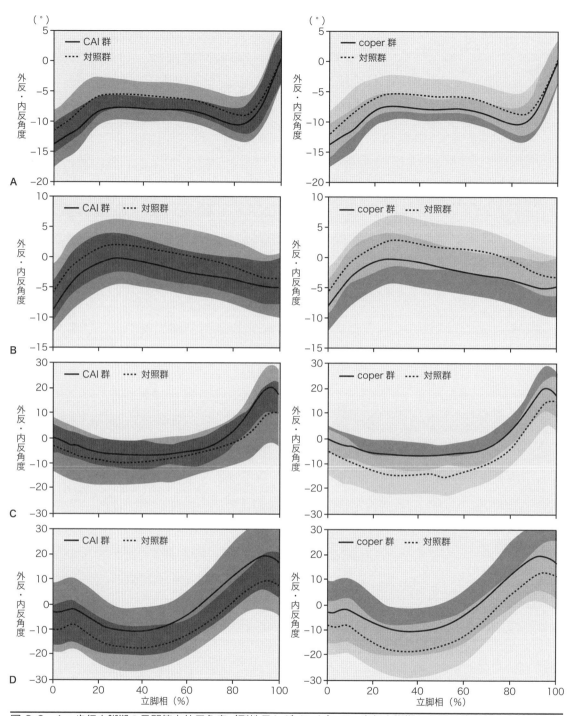

図 8-2　A：歩行立脚期の足関節内外反角度（剛性足セグメント），B：走行立脚期における後足部の内外反角度，C：歩行立脚期における前足部内側の内外反角度，D：走行立脚期における前足部内側の内外反角度（文献 15 より引用）

アミかけは標準偏差を表わし，CAI 群と対照群のグラフでは対照群，CAI 群，対照群と CAI 群が重なった部分の順で濃いアミとなっている。coper 群と対照群のグラフでは対照群，coper 群と対照群が重なった部分，coper 群の順で濃いアミとなっている。

内側，前足部外側，母趾）から構成されるゲントフットモデルを使用してCAI群29名，内反捻挫の既往はあるが不安定性を認めないcoper群24名，対照群24名の3群における歩行・走行時の足部・足関節キネマティクスを評価した（**図8-2**）。その結果，対照群と比較して，CAI群・coper群は走行時の立脚中～後期において後足部がより外反し，前足部内側が歩行・走行ともに立脚中～後期でより内反していた。このように，CAIはさまざまな動作において健常とは異なる足部・足関節キネマティクスを呈することが示されており，これらの異常キネマティクスと足関節捻挫再発との関連性の検証が必要と考えられる。

近年，微細な関節運動の解析が可能な3D-to-2D registration法を用いた動作中の異常キネマティクスの論文が公表された。Caputoら[9]は片側性前距腓靱帯損傷患者9名を対象に荷重増加に伴う距腿関節キネマティクスを解析し，前距腓靱帯損傷側では健常側と比較して距腿関節の前方移動および内旋が有意に増加するとした。また，Kobayashiら[35]は片側性CAI患者14名を対象に，荷重下足関節底背屈20°位における足部内旋運動中の距腿関節・距骨下関節のキネマティクスを解析し，足関節底屈・内旋時にCAI側における距腿関節の前方移動および距骨下関節の内旋が有意に増加することを示した。これらの結果より，CAIでは距腿関節のみならず，距骨下関節にも異常キネマティクスが存在する可能性が考えられる。

3）滑膜変化と関節変性

関節鏡およびMRI画像を用いたいくつかのケースシリーズの結果から，CAIを有する足関節では滑膜炎や軟部組織の衝突，遊離体，骨軟骨病変，骨棘形成などの関節内病変を認めることが示された[1, 12, 29]。しかしながら，他の構造的不安定性の病態である病的弛緩性や異常キネマティクス

表8-3 CAIにおける運動覚の測定方法と結果

報告者	測定方法	結果
Garnら[25]	プラットホーム	内反にて有意に低下
Lentellら[39]		
Forkinら[23]		
Refshaugeら[48]	運動制御フットプレート	外反にて有意に低下
de Noronhaら[14]		健常群と差なし
Refshaugeら[49]		健常群と差なし
Hubbardら[30]	Threshold-to-detection of passive motion	健常群と差なし

と関節内病変の関連性や関節内病変が足関節捻挫再発に及ぼす影響は不明である。

2. 機能的不安定性

機能的不安定性（functional ankle instability：FAI）に関連する病態としては，固有感覚障害や神経筋制御障害，姿勢制御障害，筋力低下があげられる。これらの病態に関して，近年公表されたメタ分析の結果を中心に整理する。

1）固有感覚障害

固有感覚障害には関節位置覚・運動覚・力覚が含まれる。関節位置覚障害に関しては，メタ分析による結果が示された[43]。このシステマティックレビューにおいて取り込まれた論文は2010年7月31日までに公表され，CAI患者を対象としたエビデンスレベルIIIの研究10編であった。採択された10編のデータを統合した結果，対照群や健側と比較して，CAI側では足関節内反方向の関節位置覚が低下することが示された[43]。その後，Witchallsら[61]はFAI群13名，健常群8名を対象とし，能動運動範囲識別装置にて，立位での足関節内反自動運動と内反傾斜したフットプレート上を歩行した際の関節位置覚を測定し，FAI群において関節位置覚が低下することを示した。

運動覚の測定はプラットフォームを用いた方法

が主流だったが，近年，フットプレートにより測定されることが多い．Hubbardら[30]は，対象者が他動運動を感知するまでの時間を検出することで運動覚の閾値を測定する方法としてthreshold-to-detection of passive motionを提案した．これらの研究を整理すると，プラットフォームを用いた研究ではCAI患者で有意に足関節内反方向の運動覚低下を認めるが，フットプレートを用いた近年の研究では有意差は認められない[14,23,25,30,39,48,49]（**表8-3**）．

力覚は主に足関節外がえしの最大等尺性随意収縮筋力を測定し，それに対して規定された割合（10％，30％）の力を出力する際の誤差を検出することで判定される．Dochertyら[17]は健常群13名，CAI群47名を対象に，Arnoldら[2]はCAI群20名を対象に，CAIと力覚低下の関連性を調査した．結果，どちらの研究においてもCAIで有意な力覚低下を認めた．また，Wrightら[62]の研究（CAI群32名，健常群32名）においても，絶対値の比較からCAI群で有意に力覚が低下していると結論づけられた．

以上より，CAIでは関節位置覚や運動覚，力覚といった固有感覚に障害を有すると考えられるが，運動覚や力覚を調査した研究は少なく，さらなる検証が必要である．

2）神経筋制御障害

神経筋制御障害は足関節周囲筋（主に足関節外反筋である腓骨筋）の筋反応時間や筋活動量の測定によって分析される．近年，CAIにおける腓骨筋反応時間のシステマティックレビューが公表された[28]．この研究において取り込まれた論文は，2013年1月1日までに公表され，CAI患者を対象としたエビデンスレベルⅢの研究23編だった．メタ分析の結果，対照群や健側と比較してCAI側では腓骨筋の反応が有意に遅延した．このシステマティックレビュー公表後，いくつかの神経筋制御障害に関する研究が報告された．Donahueら[18]は40名のCAI群と健常群を対象に，歩行動作中に足関節を内反させた際の腓骨筋反応時間を比較し，CAI群における有意な腓骨筋反応時間の遅延を報告した．Dundasら[21]はCAITを用いて対象をCAI群11名，coper（足関節捻挫既往があるが無症状のもの）群9名，対照群13名に分類し，歩行および降段時の前脛骨筋・腓骨筋活動量を比較した．その結果，coper群は降段時の接地前後に他の群よりも有意に前脛骨筋活動量が増加したが，一方でCAI群では同様の結果を認めなかった．よって，coper群では再受傷を防ぐための代償的な神経筋制御を有するが，CAI群では代償性制御機構が妨げられている可能性が指摘された．以上より，CAIにおいて腓骨筋の反応時間が遅延するという点に関しては，一致した見解が得られている．

3）姿勢制御障害

姿勢制御障害は，片脚立位などの規定された姿勢を保持する静的な評価法とstar excursion balance test（SEBT）などの動的な評価法が用いられる．姿勢制御能力に関するメタ分析の結果を示す[3]．この研究において取り込まれた論文は2007年11月までに公表されCAI患者を対象としたエビデンスレベルⅢの研究23編である．これらの研究では，主に片脚立位姿勢における足圧中心（center of pressure：COP）の移動量，移動速度，移動範囲，移動時間などをもとに静的姿勢制御が評価され，SEBTやtime to stabilization（TTS）などを用いて動的姿勢制御が評価された．メタ分析の結果，対照群や健側と比較してCAI側では有意に静的および動的な姿勢制御の低下を認めた．また，2010年に公表されたシステマティックレビュー[59]では，CAI患者の患側だけでなく健側でも対照群と比較して静的な姿勢制御能力が低下することが示された．

これらのシステマティックレビュー公表以降の研究を整理する。Chenら[10]はFAI群11名，MAI群15名，対照群14名を対象に，COP変化量（内外側方向，前後方向の平均移動距離）を比較し，MAI群が他の2群よりも有意にCOP変化量が大きいと報告した。またdos Santosら[19]は，CAI群21名，健常群21名を対象にキック動作時の軸脚（足関節中間位，足関節15°底屈・30°内反位の片脚立位）においてCOP変化量（移動量，移動範囲，移動速度）を比較し，CAI群の有意な減少を認めたが，姿勢制御能力低下による代償の結果と結論づけた。動的な姿勢制御能力に関して，Wikstromら[58]はCAI群20名，coper群20名，対照群20名を対象に，歩行中のストップ動作におけるdynamic postural stability index（前後方向，内外側方向，垂直方向の床反力の変化量を対象者の体重を考慮し数値化したもの）を比較し，CAI群における高スコアを報告した。またLevinら[40]は，CAI群40名，対照群20名を対象に，両脚立位から片脚立位へ移行する際のTTSを測定し，CAI群で有意にTTSが長いことを示した。以上より，近年の研究においても一様にCAI患者における静的・動的姿勢制御能力の低下が報告され，さまざまな評価指標におけるカットオフ値も示されていることから[42]（**表8-4**），今後臨床での応用が期待される。

4）筋力低下

CAI患者において，足関節周囲筋，なかでも足関節外反筋力の低下を認めるとする研究は多い。2009年に公表されたCAI患者における足関節外反筋力のシステマティックレビューでは，2007年11月までに公表され，CAI患者を対象としたエビデンスレベルIIIの研究11編が採択された[4]。メタ分析の結果，対照群や健側と比較して，CAI側では求心性外反筋力の低下を認め

表8-4 Postural-stability testのカットオフ値（文献42より改変）

測定方法	カットオフ値	感度	特異度
Balance error scoring system（＞失敗回数）			
全体	14	0.47	0.12
片脚立位（硬い面）	3	0.53	0.18
前後揃え立位（硬い面）	1	0.65	0.53
前後揃え立位（柔らかい面）	5	0.29	0.06
タイムインバランステスト（＜秒）	25.89	0.82	0.35
フットリフトテスト（＞点）	5	0.76	0.53
圧中心			
楕円範囲（95％信頼区間）（＞cm²）	3.05	0.82	0.53
四角範囲（max前後－max内外）（＞cm²）	15.39	0.94	0.06
速度（＞cm/s）	1.56	0.76	0.35
前後方向速度（＞cm/秒）	1.41	0.88	0.59
内外方向速度（＞cm/秒）	1.86	0.53	0.35
前後方向可動域（＞cm）	0.34	0.88	0.59
内外方向可動域（＞cm）	0.30	0.82	0.59
前後方向可動域標準偏差（＞cm）	0.42	0.88	0.65
内外方向可動域標準偏差（＞cm）	0.33	0.94	0.77
Time to boundary（＜秒）			
前後方向平均値の最小	7.10	0.83	0.53
内外方向平均値の最小	2.48	0.82	0.71
前後方向絶対値の最小	1.53	0.94	0.82
内外方向絶対値の最小	0.57	0.88	0.77
前後方向標準偏差	3.78	0.71	0.29
内外方向標準偏差	1.56	0.65	0.18
Star excursion balance test（＜cm/leg）			
前内方向リーチ距離	0.86	0.76	0.47
内方向リーチ距離	0.91	0.59	0.29
後内方向リーチ距離	0.91	0.65	0.29
サイドホップテスト（＞秒）	12.88	0.65	0.18
フィギュア8ホップテスト（＞秒）	17.36	0.47	0.12

ることが示された。一方で，外反以外の運動方向の筋力に有意な低下は認めなかった。Negahbanら[46]はCAI群20名，健常群20名を対象に等速性筋力測定機器（Biodex）を用いて遠心性足関節筋力を比較した。その結果，CAI群では有意に遠心性足関節底屈筋力の低下を認めたが，そ

第3章 慢性足関節不安定症・捻挫後遺症・変形性足関節症

表 8-5 CAI 患者における股関節筋力低下についての研究

報告者	筋力測定方法	結果
Negahban ら[46]	Biodex	健側に対して CAI 側の股関節屈曲遠心性筋力低下
Hubbard ら[31]	HHD	健常者に対して CAI 患者の股関節伸展・外転等尺性筋力低下
Friel ら[24]	HHD	健側に対して CAI 側の股関節外転等尺性筋力低下

表 8-6 変形性足関節症の病期分類（文献 54 より引用）

ステージ 1	関節裂隙の狭小化はない 早期硬化 骨棘形成
ステージ 2	内側関節裂隙の狭小化がみられる
ステージ 3	内側に軟骨下骨の接触 関節裂隙の閉塞
ステージ 4	完全に骨が接触 関節裂隙全体の閉塞

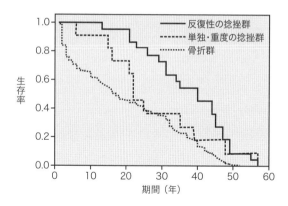

図 8-3 骨折群，単独・重度の捻挫群，反復性の捻挫群が足関節 OA の診断にいたるまでの生存率曲線（文献 57 より引用）

の他の運動方向には有意な筋力差を認めなかった．その他，CAI 患者の股関節周囲筋力を健常者と比較した研究もいくつか存在する[24, 31, 46]（**表 8-5**）．しかし，これらの研究間で CAI 患者における股関節外転・伸展・屈曲筋力について一致した見解は得られていない．また，膝関節屈曲・伸展筋力に関しても検討されたが，CAI 群における有意な低下は認めなかった[46]．CAI 患者では求心性足関節外反筋力の低下を認めると考えられるが，今後，他の運動様式や他関節の筋力に関するさらなる研究が必要である．

C. 変形性足関節症（足 OA）の病態

一般的に足 OA の病期は単純 X 線画像から 4 つのステージに分類される（**表 8-6**）[54]．関節裂隙の狭小化は認めないが，早期硬化や骨棘形成を認めるものをステージ 1，内側関節裂隙の狭小化を認めるものをステージ 2，内側に軟骨下骨の接触があり，関節裂隙の閉塞を認めるものをステージ 3，完全に骨が接触し，関節裂隙全体の閉塞を認めるものをステージ 4 と分類する．

1. 足関節捻挫後の足 OA

足 OA は足関節外傷後の患者に最も多くみられ，足 OA のおよそ 80％を外傷後の二次性 OA が占める[56]．一方，リウマチなどの関節炎から二次的に生じるものや特発性に発症する一次性 OA の占める割合は小さい．足関節靱帯損傷は足 OA につながる外傷のなかで 2 番目に多い[57]．足関節捻挫後に CAI や足 OA に移行する例は多く，足関節捻挫の初発から足 OA 罹患までの期間は 20〜30 年程度とされる[57]．Valderrabano ら[57] は，足 OA 患者 247 名を対象とした後ろ向きコホート研究において，足関節捻挫の重症度や回数と足 OA 発症までの期間との関係を分析した．その結果，単独・重度の捻挫群が反復性の捻挫群より足 OA 発症までの期間が短く（単独・重度の捻挫群：平均 26 年，反復性の捻挫群：平均 38 年），捻挫の再発よりも重症度が早期 OA 発症と関係する可能性が示唆された（**図 8-3**）．しかしながら，この研究における重症度や捻挫再発の定義に関する詳細は不明であり，結果の解釈

2. 関節キネマティクス異常と足 OA

いくつかの研究によって，足関節捻挫による外側靱帯損傷が関節キネマティクスの異常を招き，将来的な足 OA 発症と関連する可能性が報告された。屍体研究では前距腓靱帯や踵腓靱帯の切除により，距骨の前方移動や内旋の増大[5, 50, 52, 53]に加え，距骨内側の接触圧が増大することが示された[47, 51]。生体での研究では，Bischof ら[6]が三次元 MRI 骨モデルとフルオロスコピーを使用した 3D-to-2D registration 法を用いて片側性 CAI 患者 7 名を対象に距腿関節の接触領域と各部位の関節軟骨の歪みを測定した。その結果，CAI 足では接触領域が距骨の前方かつ内側に偏位し，関節軟骨の歪みが増大した。また，Kobayashi ら[36]は，三次元 CT 骨モデルとフルオロスコピーを用いた 3D-to-2D registration 法にて，CAI 足では足関節内旋時に距腿関節面の近接部位が内側に偏位することを示した。これらの研究で示された関節面の接触領域や関節軟骨の歪みの変化は，一般的に認められる足 OA の病変部位と一致しており，CAI 患者におけるキネマティクスおよびコンタクトキネマティクスの変化が将来的な足 OA につながることが推測される。

D. まとめ

本項では，CAI の病態について構造的不安定性と機能的不安定性に分けて関連因子について整理した。また，足関節捻挫後の足 OA の病態に関してまとめた。CAI の定義が確立されたのが比較的最近であり，現状では CAI の病態について一致した見解が得られていない。今後は統一された基準における CAI の病態に関する研究が蓄積されていくことで，新たな知見が得られると思われる。足 OA の発生に焦点を当てた前向き研究はほとんど存在せず，現時点では CAI と足 OA の関係についてのエビデンスは不十分である。足関節捻挫から足 OA 発症までの期間が非常に長いことも前向き研究を困難とさせる一因であると考えられる。

1. すでに真実として承認されていること

- 前距腓靱帯や踵腓靱帯の損傷により足関節の病的弛緩性が増大する。
- CAI 患者では歩行やジャンプ着地動作の接地前後で足関節の異常キネマティクスを認める。
- CAI 患者では足関節内反方向の関節位置覚の低下，腓骨筋反応時間の遅延，静的および動的姿勢制御障害，求心性足関節外反筋力の低下を認める。

2. 議論の余地はあるが，今後の重要な研究テーマとなること

- 荷重位足関節背屈可動域の異常が足関節捻挫再発と関連する。
- CAI 患者では腓骨のアライメント異常を認める。
- CAI 患者では足関節の力覚が低下する。
- CAI 患者では股関節周囲筋力が低下する。
- CAI 足では足 OA の病変部位に一致したバイオメカニクス変化が生じる。
- 重度な足関節捻挫が足 OA の早期発症につながる。

E. 今後の課題

- 足関節の病的弛緩性や異常キネマティクスが関節内病変に与える影響。
- CAI 患者を対象とした標準的な運動覚評価法の確立。
- CAI 患者を対象とした姿勢制御検査における臨床的に有用なカットオフ値の確立。

第3章 慢性足関節不安定症・捻挫後遺症・変形性足関節症

- CAI患者を対象とした股・膝関節周囲筋力に関する検討。
- 健常者，CAI患者，足OA患者を対象としたバイオメカニクス研究や軟骨損傷に関する研究。

文 献

1. Alparslan L, Chiodo CP. Lateral ankle instability: MR imaging of associated injuries and surgical treatment procedures. *Semin Musculoskelet Radiol*. 2008; 12: 346-58.
2. Arnold BL, Docherty CL. Low-load eversion force sense, self-reported ankle instability, and frequency of giving way. *J Athl Train*. 2006; 41: 233-8.
3. Arnold BL, De La Motte S, Linens S, Ross SE. Ankle instability is associated with balance impairments: a meta-analysis. *Med Sci Sports Exerc*. 2009; 41: 1048-62.
4. Arnold BL, Linens SW, de la Motte SJ, Ross SE. Concentric evertor strength differences and functional ankle instability: a meta-analysis. *J Athl Train*. 2009 ; 44: 653-62.
5. Bahr R, Pena F, Shine J, Lew WD, Lindquist C, Tyrdal S, Engebretsen L. Mechanics of the anterior drawer and talar tilt tests. A cadaveric study of lateral ligament injuries of the ankle. *Acta Orthop Scand*. 1997; 68: 435-41.
6. Bischof JE, Spritzer CE, Caputo AM, Easley ME, DeOrio JK, Nunley JA 2nd, DeFrate LE. In vivo cartilage contact strains in patients with lateral ankle instability. *J Biomech*. 2010; 43: 2561-6.
7. Bozkurt M, Apaydin N, Tonuk E, Isik C, Cay N, Kartal G, Acar HI, Tubbs SR. Impact of fibular torsion and rotation on chronic ankle instability. *Foot Ankle Surg*. 2014; 20: 125-9.
8. Brown C, Bowser B, Simpson KJ. Movement variability during single leg jump landings in individuals with and without chronic ankle instability. *Clin Biomech (Bristol, Avon)*. 2012; 27: 52-63.
9. Caputo AM, Lee JY, Spritzer CE, Easley ME, DeOrio JK, Nunley JA 2nd, DeFrate LE. In vivo kinematics of the tibiotalar joint after lateral ankle instability. *Am J Sports Med*. 2009; 37: 2241-8.
10. Chen H, Li HY, Zhang J, Hua YH, Chen SY. Difference in postural control between patients with functional and mechanical ankle instability. *Foot Ankle Int*. 2014; 35: 1068-74.
11. Chinn L, Dicharry J, Hertel J. Ankle kinematics of individuals with chronic ankle instability while walking and jogging on a treadmill in shoes. *Phys Ther Sport*. 2013; 14: 232-9.
12. Choi WJ, Lee JW, Han SH, Kim BS, Lee SK. Chronic lateral ankle instability: the effect of intra-articular lesions on clinical outcome. *Am J Sports Med*. 2008; 36: 2167-72.
13. Crim JR, Beals TC, Nickisch F, Schannen A, Saltzman CL. Deltoid ligament abnormalities in chronic lateral ankle instability. *Foot Ankle Int*. 2011; 32: 873-8.
14. de Noronha M, Refshauge KM, Kilbreath SL, Crosbie J. Loss of proprioception or motor control is not related to functional ankle instability: an observational study. *Aust J Physiother*. 2007; 53: 193-8.
15. De Ridder R, Willems T, Vanrenterghem J, Robinson M, Pataky T, Roosen P. Gait kinematics of subjects with ankle instability using a multisegmented foot model. *Med Sci Sports Exerc*. 2013; 45: 2129-36.
16. Delahunt E, Monaghan K, Caulfield B. Altered neuromuscular control and ankle joint kinematics during walking in subjects with functional instability of the ankle joint. *Am J Sports Med*. 2006; 34: 1970-6.
17. Docherty CL, Arnold BL, Hurwitz S. Contralateral force sense deficits are related to the presence of functional ankle instability. *J Orthop Res*. 2006; 24: 1412-9.
18. Donahue MS, Docherty CL, Riley ZA. Decreased fibularis reflex response during inversion perturbations in FAI subjects. *J Electromyogr Kinesiol*. 2014; 24: 84-9.
19. dos Santos MJ, Gorges AL, Rios JL. Individuals with chronic ankle instability exhibit decreased postural sway while kicking in a single-leg stance. *Gait Posture*. 2014; 40: 231-6.
20. Drewes LK, McKeon PO, Kerrigan DC, Hertel J. Dorsiflexion deficit during jogging with chronic ankle instability. *J Sci Med Sport*. 2009; 12: 685-7.
21. Dundas MA, Gutierrez GM, Pozzi F. Neuromuscular control during stepping down in continuous gait in individuals with and without ankle instability. *J Sports Sci*. 2014; 32: 926-33.
22. Eren OT, Kucukkaya M, Kabukcuoglu Y, Kuzgun U. The role of a posteriorly positioned fibula in ankle sprain. *Am J Sports Med*. 2003; 31: 995-8.
23. Forkin DM, Koczur C, Battle R, Newton RA. Evaluation of kinesthetic deficits indicative of balance control in gymnasts with unilateral chronic ankle sprains. *J Orthop Sports Phys Ther*. 1996; 23: 245-50.
24. Friel K, McLean N, Myers C, Caceres M. Ipsilateral hip abductor weakness after inversion ankle sprain. *J Athl Train*. 2006; 41: 74-8.
25. Garn SN, Newton RA. Kinesthetic awareness in subjects with multiple ankle sprains. *Phys Ther*. 1988; 68: 1667-71.
26. Hertel J. Functional anatomy, pathomechanics, and pathophysiology of lateral ankle instability. *J Athl Train*. 2002; 37: 364-75.
27. Hiller CE, Kilbreath SL, Refshauge KM. Chronic ankle instability: evolution of the model. *J Athl Train*. 2011; 46: 133-41.
28. Hoch MC, McKeon PO. Peroneal reaction time after ankle sprain: a systematic review and meta-analysis. *Med Sci Sports Exerc*. 2014; 46: 546-56.
29. Hua Y, Chen S, Li Y, Chen J, Li H. Combination of modified Brostrom procedure with ankle arthroscopy for chronic ankle instability accompanied by intra-articular symptoms. *Arthroscopy*. 2010; 26: 524-8.
30. Hubbard TJ, Kaminski TW. Kinesthesia is not affected by functional ankle instability status. *J Athl Train*. 2002; 37: 481-6.
31. Hubbard TJ, Kramer LC, Denegar CR, Hertel J. Contributing factors to chronic ankle instability. *Foot Ankle Int*. 2007; 28: 343-54.
32. Hubbard TJ, Hertel J, Sherbondy P. Fibular position in individuals with self-reported chronic ankle instability. *J Orthop Sports Phys Ther*. 2006; 36: 3-9.
33. Kipp K, Palmieri-Smith RM. Principal component based analysis of biomechanical inter-trial variability in individuals with chronic ankle instability. *Clin Biomech (Bristol,*

34. Kobayashi T, Suzuki E, Yamazaki N, Suzukawa M, Akaike A, Shimizu K, Gamada K. Fibular malalignment in individuals with chronic ankle instability. *J Orthop Sports Phys Ther*. 2014; 44: 872-8.
35. Kobayashi T, Saka M, Suzuki E, Yamazaki N, Suzukawa M, Akaike A, Shimizu K, Gamada K. *In vivo* kinematics of the talocrural and subtalar joints during weightbearing ankle rotation in chronic ankle instability. *Foot Ankle Spec*. 2014; 7: 13-9.
36. Kobayashi T, Suzuki E, Yamazaki N, Suzukawa M, Akaike A, Shimizu K, Gamada K. *In Vivo* talocrural joint contact mechanics with functional ankle instability. *Foot Ankle Spec*. 2015; 8: 445-53.
37. Kobayashi T, Yoshida M, Yoshida M, Gamada K. Intrinsic predictive factors of noncontact lateral ankle sprain in collegiate athletes: a case-control study. *Orthop J Sports Med*. 2013; 1: 2325967113518163.
38. Koshino Y, Yamanaka M, Ezawa Y, Ishida T, Kobayashi T, Samukawa M, Saito H, Takeda N. Lower limb joint motion during a cross cutting movement differs in individuals with and without chronic ankle instability. *Phys Ther Sport*. 2014; 15: 242-8.
39. Lentell G, Baas B, Lopez D, McGuire L, Sarrels M, Snyder P. The contributions of proprioceptive deficits, muscle function, and anatomic laxity to functional instability of the ankle. *J Orthop Sports Phys Ther*. 1995; 21: 206-15.
40. Levin O, Van Nevel A, Malone C, Van Deun S, Duysens J, Staes F. Sway activity and muscle recruitment order during transition from double to single-leg stance in subjects with chronic ankle instability. *Gait Posture*. 2012; 36: 546-51.
41. Lin CY, Kang JH, Wang CL, Shau YW. Relationship between viscosity of the ankle joint complex and functional ankle instability for inversion ankle sprain patients. *J Sci Med Sport*. 2015; 18: 128-32.
42. Linens SW, Ross SE, Arnold BL, Gayle R, Pidcoe P. Postural-stability tests that identify individuals with chronic ankle instability. *J Athl Train*. 2014; 49: 15-23.
43. McKeon JM, McKeon PO. Evaluation of joint position recognition measurement variables associated with chronic ankle instability: a meta-analysis. *J Athl Train*. 2012; 47: 444-56.
44. Monaghan K, Delahunt E, Caulfield B. Ankle function during gait in patients with chronic ankle instability compared to controls. *Clin Biomech (Bristol, Avon)*. 2006; 21: 168-74.
45. Nauck T, Lohrer H, Gollhofer A. Evaluation of arthrometer for ankle instability: a cadaveric study. *Foot Ankle Int*. 2010; 31: 612-8.
46. Negahban H, Moradi-Bousari A, Naghibi S, Sarrafzadeh J, Shaterzadeh-Yazdi MJ, Goharpey S, Etemadi M, Mazaheri M, Feizi A. The eccentric torque production capacity of the ankle, knee, and hip muscle groups in patients with unilateral chronic ankle instability. *Asian J Sports Med*. 2013; 4: 144-52.
47. Omori G, Kawakami K, Sakamoto M, Hara T, Koga Y. The effect of an ankle brace on the 3-dimensional kinematics and tibio-talar contact condition for lateral ankle sprains. *Knee Surg Sports Traumatol Arthrosc*. 2004; 12: 457-62.
48. Refshauge KM, Kilbreath SL, Raymond J. Deficits in detection of inversion and eversion movements among subjects with recurrent ankle sprains. *J Orthop Sports Phys Ther*. 2003; 33: 166-73; discussion 173-6.
49. Refshauge KM, Kilbreath SL, Raymond J. The effect of recurrent ankle inversion sprain and taping on proprioception at the ankle. *Med Sci Sports Exerc*. 2000; 32: 10-5.
50. Ringleb SI, Udupa JK, Siegler S, Imhauser CW, Hirsch BE, Liu J, Odhner D, Okereke E, Roach N. The effect of ankle ligament damage and surgical reconstructions on the mechanics of the ankle and subtalar joints revealed by three-dimensional stress MRI. *J Orthop Res*. 2005; 23: 743-9.
51. Rosenbaum D, Bertsch C, Claes LE. NOVEL Award 1996: 2nd prize Tenodeses do not fully restore ankle joint loading characteristics: a biomechanical *in vitro* investigation in the hind foot. *Clin Biomech (Bristol, Avon)*. 1997; 12: 202-9.
52. Rosenbaum D, Becker HP, Wilke HJ, Claes LE. Tenodeses destroy the kinematic coupling of the ankle joint complex. A three-dimensional *in vitro* analysis of joint movement. *J Bone Joint Surg Br*. 1998; 80: 162-8.
53. Stormont DM, Morrey BF, An KN, Cass JR. Stability of the loaded ankle. Relation between articular restraint and primary and secondary static restraints. *Am J Sports Med*. 1985; 13: 295-300.
54. Takakura Y, Tanaka Y, Kumai T, Tamai S. Low tibial osteotomy for osteoarthritis of the ankle. Results of a new operation in 18 patients. *J Bone Joint Surg Br*. 1995; 77: 50-4.
55. Tourne Y, Besse JL, Mabit C. Chronic ankle instability. Which tests to assess the lesions? Which therapeutic options? *Orthop Traumatol Surg Res*. 2010; 96: 433-46.
56. Valderrabano V, Horisberger M, Russell I, Dougall H, Hintermann B. Etiology of ankle osteoarthritis. *Clin Orthop Relat Res*. 2009; 467: 1800-6.
57. Valderrabano V, Hintermann B, Horisberger M, Fung TS. Ligamentous posttraumatic ankle osteoarthritis. *Am J Sports Med*. 2006; 34: 612-20.
58. Wikstrom EA, Hass CJ. Gait termination strategies differ between those with and without ankle instability. *Clin Biomech (Bristol, Avon)*. 2012; 27: 619-24.
59. Wikstrom EA, Naik S, Lodha N, Cauraugh JH. Bilateral balance impairments after lateral ankle trauma: a systematic review and meta-analysis. *Gait Posture*. 2010; 31: 407-14.
60. Wikstrom EA, Tillman MD, Chmielewski TL, Cauraugh JH, Naugle KE, Borsa PA. Dynamic postural control but not mechanical stability differs among those with and without chronic ankle instability. *Scand J Med Sci Sports*. 2010; 20: e137-44.
61. Witchalls J, Waddington G, Blanch P, Adams R. Ankle instability effects on joint position sense when stepping across the active movement extent discrimination apparatus. *J Athl Train*. 2012; 47: 627-34.
62. Wright CJ, Arnold BL. Fatigue's effect on eversion force sense in individuals with and without functional ankle instability. *J Sport Rehabil*. 2012; 21: 127-36.

〔井上　奈々，坂　　雅之，五十嵐ひろ〕

9. 治療・予防

はじめに

本項では慢性足関節不安定症（chronic ankle instability：CAI）に対する保存療法と手術療法について整理し，スポーツ選手を対象とした研究を中心に現在のエビデンスをまとめた。また，CAIから発展する可能性のある変形性足関節症（足OA）についても現在のエビデンスをまとめた。

A. 文献検索方法

文献検索にはPubMedを使用した。検索は「chronic ankle instability」または「ankle osteoarthritis」「after ankle sprain」に「treatment」「rehabilitation」「training」を掛け合わせて行った。そのうち①言語が英語であること，②過去10年以内に公表されていること（それより以前の論文に関しては，SPTSシリーズ第3巻参照），③CAIおよび足関節捻挫後遺症，足OAの疫学や危険因子に関する論文であることを条件に抽出し，レビュー・引用文献からハンドサーチも加え，最終的に41編の論文を引用した。

B. 慢性足関節不安定症の保存療法

CAIの治療の第一選択は保存療法とされる[8]。CAIを有する症例に対しては，筋力やバランス能力改善のための運動療法が選択される。また，足部に対する構造的なサポートとして，装具やテーピングを用いる場合もある。ここでは過去10年におけるCAIに対する関節モビライゼーション，バランストレーニング・固有感覚トレーニング，装具・テーピングに関する知見を整理する。

1. 関節モビライゼーション

足関節捻挫受傷後の患者に対する介入として，関節モビライゼーションは広く用いられてきた。足関節捻挫受傷者に対する関節モビライゼーションによる足関節可動域の即時的改善効果が，システマティックレビューで検証された[32]。採択された9論文のうち，CAI患者を対象として関節モビライゼーションの効果を検証した2編の論文において，介入群で荷重位足関節背屈角度の改善が認められた。しかし，その効果量（95%信頼区間）はそれぞれ0.15（−0.44, 0.72）[24]，0.39（−0.32, 1.08）[34]と小さく，関節モビライゼーションによる足関節可動域改善効果は決定的なものとはいえない。

システマティックレビュー以外の近年の報告として，Gilbreathら[11]はCAI患者11名を対象に荷重位での距腿関節モビライゼーションが荷重位足関節背屈可動域に与える効果を検討し，2回の介入では2回とも介入前と有意差がなかった。よって，荷重位での距腿関節モビライゼーションは，即時的に荷重位足関節背屈可動域を改善しないことが示された。Delahuntら[10]は関節モビライゼーション後の片脚ドロップ着地動作時の足関節角度の変化を検討した。CAI患者15名を対象に3種類の関節モビライゼーションを行い，介入前後の初期接地時の足関節角度を比較した。関節モビライゼーションには，①距骨の後方引き出

9. 治療・予防

し＋足関節背屈30秒, ②遠位の脛腓関節の前後すべり運動30秒, ③距骨の前後すべり運動30秒, が用いられた。その結果, 介入群では片脚ドロップ着地の初期接地時の足関節底屈角度が有意に減少し, 3種類の関節モビライゼーションの実施で片脚着地時の足関節角度が即時的に正常に近づくことが示された。Marron-Gomezら[20]は非荷重位と荷重位での2種類の関節モビライゼーションが足関節背屈角度に与える影響を検討した。CAI患者52名に対して①非荷重位モビライゼーション, ②荷重位モビライゼーション, ③プラセボの3群に分けて介入後の荷重位足関節背屈角度の比較を行った。その結果, 介入前の3群間に有意差はみられなかったが, 介入後は非荷重位と荷重位モビライゼーションを実施した2群で, 介入前と比較して介入直後から足関節の背屈角度が有意に増大し, その効果は2日間持続した。Cruz-Diazら[7]は継続的な介入と長期効果を検証する目的でCAI患者81名に対して週2回3週間の荷重位関節モビライゼーションを実施した。その結果, 荷重位ランジ距離が, 対照群・プラセボ群と比較して, 訓練群で介入開始直後・3週間後・6ヵ月後で有意な増大を認めた（図9-1）。CAI患者を対象とした関節モビライゼーションの効果に関して, システマティックレビューで検証された論文はわずか2編であり, その後の研究でもエビデンスレベルの高い論文はなかった。関節モビライゼーションが足関節背屈角度を改善する可能性はあるが, その効果は決定的なものとはいえない。

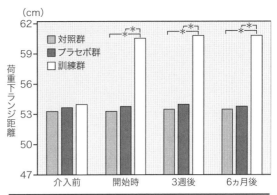

図9-1　距腿関節モビライゼーションの継続的介入と長期的効果（文献7より引用）
訓練群では, 対照群・プラセボ群と比較して介入開始直後・3週後・6ヵ月後でランジ距離の有意な増大を認めた（*p<0.05）。

2. バランストレーニング・固有感覚トレーニング

CAI患者を対象としたバランストレーニングの効果検証は古くから行われてきた。Wikstromら[38]は2009年にシステマティックレビューを公表し, バランストレーニングが姿勢制御に与える効果について, CAI患者を対象とする11編の研究結果を分析した。採用された11編の研究における効果量の平均値（95％信頼区間）は-0.88（-1.10, -0.65）とバランストレーニングが姿勢コントロールに効果的であると結論づけた（表9-1）。

このシステマティックレビュー以降, いくつかの研究によってバランストレーニングの効果が検証された。Seftonら[27]によってCAI患者12名（平均22.7歳）に対する週3回6週間のバラン

表9-1　バランストレーニングの姿勢コントロールに対する効果（文献38より引用）

報告者	対象数	方法	測定	効果量	95％信頼区間
Haleら	16	ボックスホップなど（4週）	圧力中心速度	-0.77	-1.55, 0.02
Kidgellら	13	デュラディスクなど（6週）	姿勢の傾き	-1.85	-3.09, -0.60
McKeonら	31	4種ホップ訓練など（4週）	圧力中心速度	-0.57	-1.07, -0.06
Michellら	28	バランスサンダル（8週）	圧力中心偏位	-1.67	-2.74, -0.66
Rossら	30	ノイズ協調訓練（6週）	圧力中心領域	-0.67	-1.43, 0.09

第3章 慢性足関節不安定症・捻挫後遺症・変形性足関節症

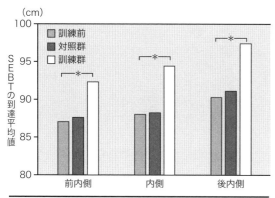

図 9-2 姿勢コントロールに対するバランスボードトレーニングの効果（文献 27 より引用）
Star excursion balance test（SEBT）の前内側・内側・後内側方向の到達平均値において，訓練前および対照群と比較して訓練後に有意な向上を認めた（*p＜0.05）。

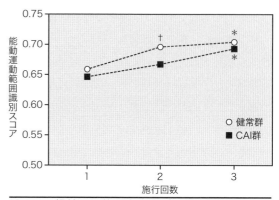

図 9-3 慢性足関節不安定症（CAI）患者の関節位置覚の学習能力（文献 39 より引用）
CAI 群では 3 回の試行中，2 回目の施行で有意な改善を認めず，健常群よりも学習が遅いことが示された（*p＜0.001 1 施行 vs. 3 施行，†p＜0.05 CAI vs. 健常）。

表 9-2 CAI 患者に対する装具介入によるバランス機能・運動機能の改善効果

報告者	対象数	装具	方法	測定	結果
Sesma ら [28]	20	足底板（1 日 4〜8 時間，4 週間）	足底板の有無	SEBT 距離	足底板群は SEBT の全 8 方向で有意な改善（p＜0.05）
Rosenbaum ら [25]	34	10 種類の足関節装具（軟性，硬性，半硬性）	装具間の比較	運動機能・装着感・主観的安定感	軟性：装着感が良好 半硬性：主観的安定感が良好 硬性：片脚跳躍/切り返し動作の低下
Gribble ら [13]	15	編み上げ式半硬性足関節装具	装具の有無	片脚着地時姿勢制御に要する時間	装具装着後は 0.21 と低い効果量

SEBT：star excursion balance test。

スボードを用いたトレーニング効果が検討された。その結果，star excursion balance test（SEBT）の前内側・内側・後内側方向の平均到達値において，訓練前および対照群（健常成人 9 名）と比較して訓練後に有意な向上が認められた（図 9-2）。バランストレーニングと軟部組織のモビライゼーションの併用効果が，CAI 患者 36 名（平均 17.7 歳）に対する週 2 回 4 週間の介入が SEBT に及ぼす効果によって検証された [26]。結果は，トレーニングのみの群，トレーニングと軟部組織モビライゼーションのプラセボ群と比較して，トレーニングと軟部組織モビライゼーションを併用した群では SEBT の前方・後内側方向の値がより高くなった。関節位置覚の学習能力に関しては，Witchalls ら [39] によって CAI 患者 36 名（平均 22.7 歳）に対して能動運動範囲識別装置を用いた足関節内反角度の判別能力が検討された。その結果，CAI 群では 3 回の試行中，2 回目の施行で有意な改善を認めず，健常群よりも学習が遅いことが示された（図 9-3）。以上より，CAI 患者を対象としたバランストレーニングは姿勢制御能力の高い改善効果を認めると考えられ，特に SEBT で評価される動的バランス能力の改善効果は明らかといえる。

3. 足底板・装具・テーピング

足底板や装具装着による効果に関しては，動的バランス能力や運動機能，装着感が検討された（表 9-2）。Sesma ら [28] は CAI 患者 20 名に対して足底板を 1 日 4〜8 時間着用させ，4 週間の介

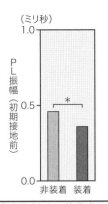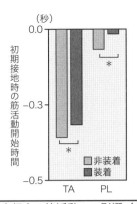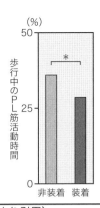

図 9-4　CAI 患者に対する装具介入による歩行中の筋活動への影響（文献 2 より引用）
装具装着によって，初期接地前の長腓骨筋（PL）の振幅低下や初期接地時の前脛骨筋（TA）と長腓骨筋の筋活動開始の遅れ，歩行中の長腓骨筋の筋活動時間の減少を認めた．

表 9-3　腓骨リアライメントテーピングによるバランス機能の改善効果

報告者	対象数	測定	結果
Someeh ら [29]	32	SEBT（CAI vs. 健常）	両群ともに前方・内側・後内側の実施方向すべて有意に向上
Wheeler ら [37]	23	SEBT 背屈角度（介入 vs. 非介入）	介入群で有意に後内側方向の向上 背屈角度に有意差なし
Delahunt ら [9]	16	SEBT 安定感（質問紙） （介入 vs. 非介入）	前方・後内側・後外側の実施方向すべてに有意差なし テーピング後に安定感の向上

SEBT：star excursion balance test．

入を行った．その結果，足底板群は非装着群と比較して SEBT の全 8 方向で有意な改善を認めた．また，Rosenbaum ら [25] は CAI 患者 34 名に対して，軟性・半硬性・硬性の足関節装具を装着させ，運動機能と装着感・主観的安定感を計測した．その結果，軟性装具では装着感が良好であり，半硬性装具では主観的安定感が良好であったが，硬性装具では片脚跳躍と切り返し動作の運動機能の低下を認めた．Gribble ら [13] は CAI 患者 15 名を対象に編み上げ式半硬性足関節装具の装着が片脚着地時の姿勢制御に要する時間に及ぼす効果を検討した．その結果，装具装着群で効果量が 0.21 と低かった．Barlow ら [2] は CAI 患者 15 名（平均 23.0 歳）を対象に装具装着が歩行中の筋活動に与える影響を検討した．その結果，装具装着によって初期接地前の長腓骨筋の振幅低下や初期接地時の前脛骨筋と長腓骨筋の筋活動開始の遅れ，歩行中の長腓骨筋の筋活動時間の減少を認め（図 9-4），これらの変化より健常者の筋活動に近づいたと考察した．テーピングが CAI のバランス機能に与える効果を検討した研究では，腓骨をリアライメントさせるテーピングによってバランス能力が改善する可能性や，主観的な安定感が得られる可能性が示された（表 9-3）[9, 29, 37]．テーピングによる足部制動効果に関する研究では，足関節を外反位に固定するテーピングによって，足関節内反可動域や足関節弛緩性が制動されることが示された（表 9-4）[3, 15]．一方，45 分間のサッカー競技後ではテーピングの制動性が低下することが示された [3]．したがって，テーピングの効果の持続性には疑問が残る．以上より，足底板は動的バランス能力，半硬性の足関節装具は主観的安定感に効果的であると考えられる．また，テーピングは目的に応じてバランス機能の向上や主観的安定感に効果を示す可能性があるが，その効果の持続に関しては十分とはいえない．

表9-4 足部外反固定テーピングによる足部の制動効果

報告者	対象数	測定	結果
Bestら[3]	15	受動的内反ROM(非介入vs.サッカー前・後)	介入後:内反ROMは50%減 サッカー後:内反ROMは10%減
Hubbardら[15]	33	前・後・内反・外反弛緩性テスト(CAI vs. 健常群)	CAI群で後方・内反・外反方向への弛緩性が減少

表9-5 CAI患者に対するブロストローム変法を用いた靱帯縫合方法の比較

報告者	対象数	手技	AOFAS	Karlsson	距骨傾斜角度	距骨前方移動距離
Choら[5]	24	縫合固定	92.1	90.5	4.8°	4.9 mm
	21	ブリッジ縫合	90.8	91.6	4.5°	5.2 mm
Huら[14]	41	縫合固定	97.4	96.4	8.8°	6.8 mm
	40	骨貫通固定	97.8	94.9	8.8°	6.5 mm
Choら[6]	20	縫合固定	—	90.8	5.9°	4.2 mm
	20	トランス骨固定	—	89.2	5.4°	4.1 mm

AOFAS:American Orthopaedic Foot and Ankle Society。

C. 慢性足関節不安定症の手術療法

CAIに対する保存療法で十分な改善が得られない場合,靱帯再建や靱帯縫合などの手術が行われる[8]。ここでは近年の靱帯縫合,靱帯再建,その他の手術療法に関する知見を整理する。

1. 靱帯縫合
1) ブロストローム変法を用いた靱帯縫合法

CAI患者に対する外側靱帯の縫合方法を比較した研究では,さまざまな縫合方法間で術後成績が比較された[5,6,14]。縫合方法が異なる場合でも一様に良好な術後成績が示された(表9-5)。

2) アスリートに対する外側靱帯縫合

アスリートに対する外側靱帯縫合の術後成績の報告は1件のみであった。CAIを有するアスリート男女24名(平均23.1歳)に関する研究で,陸上(10名),バスケットボール(6名),サッカー(5名),テコンドー(3名)の競技選手を対象に外側靱帯縫合を施行し,2年半後の術後成績が分析された[4]。その結果,Karlssonスコアが43.5から92.2へ,距骨傾斜角度は15.4°から4.9°へ,距骨前方移動量は13.3 mmから4.8 mmへ改善し,一定の治療効果が示された。

3) 外側靱帯縫合術後の早期荷重

外側靱帯縫合術後の荷重時期も検討された。CAIを有する男女49名(平均25歳)を対象に外側靱帯縫合術後に早期荷重を実施した研究では,前距腓靱帯と踵腓靱帯を腓骨からリリースする縫合固定術を実施し,手術日より全荷重を許可した際(底屈20°,背屈10°の可動域制限が存在する場合は非荷重)の術後成績が検討された[23]。その結果,全例3週以内に全荷重可能となり,Foot and Ankle Outcome(FAO)スコアは良好であった。46名(94%)がスポーツ復帰を果たしたが,3名(6%)はスポーツ中の再断裂により保存療法を必要としスポーツ復帰できなかった。

2. 靱帯再建
1) 再建位置・摘出腱の違いによる術後成績

CAIに対する外側靱帯の再建術後のアウトカムを比較した研究では,再建位置や摘出腱が異なる方法間で術後成績が検討された[19,33,36]。術後成績の評価時期は異なるものの(術後16〜32ヵ

表 9-6　外側靭帯再建の再建位置・摘出腱の違いによる術後成績の比較

報告者	対象数	再建位置	摘出腱	追跡期間	AOFAS	Karlsson	距骨傾斜角度	距骨前方移動距離
Wang ら [36]	25	解剖学的	半腱様筋	32ヵ月	95.1	—	3.8°	4.6 mm
Kim ら [19]	34	解剖学的	腓骨筋	21ヵ月	—	83.9	4.6°	4.1 mm
Ventura ら [33]	10	非解剖学的	半腱様筋	16ヵ月	86.5	89.5	3.3°	4.0 mm

月), 再建方法や摘出腱が異なる場合でも良好な術後成績が示された (表 9-6)。

2) リハビリテーション開始時期

リハビリテーション開始時期の影響も検討された。外側靭帯再建術後のリハビリテーション開始時期の違いを比較した研究では, 軟性装具装着下で足関節を固定し, 術後早期に全荷重と可動域運動が許可された早期介入群と, 短下肢装具装着下で足関節を固定し, 術後 2 週以降から部分荷重と術後 4 週以降から可動域運動が許可された対照群の競技復帰時期と術後成績が比較された (図 9-5) [21]。その結果, 早期介入群が 5 週ほど早く競技への完全復帰が可能であった (平均 13.4 週)。さらに, 両群とも 2 年後の術後成績は良好であり, 軟性装具装着下での早期リハビリテーションは, 従来のリハビリテーションプロトコルよりも競技への完全復帰時期を早める可能性が示された。

3. その他の手術療法

1) 滑膜切除術

CAI 患者に対する滑膜切除の術後成績を検討した報告を紹介する。滑膜インピンジメントを認める CAI 患者 14 名に対して滑膜切除術を実施した報告では, 術後平均 54ヵ月において, AOFAS スコア (術前：68, 術後：89), VAS (術前：8.0, 術後：2.9) ともに改善した [1]。また, 術後の歩行時足関節角度 (底背屈・内外反) も健側と術側で有意差を認めなかった。滑膜インピンジメントを認める CAI に対する滑膜切除術は有用である可能性がある。

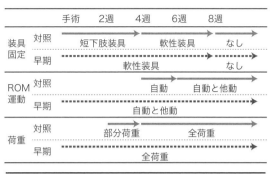

図 9-5　靭帯再建におけるリハビリテーション開始時期の検討（文献 21 より引用）

2) 再建・縫合術と距骨ドリリング併用

距骨の軟骨下骨損傷を呈する CAI 患者に対するドリリングの効果も検討された。軟骨下骨損傷を伴う CAI 患者 16 名を対象として外側靭帯の再建および縫合術に距骨ドリリングを併用した結果では, 術後平均 29ヵ月において, AOFAS スコア (術前：73.4, 術後：91.2), VAS (術前：55.0, 術後：6.5) ともに改善し, 距骨損傷範囲も 33.9 mm から 11.8 mm に減少した [41]。軟骨下骨損傷を呈する CAI 患者に対しては, ドリリングの併用が効果的であると考えられる。

3) 遠位脛腓関節固定術

遠位脛腓関節の不安定性に対する固定術の効果を検討した論文は 2 編存在した [17,40]。これらの研究では, 遠位脛腓関節の不安定性を有する CAI 患者を対象に遠位脛腓関節固定術を実施し, 術後 6ヵ月と 18ヵ月における良好な成績が示された。しかし, どちらの研究も対象者数が少ないことや (4〜5 名), 機能改善に関する評価が実施

表 9-7 再発予防のための神経筋トレーニングの効果（文献 16 より引用）

	再発数	発生率*	相対危険度
介入群	56 名（22%）	1.86	0.63
対照群	89 名（33%）	2.90	（介入群 vs. 対照群）

＊：スポーツ参加 1,000 時間あたり。

表 9-8 再発予防のための神経筋トレーニングと装具の効果

	再発数	発生率*	相対危険度
訓練群	29 名（27%）	2.51	
装具群	17 名（15%）	1.34	0.53（装具 vs. 訓練）
混合群	23 名（19%）	1.78	0.71（混合 vs. 訓練）

＊：スポーツ参加 1,000 時間あたり。

されていないなどの問題を有していた。CAI 患者に対する遠位脛腓関節固定術の有用性に関して今後さらなる研究が必要である。

D. 足関節捻挫再発の予防介入

CAI の予防を目的とした研究は渉猟しえなかったため，ここでは足関節捻挫再発の予防を目的とした研究より得られた知見を整理する。

1. 神経筋トレーニング

足関節捻挫再発予防を目的とした神経筋トレーニングの介入効果を検証した無作為化比較試験を紹介する。Hupperets ら [16] は，足関節内反捻挫を経験した 522 名のアスリート（平均 28 歳）を対象に，8 週間のホームエクササイズ（つま先立ち，片脚保持，つま先歩行，片脚スクワット，片脚クロススウィング，片脚ランニング姿勢）を実施した訓練群（256 名）と対照群（266 名）で，1 年間の経過観察期間における足関節捻挫再発率を比較した。その結果，再発数は訓練群 56 名，対照群 89 名であり，スポーツ参加 1,000 時間あたりの発生率は訓練群 1.86，対照群 2.90 であった。相対危険度は訓練群が対照群に対して 0.63 と有意に低かった（表 9-7）。以上より，8 週間の神経筋トレーニングによって足関節捻挫再発率が減少する可能性が示された。

2. 神経筋トレーニングと装具

神経筋トレーニングと装具装着の併用による再発予防効果も検討された。Janssen ら [18] は，前述のホームエクササイズに加え，スポーツ活動時に装具を装着させ，1 年間の足関節捻挫再発率を調査した。足関節内反捻挫を経験した 340 名のアスリート（平均 34 歳）を対象に，8 週間のホームエクササイズを実施した訓練群（107 名），スポーツ時に装具装着した装具群（113 名），ホームエクササイズと装具装着の両方を行った混合群（120 名）に群分けし，介入効果を比較した。その結果，再発数は訓練群 29 名，装具群 17 名，混合群 23 名であり，スポーツ参加 1,000 時間あたりの発生率は，訓練群 2.51，装具群 1.34，混合群 1.78 であった。相対危険度は装具群が訓練群に対して 0.53 と有意に低かった（表 9-8）。このことから，8 週間の神経筋トレーニングよりもスポーツ活動時の装具装着のほうが，足関節捻挫再発率を減少させる可能性が示された。

E. 変形性足関節症の治療

足 OA に関する保存療法の報告は存在せず，本項では足 OA に関する手術療法のエビデンスを中心に，近年の足関節インピンジメントに対する関節鏡手術，足 OA に対する関節内注射，足関節形成術に関する知見を整理する。

1. 関節鏡手術

1）前方インピンジメントに対する関節鏡手術

足関節前方インピンジメントに対する関節鏡手術の長期成績を紹介する。Parma ら [22] は，足 OA と足関節の前方インピンジメントを有する男

9. 治療・予防

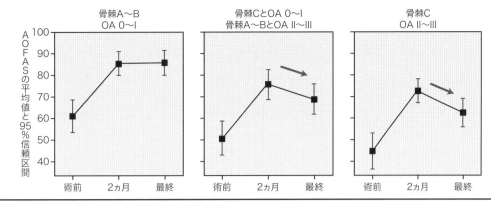

図 9-6 前方インピンジメントに対する関節鏡手術の長期成績（文献 22 より引用）
骨棘と OA がどちらも軽度な群（左）では，術後成績は最終評価時まで良好であったが，骨棘または足 OA のどちらかが重度な群（中央），どちらも重度な群（右）では，術後 2 ヵ月後よりも最終評価時の成績が低下した。

女 80 名を対象に，関節鏡を用いて骨棘の摘出術を行い，骨棘の段階（A～C）と足 OA の段階（0～III）で群分けし，術前，術後 2 ヵ月，最終評価時（平均 8.7 年）の AOFAS スコアを比較した。その結果，骨棘と OA がどちらも軽度な群（骨棘 A～B かつ OA 0～I）では，術後成績は最終評価時まで良好であった。しかし，骨棘または足 OA のどちらかが重度な群（骨棘 C かつ OA 0～I または，骨棘 A～B かつ OA II～III），どちらも重度な群（骨棘 C かつ OA II～III）では，術後 2 ヵ月後よりも最終評価時の成績が低下した（図 9-6）。すべての群で術前より最終評価時の成績は向上していたが，骨棘や OA が重度な場合，長期成績は低下する可能性が示された。

2）アスリートを対象とした前方インピンジメントに対する関節鏡手術

アスリートに対する関節鏡手術の成績も研究された。Walsh ら[35]は，足関節の前方インピンジメントを有する男女アスリート 46 名に関節鏡下で骨棘の摘出術を施行し，平均 5.1 年後の中期成績を分析した。対象のスポーツレベルはプロフェッショナルレベルが 6 名，地域スポーツクラブレベルが 40 名であった。その結果，足部機能指数（術前：20.5，最終評価：2.7），足関節背屈

表 9-9 前方インピンジメントに対する関節鏡手術の中期成績（文献 35 より引用）

	術前	最終評価	p 値
背屈角度（°）	24.7 ± 6.3	27.0 ± 7.5	0.049
足部機能指数	20.5 ± 17.6	2.7 ± 4.8	<0.001
骨棘サイズ（mm）	5.1 ± 2.7	4.3 ± 3.1	0.212

角度（術前：24.7，最終評価：27.0）ともに有意な改善を認めた。しかし，最終評価時の骨棘サイズが 4.3 mm（術前 5.1 mm）と骨棘の再形成がみられた（表 9-9）。アスリートに対する骨棘摘出は足部機能を改善させるものの，骨棘が再形成されるリスクに注意が必要である。

2. 関節内注射

足 OA に対する関節内注射の治療成績の検討は 1 件存在した。Sun ら[30]は，足 OA のグレード II の男女 75 名を対象に，関節内ボツリヌス毒素注射を行う群と，関節内ヒアルロン酸注射と 4 週間のリハビリテーションを実施した群で，介入 6 ヵ月後までの効果を比較した。その結果，どちらの群も介入前と比べて 2 週間後に AOFAS スコア，VAS，片脚立位時間，アップアンドゴーテスト時間が有意に改善し，効果は 6 ヵ月間持続した（表 9-10）。良好な短期成績が示されており，中長期的な成績についての研究が待たれる。

表 9-10 変形性足関節症に対する関節内注射とリハビリテーションの短期成績

	介入前		2 週間後		6 ヵ月後	
	BoNT	HA + Reha	BoNT	HA + Reha	BoNT	HA + Reha
AOFAS	71.3	70.0	84.5*	82.9*	88.3*	86.4*
VAS	4.0	3.9	1.8*	1.8*	1.8*	1.7*
片脚立ち（秒）	25.0	25.4	34.1*	36.8*	36.5*	40.0*
TUG（秒）	8.4	8.2	7.2*	6.9*	6.8*	6.7*

BoNT：ボツリヌス毒素注射，HA + Reha：ヒアルロン酸注射＋リハビリテーション，TUG：アップアンドゴーテスト。
*$p<0.05$。

表 9-11 足関節全置換術の術後成績と再手術率（文献 12 より引用）

報告者	対象数	年齢	人工関節	追跡年	AOFAS	再手術率
Kopp ら	40	63	Agility™	2.8	83	5%
Valderrabano ら	68	56	STAR	3.7	84	13%
Anderson ら	51	57	STAR	4.3	74	24%
Wood ら	200	60	STAR	7.3	70	12%
San Giovanni ら	31	61	BuechelPappas™	8.3	81	7%
Naal ら	98	59	BuechelPappas™	4.5	84	0%
Valderrabano ら	152	60	HINTEGRA	2.8	84	9%
Takakura ら	70	71	TNK	5.2	86	4%
Bonnin ら	98	56	SaltoTM™	2.9	82	2%
集計値*	合計 1,105	平均 59 歳		平均 5.2 年		9.8%

＊：集計値は異なる機能評価項目であった 4 文献の結果も含めた値。

3. 人工足関節形成術

　足 OA に対する人工足関節全置換術の成績に関する研究を紹介する。Sung ら[31]は，脛距角（前額面で脛骨と距骨がなす角度）が異なる足 OA に対する人工足関節全置換術の短期成績を検討した。足 OA の男女 98 名（平均 66 歳）を対象に人工足関節全置換術を行い，脛距角が 20°以上の群と 20°以下の群で術後成績を比較した。結果は両群ともに AOFAS スコアと VAS の改善を認めたが有意差はなく，人工足関節全置換術の短期成績は脛距角の大きさにかかわらず良好となることが示された。Gougoulias ら[12]は，2010 年に公表したシステマティックレビューにおいて，足 OA に対する人工足関節全置換術の術後成績と再手術率に関する 2003〜2008 年の 13 編の研究結果を検討した。AOFAS スコアによる術後成績は良好であったが，術後平均 5.2 年までに平均 9.8%（0〜30%）の再手術率であった（表 9-11）。使用される人工関節の種類や対象者の特徴によって再手術率に差が出る可能性はあるが，将来的に人工関節置換術は約 1 割が再手術にいたることが明らかとなった。

F. まとめ

1. すでに真実として承認されていること

- バランストレーニングは，CAI におけるバランス機能を向上させる。
- スポーツ活動時の軟性装具装着は，足関節捻挫再発率を減少させる。
- 人工足関節全置換術は，将来的に約 1 割程度の確率で再手術となる。

2. 議論の余地はあるが，今後の重要な研究テーマとなること

- 関節モビライゼーションは，足関節背屈角度を

向上させる。
- 足底板や装具，テーピングは，バランス機能，主観的安定感を向上させる。
- テーピングは，一時的に関節制動性を向上させる。
- 足関節捻挫再発の予防に対して1年間のスポーツ活動時の装具装着は再発率を低下させる。
- 靱帯再建は，早期リハビリテーションが可能で早期競技復帰が可能。

3. 真実と思われていたが実は疑わしいこと
- 足関節前方インピンジメントに対する関節鏡手術後の長期成績が良好。
- アスリートを対象とする前方インピンジメントに対する関節鏡手術後の長期成績は良好。

G. 今後の課題

　長期的なリハビリテーションの介入効果に関する研究はCAI・足OAともに不足している。足OA患者とアスリートの足関節前方インピンジメントに対する手術療法は長期的な改善効果に疑問が残るため，リハビリテーションの効果検証が待たれる。医師の治療方針によってリハビリテーション介入の有無が変わるため，今後，医師と理学療法士が協力して研究デザインを立て，治療効果を検証することが必要である。

文　献

1. Altan E, Ozbaydar MU, Tonbul M, Şenaran H, Temelli Y, Akalan E. Arthroscopic synovectomy in the treatment of functional ankle instability: outcomes and gait analysis. *Eur J Orthop Surg Traumatol*. 2015; 25: 189-97.
2. Barlow G, Donovan L, Hart JM, Hertel J. Effect of lace-up ankle braces on electromyography measures during walking in adults with chronic ankle instability. *Phys Ther Sport*. 2015; 16: 16-21.
3. Best R, Mauch F, Böhle C, Huth J, Brüggemann P. Residual mechanical effectiveness of external ankle tape before and after competitive professional soccer performance. *Clin J Sport Med*. 2014; 24: 51-7.
4. Cho BK, Kim YM, Shon HC, Park KJ, Cha JK, Ha YW. A ligament reattachment technique for high-demand athletes with chronic ankle instability. *J Foot Ankle Surg*. 2015; 54: 7-12.
5. Cho BK, Kim YM, Park KJ, Park JK, Kim DK. A prospective outcome and cost-effectiveness comparison between two ligament reattachment techniques using suture anchors for chronic ankle instability. *Foot Ankle Int*. 2015; 36: 172-9.
6. Cho BK, Kim YM, Kim DS, Choi ES, Shon HC, Park KJ. Comparison between suture anchor and transosseous suture for the modified-Brostrom procedure. *Foot Ankle Int*. 2012; 33: 462-8.
7. Cruz-Díaz D, Lomas Vega R, Osuna-Pérez MC, Hita-Contreras F, Martínez-Amat A. Effects of joint mobilization on chronic ankle instability: a randomized controlled trial. *Disabil Rehabil*. 2015; 37: 601-10.
8. Czajka CM, Tran E, Cai AN, DiPreta JA. Ankle sprains and instability. *Med Clin North Am*. 2014; 98: 313-29.
9. Delahunt E, McGrath A, Doran N, Coughlan GF. Effect of taping on actual and perceived dynamic postural stability in persons with chronic ankle instability. *Arch Phys Med Rehabil*. 2010; 91: 1383-9.
10. Delahunt E, Cusack K, Wilson L, Doherty C. Joint mobilization acutely improves landing kinematics in chronic ankle instability. *Med Sci Sports Exerc*. 2013; 45: 514-9.
11. Gilbreath JP, Gaven SL, Van Lunen L, Hoch MC. The effects of mobilization with movement on dorsiflexion range of motion, dynamic balance, and self-reported function in individuals with chronic ankle instability. *Man Ther*. 2014; 19: 152-7.
12. Gougoulias N, Khanna A, Maffulli N. How successful are current ankle replacements?: a systematic review of the literature. *Clin Orthop Relat Res*. 2010; 468: 199-208.
13. Gribble PA, Taylor BL, Shinohara J. Bracing does not improve dynamic stability in chronic ankle instability subjects. *Phys Ther Sport*. 2010; 11: 3-7.
14. Hu CY, Lee KB, Song EK, Kim MS, Park KS. Comparison of bone tunnel and suture anchor techniques in the modified Brostrom procedure for chronic lateral ankle instability. *Am J Sports Med*. 2013; 41: 1877-84.
15. Hubbard TJ, Cordova M. Effect of ankle taping on mechanical laxity in chronic ankle instability. *Foot Ankle Int*. 2010; 31: 499-504.
16. Hupperets MD, Verhagen EA, van Mechelen W. Effect of unsupervised home based proprioceptive training on recurrences of ankle sprain: randomised controlled trial. *BMJ*. 2009; 339: b2684.
17. Jain SK, Kearns SR. Ligamentous advancement for the treatment of subacute syndesmotic injuries. Report of a new technique in 5 cases. *Foot Ankle Surg*. 2014; 20: 281-4.
18. Janssen KW, van Mechelen W, Verhagen EA. Bracing superior to neuromuscular training for the prevention of self-reported recurrent ankle sprains: a three-arm randomised controlled trial. *Br J Sports Med*. 2014; 48: 1235-9.
19. Kim HN, Jeon JY, Dong Q, Noh KC, Chung KJ, Kim HK, Hwang JH, Park YW. Lateral ankle ligament recon-

struction using the anterior half of the peroneus longus tendon. *Knee Surg Sports Traumatol Arthrosc*. 2015; 23: 1877-85.
20. Marrón-Gómez D, Rodríguez-Fernández ÁL, Martín-Urrialde JA. The effect of two mobilization techniques on dorsiflexion in people with chronic ankle instability. *Phys Ther Sport*. 2015; 16: 10-5.
21. Miyamoto W, Takao M, Yamada K, Matsushita T. Accelerated versus traditional rehabilitation after anterior talofibular ligament reconstruction for chronic lateral instability of the ankle in athletes. *Am J Sports Med*. 2014; 42: 1441-7.
22. Parma A, Buda R, Vannini F, Ruffilli A, Cavallo M, Ferruzzi A, Giannini S. Arthroscopic treatment of ankle anterior bony impingement: the long-term clinical outcome. *Foot Ankle Int*. 2014; 35: 148-55.
23. Petrera M, Dwyer T, Theodoropoulos JS, Ogilvie-Harris DJ. Short- to medium-term outcomes after a modified Broström repair for lateral ankle instability with immediate postoperative weightbearing. *Am J Sports Med*. 2014; 42: 1542-8.
24. Reid A, Birmingham TB, Alcock G. Efficacy of mobilization with movement for patients with limited dorsiflexion after ankle sprain: a crossover trial. *Physiother Can*. 2007; 59: 166-72.
25. Rosenbaum D, Kamps N, Bosch K, Thorwesten L, Völker K, Eils E. The influence of external ankle braces on subjective and objective parameters of performance in a sports-related agility course. *Knee Surg Sports Traumatol Arthrosc*. 2005; 13: 419-25.
26. Schaefer JL, Sandrey MA. Effects of a 4-week dynamic-balance-training program supplemented with Graston instrument-assisted soft-tissue mobilization for chronic ankle instability. *J Sport Rehabil*. 2012; 21: 313-26.
27. Sefton JM, Yarar C, Hicks-Little CA, Berry JW, Cordova ML. Six weeks of balance training improves sensorimotor function in individuals with chronic ankle instability. *J Orthop Sports Phys Ther*. 2011; 41: 81-9.
28. Sesma AR, Mattacola CG, Uhl TL, Nitz AJ, McKeon PO. Effect of foot orthotics on single- and double-limb dynamic balance tasks in patients with chronic ankle instability. *Foot Ankle Spec*. 2008; 1: 330-7.
29. Someeh M, Norasteh AA, Daneshmandi H, Asadi A. Immediate effects of Mulligan's fibular repositioning taping on postural control in athletes with and without chronic ankle instability. *Phys Ther Sport*. 2015; 16: 135-9.
30. Sun SF, Hsu CW, Lin HS, Chou YJ, Chen JY, Wang JL. Efficacy of intraarticular botulinum toxin A and intraarticular hyaluronate plus rehabilitation exercise in patients with unilateral ankle osteoarthritis: a randomized controlled trial. *J Foot Ankle Res*. 2014; 7: 9.
31. Sung KS, Ahn J, Lee KH, Chun TH. Short-term results of total ankle arthroplasty for end-stage ankle arthritis with severe varus deformity. *Foot Ankle Int*. 2014; 35: 225-31.
32. Terada M, Pietrosimone BG, Gribble PA. Therapeutic interventions for increasing ankle dorsiflexion after ankle sprain: a systematic review. *J Athl Train*. 2013; 48: 696-709.
33. Ventura A, Terzaghi C, Legnani C, Borgo E. Lateral ligament reconstruction with allograft in patients with severe chronic ankle instability. *Arch Orthop Trauma Surg*. 2014; 134: 263-8.
34. Vicenzino B, Branjerdporn M, Teys P, Jordan K. Initial changes in posterior talar glide and dorsiflexion of the ankle after mobilization with movement in individuals with recurrent ankle sprain. *J Orthop Sports Phys Ther*. 2006; 36: 464-71.
35. Walsh SJ, Twaddle BC, Rosenfeldt MP, Boyle MJ. Arthroscopic treatment of anterior ankle impingement: a prospective study of 46 patients with 5-year follow-up. *Am J Sports Med*. 2014; 42: 2722-6.
36. Wang B, Xu XY. Minimally invasive reconstruction of lateral ligaments of the ankle using semitendinosus autograft. *Foot Ankle Int*. 2013; 34: 711-5.
37. Wheeler TJ, Basnett CR, Hanish MJ, Miriovsky DJ, Danielson EL, Barr JB, Threlkeld AJ, Grindstaff TL. Fibular taping does not influence ankle dorsiflexion range of motion or balance measures in individuals with chronic ankle instability. *J Sci Med Sport*. 2013; 16: 488-92.
38. Wikstrom EA, Naik S, Lodha N, Cauraugh JH. Balance capabilities after lateral ankle trauma and intervention: a meta-analysis. *Med Sci Sports Exerc*. 2009; 41: 1287-95.
39. Witchalls JB, Waddington G, Adams R, Blanch P. Chronic ankle instability affects learning rate during repeated proprioception testing. *Phys Ther Sport*. 2014; 15: 106-11.
40. Xie B, Jing YF, Xiang LB, Zhou DP, Tian J. A modified technique for fixation of chronic instability of the distal tibiofibular syndesmosis using a wire and button. *J Foot Ankle Surg*. 2014; 53: 813-6.
41. Yasui Y, Takao M, Miyamoto W, Matsushita T. Simultaneous surgery for chronic lateral ankle instability accompanied by only subchondral bone lesion of talus. *Arch Orthop Trauma Surg*. 2014; 134: 821-7.

〔冨田　悠平〕

第4章
筋・腱・骨・軟骨損傷

　本章では，足関節疾患の筋・腱・骨・軟骨損傷について，各疾患の疫学や病態，受傷メカニズム，診断および評価，治療についてまとめた。

　足関節周囲の筋・腱損傷は，足関節捻挫の合併症として生じることが多い。代表的な筋・腱の疾患として足関節の外側・内側に位置する腓骨筋腱の脱臼・損傷，後脛骨筋腱の脱臼・損傷を取り上げた。両疾患とも，脱臼に関しては鑑別診断や手術適応の理解が重要である。鑑別診断では，MRIや超音波が推奨された。また，腓骨筋腱脱臼は保存療法の再脱臼率が高く，競技レベルの高いアスリートでは手術が推奨された。一方，腓骨筋腱断裂は保存療法が第一選択であり，経過不良例において手術が選択された。後脛骨筋腱損傷については，保存療法に関する研究がなく，後脛骨筋腱脱臼については，治療成績に関する研究が少なかった。

　足関節後方に位置するアキレス腱についても取り上げた。すでにSPTSシリーズ第9巻でアキレス腱炎が取り上げられていたため，本章では「アキレス腱断裂」に焦点を当てた。アキレス腱断裂では，保存療法と手術療法の治療成績を比較した研究が多い。再断裂率は手術療法のほうが低かった。可動域には差はなく，筋力やヒールレイズ高において，手術療法のほうが良好な成績であった。また，術後リハビリテーションにおいて，早期荷重や固定の是非など，プロトコル間の比較がされており，今後の重要なテーマとなりうる。

　骨・軟骨損傷としては，主に「osteochondral lesion：OCL」に焦点を当て，加えて「足関節前方・後方インピンジメント症候群」も含めた。足関節OCLは特に足関節内反捻挫時に発生しやすい。また慢性的な足関節不安定症により起こる可能性もある。画像診断ではMRIがゴールドスタンダードとされる。治療法は保存療法と手術療法に分けられ，年代や重症度により，治療法が異なる。また足関節前方インピンジメント症候群は，発生部位から前方・前外側・前内側インピンジメントに分けられ，それぞれ異なった病態を示す可能性がある。後方インピンジメント症候群についても同様に，後方・後内側・後外側インピンジメントに分けられ，それぞれ特徴が異なる。

　今回取り上げた足関節周囲の筋・腱・骨・軟骨損傷は，手術適応となるものも多い。一方，その発症メカニズムに関する論文が少なく，予防法の確立にはいたっていない。今後多くの研究が進められることが期待される。

第4章編集担当：坂田　淳

10. 腓骨筋腱損傷・後脛骨筋腱損傷

はじめに

足関節周囲の筋腱損傷は，足関節捻挫に合併することが多い．足関節捻挫により病院を受診した患者 15 名の MRI による損傷部位調査では，長腓骨筋腱損傷が 18％，短腓骨筋腱損傷が 57％，後脛骨筋腱損傷が 53％に確認された[12]．足関節周囲の筋腱損傷には外側の腓骨筋腱損傷・断裂・脱臼，内側の後脛骨筋腱損傷などがあり，スポーツ場面での発生も確認される．本項では，腓骨筋腱損傷と後脛骨筋腱損傷の疫学や病態，受傷メカニズム，診断および評価，治療に関して，スポーツに関連した研究を中心に整理する．

A. 文献検索方法

文献検索には PubMed を使用し，「peroneus longus」「peroneus brevis」「posterior tibialis」「dislocation」「subluxation」「rupture」「tear」「injury」を組み合わせて検索した．ヒットした論文から本項のテーマである腓骨筋腱損傷・後脛骨筋腱損傷に関する論文を選び，その引用文献からハンドサーチを行い，最終的に 47 論文をレビューした．後脛骨筋腱損傷のうち，後脛骨筋腱機能不全は SPTS シリーズ第 7 巻「足部スポーツ障害治療の科学的基礎」で取り上げられているため，検索ワードから除外した．

B. 腓骨筋腱脱臼

1. 疫学

腓骨筋腱脱臼の発生割合は低く，スキー外傷の調査では全外傷の 0.3〜0.5％とされた[9,30]．Escalas ら[9] は 1965〜1975 年の 11 年間に発生したスキー外傷のうち，0.5％（男性 13 件，女性 18 件，平均 23.6 歳）が腓骨筋腱脱臼であったと報告した．スキーの他には，サッカーやバスケットボール，アメリカンフットボール，アイススケートなど，ターンやカッティング動作を含むスポーツで発生していた[24,38,47]．腓骨筋腱脱臼で医療機関を受診した患者には性差を認めず，平均年齢は 25〜30 歳と報告された[28,30]．

2. 病態

腓骨筋腱脱臼では，長腓骨筋腱が腓骨筋腱溝から外果前方へ脱臼する[9,30]．外果先端より 5〜10 mm 近位には上腓骨筋支帯と線維軟骨からなる線維軟骨稜が存在し，腓骨筋腱溝内の腓骨筋腱の安定性に貢献する[20]．Eckert ら[8] は腓骨筋腱脱臼を損傷組織から 3 つのタイプに分類した．タイプ I は上腓骨筋支帯の外果からの剥離，タイプ II は線維軟骨稜の剥離，タイプ III は上腓骨筋支帯付着部の剥離骨折と定義された．その後，Oden ら[30] は Eckert らの分類にタイプ IV（上腓骨筋支帯後方付着部の断裂）を加えて，タイプ別の発生割合を調査した（図 10-1）．腓骨筋腱脱臼を受傷したスキー選手約 100 名を対象に調査したところ，タイプ I 51％，タイプ II 33％，タ

第4章 筋・腱・骨・軟骨損傷

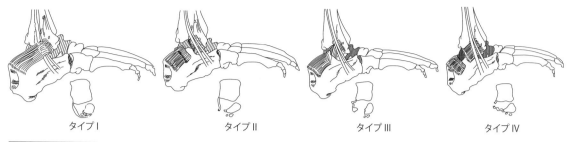

図10-1 腓骨筋腱脱臼のタイプ分類（文献30より引用）
タイプⅠ：上腓骨筋支帯の外果からの剥離，タイプⅡ：線維軟骨稜の剥離，タイプⅢ：上腓骨筋支帯付着部剥離骨折，タイプⅣ：上腓骨筋支帯後方付着部断裂。腓骨筋腱脱臼は脱臼形態から4つのタイプに分類され，タイプⅡ，Ⅳは脱臼後に腓骨筋腱の不安定性が生じやすく，タイプⅠ，Ⅲは不安定性が生じにくい。

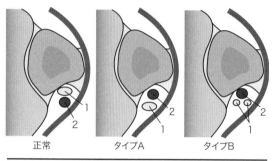

図10-2 腓骨筋腱支帯内脱臼の分類（文献15より引用）
1：短腓骨筋腱，2：長腓骨筋腱。腓骨筋腱支帯内脱臼は，長腓骨筋腱が短腓骨筋腱深部へ偏位するタイプAと長腓骨筋腱の短腓骨筋腱深部への偏位と短腓骨筋腱の縦断裂がみられるタイプBの2つのタイプに分類される。

イプⅢ 13％，タイプⅣ 3％であった。また，タイプⅡ・Ⅳは脱臼後に腓骨筋腱の不安定性が生じやすく，タイプⅠ・Ⅲは不安定性が生じにくいと結論づけた[30]。一方，Jacobyら[15]は腓骨筋腱が上腓骨筋支帯内で脱臼することを示し，2つのタイプ分類を提唱した。この分類では，タイプAは長腓骨筋腱が短腓骨筋腱深部へ偏位した状態，タイプBは長腓骨筋腱の偏位に加えて短腓骨筋腱が縦断裂した状態と考察された[15]（図10-2）。しかし，この分類を用いた発生割合などの報告はない。

3. 受傷メカニズム

腓骨筋腱脱臼の受傷メカニズムに関しては，問診をもとにした調査や屍体研究が存在した。Eckertら[8]は，腓骨筋腱脱臼を受傷したスキー選手73名を対象に，問診から受傷機転を調査した。その結果，全例ダウンヒルでスキー板の先端が雪に刺さり，足関節背屈強制時に脱臼していた。また，Ferranら[10]は腓骨筋腱脱臼にて病院を受診した患者14名の問診調査から，バスケットボールやサッカー中の内反捻挫でも発生することを示した。いずれの研究でも，足関節の背屈や内反強制時の反射的な腓骨筋の収縮が関与している可能性が示唆された。Bassettら[3]は屍体15足を対象として，足関節他動運動時の腓骨筋腱動態を分析した。その結果，後足部内反位で足関節底背屈角度を変化させた際，底屈15°以下で長腓骨筋腱が腓骨筋腱溝から脱臼した[3]。以上より，腓骨筋腱脱臼は足関節背屈強制や軽度底屈位および背屈位での内反強制時に生じやすいと推測される。

4. 診断・評価

一般的に腓骨筋腱脱臼の画像診断にはMRIが推奨される[31,36]。Parkら[31]は腓骨筋腱脱臼の疑いがある患者82名を対象に，術中所見をゴールドスタンダードとしてMRIの精度を調査した。

その結果,感度75%,特異度98.7%,陽性適中率75%,陰性的中率98.7%であった[31]。Wangら[46]は,T1およびT2強調MRIで腓骨遠位端周囲の水平断面像によって,Odenら[30]のタイプ別分類が可能であると述べた。彼らによると,タイプIでは腱の仮性嚢内への偏位を認め,タイプIIでは上腓骨筋支帯の腓骨付着部での剥離を認めるが,上腓骨筋支帯と他の組織の判別は困難であった。また,タイプIIIの多くの症例は遊離骨片を認めず,腓骨の異常信号によって判定された。MRIにX線および超音波を併用することで信頼性は向上する[8]。単純X線正面像で腓骨遠位端の剥離骨折を認めた場合は,タイプIIIの腓骨筋腱脱臼が疑われる。また,Neustadterら[29]は超音波による動的な検査を実施し,腓骨筋腱脱臼が疑われた12名全例で術中に腓骨筋腱脱臼を認めた。

腓骨筋腱脱臼の臨床検査は,受傷後早期の実施が推奨された。腓骨筋腱脱臼を受傷したスキー選手73名を対象とした研究では,受傷後2時間以内の臨床検査において,外果前方の腫脹と外果先端0.5〜1 cm近位部の外果後縁に限局した圧痛,外果上の索状物が触知され,足関節背屈強制により腓骨筋腱脱臼が誘発された[8]。一方,受傷後2時間以上経過すると,腫脹や圧痛が外果周囲に拡大するため,外側靱帯損傷との鑑別が困難とされた。よって,腓骨筋腱脱臼が疑われる場合には,受傷後早期の臨床検査とMRIや超音波による画像診断が推奨される。

5. 治 療

腓骨筋腱脱臼の治療法は,脱臼のタイプによって異なる方法が推奨される。Odenらの分類[30]では,不安定性が少ないタイプI・IIIは保存療法,不安定性が生じやすいタイプII・IVは手術を要するとされた。また,再脱臼は腱の不安定性を増加させて反復性脱臼へ移行するため,保存療法は初回脱臼で推奨される[30]。

いくつかの研究で保存療法の成績が報告された。McLennanら[28]は腓骨筋腱脱臼を受傷した患者9名(男性3名,女性6名,平均年齢25.0歳)に保存療法を実施した。受傷から上腓骨筋支帯の瘢痕形成を認める6週間は,腱の緊張が低下する足関節軽度内反・底屈位の解剖学的肢位で固定した。受傷後2〜3週間は完全免荷し,約4週から装具下での部分荷重,6週からの全荷重を推奨した[28]。受傷タイプによって保存療法が推奨されるにもかかわらず,手術療法と比べて高い再脱臼率が示された。Escalasら[9]の研究では,保存療法を実施したスキー選手38名のうち28名(74%)で再脱臼が生じた。同様に,Stoverら[42]はスキー選手17名中8名(47%)で,McLennanら[28]はスキーやテニス選手9名中3名(33%)で再脱臼が生じたことを報告した。Porterら[32]は再脱臼によって手術を要したアスリート13名〔男性9名,女性4名,平均年齢24歳(13〜47歳)〕の再脱臼時期は受傷後平均4ヵ月(15週〜12ヵ月)であり,競技復帰後数ヵ月してから再脱臼する例もあることを示した。このように,再脱臼によって疼痛や不安感が長期間残存することで,パフォーマンスの低下や競技復帰困難となる可能性があるため,競技レベルの高いアスリートには手術療法が推奨された[24]。

腓骨筋腱脱臼の手術法としては,上腓骨筋支帯修復術や腓骨筋腱溝形成術,骨制動術,組織移植による上腓骨筋支帯強化術,踵腓靱帯下腱移行術などがある。しかし,術式間で成績が比較されておらず,現時点でゴールドスタンダードは確立されていない[36]。近年,手術が容易かつ解剖学的修復が可能であることから,上腓骨筋支帯修復術に関する研究が多いものの,術創部が長いことや修復組織残存の必要性などのデメリットもある[36]。Saxenaら[38]は,上腓骨筋支帯修復術を行ったアスリート16名(平均年齢30.1歳)

第4章 筋・腱・骨・軟骨損傷

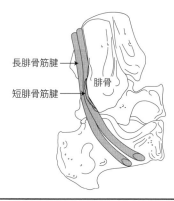

図10-3 腓骨筋腱断裂の病態（文献40より引用）
腓骨筋腱断裂は，短腓骨筋腱が長腓骨筋腱と外果後方に挟み込まれ，機械的刺激が加わることで縦断裂して発生する。

において，再脱臼率0％，スポーツ復帰率100％，平均スポーツ復帰時期3.2ヵ月と報告した。一方，上腓骨筋支帯修復術単独と比較して，短腓骨筋腱縫合術や足関節固定術を加えた場合は，わずかにスポーツ復帰が遅かった[38]。Waltherら[44]は腓骨筋腱溝形成術を行った23名（平均年齢34.2歳）に対する2年間の経過観察において再脱臼率0％，スポーツ復帰率100％，平均スポーツ復帰時期3ヵ月であったと報告した。また，Wangら[45]は踵腓靱帯下腱移行術を行った男性アスリート17名（平均23.8歳）において再脱臼率0％，スポーツ復帰率100％，平均スポーツ復帰時期2.5ヵ月と報告した。Boykinら[5]は骨端線未閉鎖者に対する踵腓靱帯下腱移行術の術後成績を調査した。腓骨筋腱脱臼患者6名（6.9～17.1歳）を対象とした術後平均20.9ヵ月の経過観察における復帰率は100％（再脱臼率0％）であり，骨端線未閉鎖者への踵腓靱帯下腱移行術の有用性を示した。1980年代には骨制動術による移植骨片の吸収やスクリューの位置異常による再脱臼や骨折が報告された[22]。なお，近年はどの術式においても良好な成績が示されている。

C. 腓骨筋腱断裂

1. 疫　学

腓骨筋腱断裂に関する疫学調査は存在しない。Bonninら[4]は慢性足関節不安定症患者77名の術中所見から，22％に短腓骨筋腱断裂が生じていたことに基づき，慢性足関節不安定症と腓骨筋腱断裂の関連性を示した。

2. 病　態

腓骨筋腱断裂は，短腓骨筋腱が長腓骨筋腱と外果後方に挟み込まれることによって生じる縦断裂が多い（図10-3）[6,40]。Sobelら[40]は断裂形態から病態を分類した。この分類では，グレードIは腱が扁平となった状態，グレードIIは腱の部分断裂が1cm未満，グレードIIIは腱の完全断裂が1～2cm，グレードIVは腱の完全断裂が2cm以上と定義された。一方，Redfernら[35]は断裂形態と残存機能から4つのタイプに分類した。タイプIは腱の完全断裂を認めず，長・短腓骨筋腱とも機能残存，タイプIIは1つの腱が完全断裂し，もう1つの腱は機能残存，タイプIIIはどちらの腱も完全断裂もしくは機能消失と定義され，タイプIIIのうち腱近位部の可動性が保たれているものをタイプIIIa，可動性が消失しているものをタイプIIIbと分類した。どちらの分類とも，その発生割合などに関する研究は存在しない。

3. 受傷メカニズム

腓骨筋腱断裂の受傷メカニズムは，急性発症・慢性発症ともに示された。Bassettら[3]は腓骨筋腱断裂8例すべてがスポーツ中の内反捻挫により生じていたこと，屍体研究より後足部内反位で足関節底屈15～25°で長・短腓骨筋腱と外果の接触圧が上昇することを示した。以上より，急性腓骨筋腱断裂は，足関節底屈15～25°付近での内反

強制によって生じる可能性がある。慢性断裂の受傷メカニズムに関しては，手術を要した慢性足関節不安定症患者 77 名中 18 名（受傷から手術まで平均 6 年）で短腓骨筋腱断裂を認め，足関節外側不安定性が腓骨筋腱への慢性ストレスの原因となる可能性が示された[4]。一方，屍体研究では，後足部外反位で長腓骨筋の反復的な収縮により短腓骨筋腱の断裂を認めた。また，上腓骨筋支帯の切除が腓骨筋腱の不安定性を増加させ，短腓骨筋腱へのストレスを上昇させる可能性も示唆された[40]。以上より，急性発症には足関節底屈位での内反強制，慢性発症には後足部外反位での長腓骨筋の反復収縮や腓骨筋腱不安定性の関連が示唆された。

4．診断・評価

一般的に腓骨筋腱断裂の診断には MRI や超音波が用いられる。腓骨筋腱断裂患者 32 名を対象とした研究では，4 年間にわたる術前 MRI と術中所見の比較から，MRI の感度 83％，特異度 75％とされた[21]。一方，超音波と術中所見の比較（対象 13 名）では，長腓骨筋腱断裂に対する感度 100％，特異度 90％，陽性適中率 75％，陰性的中率 100％，短腓骨筋腱断裂に対する感度 100％，特異度 67％，陽性適中率 57％，陰性的中率 100％と報告された。臨床検査としては，腓骨筋腱周囲の腫脹や圧痛，運動時痛，荷重時痛のほか，peroneal tunnel compression テストが推奨された[40]。このテストは，検者が上腓骨筋支帯と腓骨筋腱を母指で圧迫したまま，足関節底屈・内反位から背屈・外反方向へ抵抗下自動運動を行い，圧迫部位に疼痛が誘発されれば陽性となる[40]。しかしながら，peroneal tunnel compression テストを含めた臨床検査の感度・特異度は不明である。MRI や超音波による画像診断は高い精度を示すが，臨床検査は信頼性に乏しいといえる。

5．治　療

腓骨筋腱断裂の治療では，まず保存療法が選択され，症状の改善が乏しい場合に手術が選択される[41]。Krause ら[19] は術中所見から損傷範囲が腱断面積の 50％以下では腱修復術，50％以上では腱固定術を行うとした。また，Redfern ら[35] は前述のタイプ別で術式を決め，タイプ I は腱修復術，タイプ II は腱固定術，タイプ IIIa は腱移植，タイプ IIIb は腱移行術を推奨した[35]。Saxena ら[37] は 42 名を対象として，長・短腓骨筋腱どちらかの単独損傷と両腱損傷の術後成績を比較した。術式は腱修復術を基本として，断裂長 3 cm 以上，断裂端のギャップ 1 cm 以上，損傷断面積 50％以上の場合は腱固定術を行った。その結果，競技復帰時期は長腓骨筋腱単独損傷で平均 3.2 ヵ月，短腓骨筋腱単独損傷で平均 3.6 ヵ月，両腱損傷で平均 3.7 ヵ月と有意差はなかった。保存療法の成績は報告されておらず，術後成績も再断裂などのデータは示されていない。

D．後脛骨筋腱脱臼

1．疫　学

後脛骨筋腱脱臼に関する疫学調査は少ない。Lohrer ら[23] が 2010 年に公表した後脛骨筋腱脱臼を対象としたシステマティックレビューでは，後脛骨筋腱脱臼 59 例のうちスポーツでの損傷は 41％であり，陸上やサッカー，バスケットボール，体操，スケート，スキーなど幅広い競技種目で発生していた。平均発症年齢は 33 ± 13 歳，男女比は 66：34 であった。

2．病　態

後脛骨筋腱脱臼は，後脛骨筋腱が内果後方から前方へ脱臼することで生じる[23]。Prato ら[34] は超音波所見から，屈筋支帯断裂を伴うタイプ I と，屈筋支帯断裂を伴わず骨膜下で脱臼するタイ

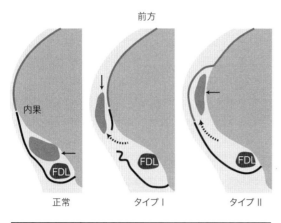

図10-4　後脛骨筋腱脱臼の分類（文献34より引用）
後脛骨筋腱脱臼は，後脛骨筋腱（矢印）が内果後方から前方へ脱臼して発生する。屈筋支帯断裂を伴うタイプIと，屈筋支帯断裂を伴わず骨膜下で脱臼するタイプIIの2つに分類される。FDL：長趾屈筋。

プIIの2つに分類し，タイプIが多いことを示した（図10-4）。

3. 受傷メカニズム

後脛骨筋腱脱臼はさまざまなスポーツ場面で生じる。Lohrerら[23]は後脛骨筋腱脱臼59例のうち受傷機転が明記されていた30例を調査したところ，スポーツや日常生活の幅広い場面で受傷していた。スポーツではサッカーや体操の着地，ランニングで発生し，日常生活では転倒やウォーキング，立ち上がり，降車時に発生していた。受傷肢位はさまざまで，足関節の捻れや回旋によるものが最も多く13例，背屈が7例，外反が3例，背屈・内反が3例，底屈・内反が1例であった。受傷メカニズムに関する論文は1編のみで，さらなる詳細な調査が必要である。

4. 診断・評価

一般的に後脛骨筋腱脱臼の診断には単純X線やMRI，超音波が用いられる。Lohrerら[23]のシステマティックレビューによると，術中所見をゴールドスタンダードとした際の感度は，単純X線14.7％，超音波66.7％，MRI 75.0％であり，MRIが最も高かった。その他，後脛骨筋腱脱臼患者の58.6％で内果上に索状物が触知可能で，35.6％で運動時の反復性の異音，28.8％で内果後方のポップ感が存在した。初診時に後脛骨筋腱脱臼が見逃される確率は29％と比較的高い。足関節捻挫後に内果周囲の症状が残存するときは注意が必要であり，継続的な疼痛や腫脹が内果後方に存在するときは後脛骨筋腱の病変を疑う必要がある。

5. 治療

後脛骨筋腱脱臼の治療成績は，保存療法と手術療法で異なる。Lohrerら[23]のシステマティックレビューにおいて，保存療法を行った10例（全59例中）の治療成績は，excellent 30％，fair 10％，不明60％であった。後脛骨筋腱脱臼は再発を繰り返しやすいため，腱が後脛骨筋腱溝に整復され，早期から足関節固定が可能な場合のみ保存療法が適応となる。一方，手術療法を行った49例の治療成績は，excellent 80％，good 12％，moderateもしくはfair 8％で，平均競技復帰時期は3.7ヵ月であった。術式は，支帯修復術32.7％，支帯再建術（三角靱帯やアキレス腱を使用）42.9％，後脛骨筋腱溝形成術18.4％であった。しかし，治療方法の違いによる固定期間やリハビリテーション，荷重時期などは比較されておらず，さらなる研究が必要である。

E. 後脛骨筋腱断裂

1. 疫学

後脛骨筋腱機能不全を除いた後脛骨筋腱断裂は95例報告されており，すべてケーススタディであった[1, 2, 7, 11, 13, 15〜18, 25〜27, 33, 39]。95例のうちスポーツによる受傷は19％であり，テニスやバレーボール，陸上，アイスホッケー，エアロビクスな

どで受傷していた[25, 26, 33, 39]。

2. 病態

一般的に後脛骨筋腱断裂は内果後方から舟状骨付着部の間で発生する[15, 33]。バスケットボール中の外反捻挫により受傷した22歳男性の報告[33]では、内果後方での断裂がMRIで確認された。一方、バレーボール中の外反捻挫により受傷した38歳の選手は、術中に舟状骨付着部より3 cm近位での断裂が確認された[26]。過去に報告された後脛骨筋腱断裂95例のうち、内果から舟状骨付着部上方での断裂が最も多かった[17, 25, 26]。

3. 受傷メカニズム

後脛骨筋腱断裂は、足関節捻挫によって生じることが多い[26, 33]。Marcusら[25]は後脛骨筋腱断裂患者16名の調査から、足関節内反捻挫よりも外反捻挫での発生が多いと報告した。また、明らかな受傷機転を有さず、足関節周囲の疼痛で病院を受診した結果、腱断裂を認めた例も存在した[16, 39]。

4. 診断・評価

一般的に後脛骨筋腱断裂の診断には超音波やMRIが用いられる。Waitchesら[43]は、後脛骨筋腱断裂が疑われた患者14名を対象として、術中所見をゴールドスタンダードとした際の超音波検査の妥当性を検証した。その結果、超音波検査の感度・特異度・陽性適中率・陰性的中率はすべて100%であった。Gerlingら[14]は屍体16足を対象に、解剖時の所見に対するMRIおよび超音波検査の精度を調査した。その結果、MRIは感度73%、特異度69%、陽性適中率88%、陰性的中率46%であり、超音波は感度69%、特異度81%、陽性適中率92%、陰性的中率46%であった。後脛骨筋腱断裂の臨床所見としては、断裂腱に沿った圧痛や腫脹、内反抵抗時痛がある[16, 26]。また、前述の後脛骨筋腱断裂95名のうち、43%で片脚カーフレイズ困難であり、51%で後足部外反および前足部外旋変形を伴っていた[1, 2, 7, 11, 13, 15~18, 25~27, 33, 39]。

5. 治療

後脛骨筋腱断裂の保存療法の治療成績を示した研究は存在しなかった。手術は、主に短母趾屈筋腱移植術が用いられ、後脛骨筋腱修復術や前脛骨筋腱移植術の報告も存在した[2, 15~17, 26]。Porterら[33]は、バスケットボール中の外反捻挫により後脛骨筋腱を断裂した22歳男性に対して短母趾屈筋腱移植術を行い、術後4ヵ月で競技に復帰した。Jacobyら[15]もランニング中の外反捻挫により後脛骨筋腱断裂を生じたアイスホッケー選手に対して短母趾屈筋腱移植術を行い、同じく術後4ヵ月での競技復帰を報告した。術後成績は比較的良好とされ、短母趾屈筋腱移植術を実施した16名全例で競技復帰可能との論文も存在する[25]。一方、再断裂率や足部機能の改善などに関する研究は存在しない。

F. まとめ

1. すでに真実として承認されていること

- 腓骨筋腱脱臼は保存療法の再脱臼率が高く、競技レベルの高いアスリートでは手術が推奨される。
- 腓骨筋腱断裂では、主に短腓骨筋腱の縦断裂が生じる。
- 腓骨筋腱や後脛骨筋腱断裂の診断にはMRIや超音波検査が有用である。

2. 議論の余地はあるが、今後の重要な研究テーマとなること

- 腓骨筋腱脱臼や断裂の術式間で治療成績に差はない。

第4章 筋・腱・骨・軟骨損傷

- スポーツ場面での足関節周囲の腱損傷は，主に足関節捻挫によって生じる。

G. 今後の課題

- 腓骨筋腱や後脛骨筋腱損傷の疫学調査や治療法の確立。
- 腓骨筋腱や後脛骨筋腱断裂の受傷機転の調査。

文 献

1. Abosala A, Tumia N, Anderson D. Tibialis posterior tendon rupture in children. *Injury*. 2003; 34: 866-7.
2. Adelstein ST, Bray J, Schram AJ. Clinical diagnosis of posterior tibial tendon rupture. *J Am Podiatr Med Assoc*. 1999; 89: 433-4.
3. Bassett FH 3rd, Speer KP. Longitudinal rupture of the peroneal tendons. *Am J Sports Med*. 1993; 21: 354-7.
4. Bonnin M, Tavernier T, Bouysset M. Split lesions of the peroneus brevis tendon in chronic ankle laxity. *Am J Sports Med*. 1997; 25: 699-703.
5. Boykin RE, Ogunseinde B, McFeely ED, Nasreddine A, Kocher MS. Preliminary results of calcaneofibular ligament transfer for recurrent peroneal subluxation in children and adolescents. *J Pediatr Orthop*. 2010; 30: 899-903.
6. Chauhan B, Panchal P, Szabo E, Wilkins T. Split peroneus brevis tendon: an unusual cause of ankle pain and instability. *J Am Board Fam Med*. 2014; 27: 297-302.
7. Conti SF. Posterior tibial tendon problems in athletes. *Orthop Clin North Am*. 1994; 25: 109-21.
8. Eckert WR, Davis EA Jr. Acute rupture of the peroneal retinaculum. *J Bone Joint Surg Am*. 1976; 58: 670-2.
9. Escalas F, Figueras JM, Merino JA. Dislocation of the peroneal tendons. Long-term results of surgical treatment. *J Bone Joint Surg Am*. 1980; 62: 451-3.
10. Ferran NA, Maffulli N, Oliva F. Management of recurrent subluxation of the peroneal tendons. *Foot Ankle Clin*. 2006; 11: 465-74.
11. Foster AP, Thompson NW, Crone MD, Charlwood AP. Rupture of the tibialis posterior tendon: an important differential in the assessment of ankle injuries. *Emerg Med J*. 2005; 22: 915-6.
12. Frey C, Bell J, Teresi L, Kerr R, Feder K. A comparison of MRI and clinical examination of acute lateral ankle sprains. *Foot Ankle Int*. 1996; 17: 533-7.
13. Gazdag AR, Cracchiolo A 3rd. Rupture of the posterior tibial tendon. Evaluation of injury of the spring ligament and clinical assessment of tendon transfer and ligament repair. *J Bone Joint Surg Am*. 1997; 79: 675-81.
14. Gerling MC, Pfirrmann CW, Farooki S, Kim C, Boyd GJ, Aronoff MD, Feng SA, Jacobson JA, Resnick D, Brage ME. Posterior tibialis tendon tears: comparison of the diagnostic efficacy of magnetic resonance imaging and ultrasonography for the detection of surgically created longitudinal tears in cadavers. *Invest Radiol*. 2003; 38: 51-6.
15. Jacoby SM, Slauterbeck JR, Raikin SM. Acute posterior tibial tendon tear in an ice-hockey player: a case report. *Foot Ankle Int*. 2008; 29: 1045-8.
16. Janis LR, Wagner JT, Kravitz RD, Greenberg JJ. Posterior tibial tendon rupture: classification, modified surgical repair, and retrospective study. *J Foot Ankle Surg*. 1993; 32: 2-13.
17. Kerr HD. Posterior tibial tendon rupture. *Ann Emerg Med*. 1988; 17: 649-50.
18. Kettelkamp DB, Alexander HH. Spontaneous rupture of the posterior tibial tendon. *J Bone Joint Surg Am*. 1969; 51: 759-64.
19. Krause JO, Brodsky JW. Peroneus brevis tendon tears: pathophysiology, surgical reconstruction, and clinical results. *Foot Ankle Int*. 1998; 19: 271-9.
20. Kumai T, Benjamin M. The histological structure of the malleolar groove of the fibula in man: its direct bearing on the displacement of peroneal tendons and their surgical repair. *J Anat*. 2003; 203: 257-62.
21. Lamm BM, Myers DT, Dombek M, Mendicino RW, Catanzariti AR, Saltrick K. Magnetic resonance imaging and surgical correlation of peroneus brevis tears. *J Foot Ankle Surg*. 2004; 43: 30-6.
22. Larsen E, Flink-Olsen M, Seerup K. Surgery for recurrent dislocation of the peroneal tendons. *Acta Orthop Scand*. 1984; 55: 554-5.
23. Lohrer H, Nauck T. Posterior tibial tendon dislocation: a systematic review of the literature and presentation of a case. *Br J Sports Med*. 2010; 44: 398-406.
24. Maffulli N, Ferran NA, Oliva F, Testa V. Recurrent subluxation of the peroneal tendons. *Am J Sports Med*. 2006; 34: 986-92.
25. Marcus RE, Pfister ME. The enigmatic diagnosis of posterior tibialis tendon rupture. *Iowa Orthop J*. 1993; 13: 171-7.
26. Marcus RE, Goodfellow DB, Pfister ME. The difficult diagnosis of posterior tibialis tendon rupture in sports injuries. *Orthopedics*. 1995; 18: 715-21.
27. Martens MA, Noyez JF, Mulier JC. Recurrent dislocation of the peroneal tendons. Results of rerouting the tendons under the calcaneofibular ligament. *Am J Sports Med*. 1986; 14: 148-50.
28. McLennan JG. Treatment of acute and chronic luxations of the peroneal tendons. *Am J Sports Med*. 1980; 8: 432-6.
29. Neustadter J, Raikin SM, Nazarian LN. Dynamic sonographic evaluation of peroneal tendon subluxation. *AJR Am J Roentgenol*. 2004; 183: 985-8.
30. Oden RR. Tendon injuries about the ankle resulting from skiing. *Clin Orthop Relat Res*. 1987; (216): 63-9.
31. Park HJ, Cha SD, Kim HS, Chung ST, Park NH, Yoo JH, Park JH, Kim JH, Lee TW, Lee CH, Oh SM. Reliability of MRI findings of peroneal tendinopathy in patients with lateral chronic ankle instability. *Clin Orthop Surg*. 2010; 2: 237-43.
32. Porter D, McCarroll J, Knapp E, Torma J. Peroneal ten-

don subluxation in athletes: fibular groove deepening and retinacular reconstruction. *Foot Ankle Int*. 2005; 26: 436-41.
33. Porter DA, Baxter DE, Clanton TO, Klootwyk TE. Posterior tibial tendon tears in young competitive athletes: two case reports. *Foot Ankle Int*. 1998; 19: 627-30.
34. Prato N, Abello E, Martinoli C, Derchi L, Bianchi S. Sonography of posterior tibialis tendon dislocation. *J Ultrasound Med*. 2004; 23:701-5.
35. Redfern D, Myerson M. The management of concomitant tears of the peroneus longus and brevis tendons. *Foot Ankle Int*. 2004; 25: 695-707.
36. Roth JA, Taylor WC, Whalen J. Peroneal tendon subluxation: the other lateral ankle injury. *Br J Sports Med*. 2010; 44: 1047-53.
37. Saxena A, Cassidy A. Peroneal tendon injuries: an evaluation of 49 tears in 41 patients. *J Foot Ankle Surg*. 2003; 42: 215-20.
38. Saxena A, Ewen B. Peroneal subluxation: surgical results in 31 athletic patients. *J Foot Ankle Surg*. 2010; 49: 238-41.
39. Simpson RR, Gudas CJ. Posterior tibial tendon rupture in a world class runner. *J Foot Surg*. 1983; 22: 74-7.
40. Sobel M, Geppert MJ, Olson EJ, Bohne WH, Arnoczky SP. The dynamics of peroneus brevis tendon splits: a proposed mechanism, technique of diagnosis, and classification of injury. *Foot Ankle*. 1992; 13: 413-22.
41. Steel MW, DeOrio JK. Peroneal tendon tears: return to sports after operative treatment. *Foot Ankle Int*. 2007; 28: 49-54.
42. Stover CN, Bryan DR. Traumatic dislocation of the peroneal tendons. *Am J Surg*. 1962; 103: 180-6.
43. Waitches GM, Rockett M, Brage M, Sudakoff G. Ultrasonographic-surgical correlation of ankle tendon tears. *J Ultrasound Med*. 1998; 17: 249-56.
44. Walther M, Morrison R, Mayer B. Retromalleolar groove impaction for the treatment of unstable peroneal tendons. *Am J Sports Med*. 2009; 37: 191-4.
45. Wang CC, Wang SJ, Lien SB, Lin LC. A new peroneal tendon rerouting method to treat recurrent dislocation of peroneal tendons. *Am J Sports Med*. 2009; 37: 552-7.
46. Wang XT, Rosenberg ZS, Mechlin MB, Schweitzer ME. Normal variants and diseases of the peroneal tendons and superior peroneal retinaculum: MR imaging features. *Radiographics*. 2005; 25: 587-602.
47. Zhenbo Z, Jin W, Haifeng G, Huanting L, Feng C, Ming L. Sliding fibular graft repair for the treatment of recurrent peroneal subluxation. *Foot Ankle Int*. 2014; 35: 496-503.

（國次　聡史）

11. 骨軟骨損傷・インピンジメント症候群

はじめに

足関節の骨軟骨損傷（osteochondral lesion：OCL）は外傷性と非外傷性に分けられる。外傷性は微小外傷や鈍的外傷，軟骨骨折，骨軟骨骨折によるとされ，非外傷性は局所的な虚血性壊死や系統的脈管障害，慢性微小外傷，内分泌代謝因子，変性関節疾患，関節マルアライメント，遺伝・家族性素因などが原因とされる[26,57]。インピンジメント症候群は主に前方と後方に分けられ，これらの病態は異なる。本項ではスポーツで発症の可能性が高い外傷性OCLと前方・後方インピンジメント症候群の病態，発症要因，治療について整理する。

A. 文献検索方法

文献検索にはPubMedを使用し，言語を英語に限定して行った。「ankle」「talocrural joint」「osteochondral lesion」「chondral defect」「osteochondritis disseccans」「impingement」「footballer's ankle」「etiology」「pathology」「diagnosis」「evaluation」「examination」などのキーワードを掛け合わせて検索し，スポーツ外傷・障害や本項のテーマに関連する論文を選定した。また，レビュー論文から適宜ハンドサーチを行い，最終的に87論文を引用した。

B. 骨軟骨損傷

1. 疫学

骨軟骨損傷（OCL）の発生には性別や年代で差を認める。Kesslerら[40]は，ヘルスケアシステムに登録された2～19歳1,068,215名から，国際疾病分類第9版に準じてOCLと分類されたものを対象として，年代別の性差を調査した。OCLと分類された85名（全体の0.00796％）のうち，2～5歳は男女とも0名（0％），6～11歳は男性5名（5.9％）・女性8名（9.4％），12～19歳は男性28名（32.9％）・女性44名（51.8％）だった（**図11-1**）。また，競技レベルのスポーツを行っているものがOCL全体の67.4％を占め，サッカー，フットボール，バスケットボールの順に多かった。

OCLの発症は，急性内反捻挫や慢性足関節不安定症と関連する。Loomerら[44]の調査の結果，OCL患者92名中，陳旧例を含む89％が外傷性であり，そのうちスポーツ中の内反捻挫に起因するものが31.5％を占めた。また，慢性足関節不安定症に伴う距骨OCLの割合は9～84％と研究によって異なる[34,74,75]。

2. 病態

足関節OCLは距骨や脛骨天蓋に発生する。距骨に比べて脛骨天蓋の発生が少ない原因として，脛骨天蓋の軟骨が距骨より厚いことや，血液供給が距骨よりも豊富なことがあげられた[57]。Loomerら[44]は距骨OCL患者92名（平均31

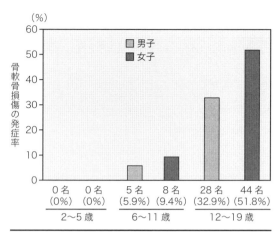

図11-1 2～19歳を対象としたOCL 85名の発症内訳（文献40より引用）
1,068,215名のX線検査にてOCLと診断された85名の内訳を示す。

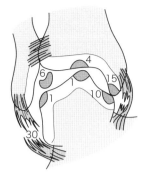

図11-2 足関節捻挫後のOCL発症部位（文献82より引用）
48時間以内に足外側側副靱帯を損傷し，靱帯再建術の適応となった30名を対象に軟骨損傷の有無を調査した結果，20名に内側コンパートメントの軟骨損傷，距骨外側滑車1件，内側滑車1件，遊離体6件を認めた。

歳）の損傷部位を調査した．その結果，距骨前外側36％，後内側25％，前内側16％，中央内側12％，後外側6％，中央外側4％，中央前側1％の順であった．また，Kesselerら[40]は若年OCL患者85名（2～19歳）における距骨OCLの発生部位の内訳は，距骨内側71.8％，距骨外側22.4％，距骨天蓋中央3.5％，脛骨遠位2.3％と報告した．Eliasら[17]は距骨を9部位に分け，OCLと診断された424名（平均43歳）を対象に損傷部位を分析した．その結果，発生部位は中央内側53.0％，中央外側25.7％，後内側6.8％，後外側5.4％，前内側3.0％，前外側2.3％の順で多かった（その他3.8％）．これらより距骨OCLは内側部に多く，前後方向に一定の傾向は認めないことがわかる．一方，31足（平均37歳）の脛骨天蓋OCLの発生部位を調査した報告によると，脛骨内側（中央内側23％，前内側19％，後内側10％）に病変が多く，好発部位は距骨と一致した[68]．

3．受傷機転

OCLには急性外傷と慢性障害が存在し，足関節内反捻挫後に発生しやすいとされる．Roemerら[66]は261名261足（平均22.5歳）を対象として，急性足関節内反捻挫の受傷後平均5.6日にOCLの発生部位をMRIにて調査した．その結果，距骨滑車外側部の損傷が7.7％であったのに対し，内側部は0％であった．van Dijkら[82]は48時間以内に足関節外側靱帯を損傷し，靱帯再建術の適応となった30名（平均25.2歳）を対象にOCLの発生部位を調査した．術中所見では，内側コンパートメントの損傷が多く（20名），その他，距骨滑車の内・外側に各1件，遊離体が6件に存在した（図11-2）．このように急性外傷に伴うOCL発生部位には一定の傾向を認めない．

慢性足関節不安定症患者におけるOCLの発生部位も調査された．Hintermannら[32]は，慢性足関節不安定症患者523名（平均34.4歳）における距骨OCLの発生部位を調査した．その結果，148名（28.3）にOCLを認め，損傷部位は距骨の内側62.2％，中央4.4％，外側20.9％であり，内側に多い傾向が示された．屍体研究では，足関節を底屈・内反させた際に距骨滑車後内側と脛骨天蓋が接触し，足関節背屈・内反位では距骨滑車前外側と腓骨外果内側面が接触した[47]．

表11-1 Berndt-Harty分類（X線によるOCLの重症度分類）（文献8より引用）

ステージ	Berndt-Harty分類
I	軟骨下骨圧挫
II	部分的に剥離した骨軟骨片
III	完全に剥離しているが母床内にある骨軟骨片
IV	遊離体

表11-2 Ferkelらの分類（CTのOCL分類）（文献22より引用）

ステージ	Ferkelらの分類
I	距骨内に嚢胞あり
IIA	距骨ドーム表面と嚢胞に交通あり
IIB	関節表面が拡大，無偏位の遊離体が存在
III	透明で偏位なく存在
IV	遊離体が偏位

表11-3 Heppleらの分類（MRIによるOCL分類）（文献29より引用）

ステージ	Heppleらの分類	
1	関節軟骨損傷のみ	
2	骨折を伴う軟骨損傷 a：骨折と浮腫を伴う軟骨損傷 b：骨折あり，浮腫なしの軟骨損傷	
3	偏位のない遊離体	
4	遊離体の偏位あり	不安定型（5mm以上の骨欠損も含む）
5	軟骨下嚢胞形成	

このことから，急性内反捻挫に伴うOCLの発生部位は，受傷時の足関節底背屈角度の違いに影響する可能性がある。また，近年の三次元骨モデルとフルオロスコピーを用いた生体における研究では，慢性足関節外側不安定症患者では，荷重時の距骨接触部位が健常者と比べて前内側に偏位していた[10]。よって，慢性障害では距骨内側にストレスが加わりやすいと推測される。

4．評　価

1）身体所見

OCLの症状は多様である。足関節捻挫後4～6週間疼痛が継続する場合は，OCLを疑うべきと提唱された[62, 69]。32名の若年OCL患者を対象とした研究では，96.8％に足関節痛，81.2％に可動域制限，71.8％に腫脹，75％にlimp（足を引きずる歩行）を認めた[62]。その他の症状として，長時間の荷重時痛，ジャンプ・ランニング時痛，ロッキング，キャッチング，足関節くずれなどがある[15]。身体所見として，病変部の圧痛と足関節の腫脹を認める。圧痛は底屈時に距骨滑車前外側，背屈時に内果後方に認めることが多いが，圧痛を認めない例もある[15]。

2）画像所見

単純X線画像ではBerndt-Harty分類が広く用いられ，主に軟骨下骨の圧挫や骨軟骨骨片・遊離体の有無を確認する[8, 13]（**表11-1**）。初期は正常像との判別が難しく，小さな遊離体の認識は困難な場合もある[8, 13]。Loomerら[44]は軟骨が写らないX線画像による診断では，CTの結果と比較して，50％で誤診断が起こることを指摘した。CTではFerkelらの分類が広く用いられ，骨嚢胞や遊離体の偏位などが診断に用いられる（**表11-2**）[22, 50, 57]。CTは損傷サイズや形態，偏位の評価に有用であるが，関節軟骨や骨挫傷，偏位のない骨片の評価が困難である。一方，MRIは骨挫傷や軟骨損傷サイズ，軟部組織の状態，遊離体の有無，骨髄変化，軟骨整合性評価に有用とされる。MRIではHeppleらの分類[29]が広く用いられ，遊離体の偏位および軟骨下嚢胞形成は不安定型に分類される（**表11-3**）。MRIのT2強調画像は軟骨変化に対して感度が高く，軟骨損傷の深さを評価可能である[6]。また，T2マッピングは治癒軟骨のコラーゲン線維および硝子軟骨・線維軟骨の再生評価に有効とされた[6]。MRIは関節鏡所見に近似した診断が可能とされ，現時点でOCL画像診断のゴールドスタンダードである[19]。距骨および脛骨OCLにおける術中所見をゴール

表 11-4 術中所見をゴールドスタンダードとした距骨 OCL の画像診断の診断精度

報告者	診断方法	感度	特異度	陽性予測度	陰性予測度	診断オッズ比
Loomer ら [44]	臨床検査，X 線前後像・側面像	59%	91%	70%	86%	14.5
Verhagen ら [85]	Mortise view	70%	94%	79%	90%	34.2
	ヘリカル CT	81%	99%	96%	94%	334
Mintz ら [47] Verhagen ら [85]	MRI	95〜96%	96〜100%	88〜89%	99〜100%	608
Sisler ら [72]	骨スキャン	99%	—	—	—	—

表 11-5 術中所見をゴールドスタンダードとした脛骨天蓋 OCL の画像診断の診断精度（文献 48 より引用）

診断方法	感度	特異度
ヘリカル CT	63%	100%
MRI	50%	100%

ドスタンダードとした各画像検査の診断精度を表 11-4，表 11-5 に示した。距骨 OCL では，MRI が最も高い感度・特異度を示す[3, 44, 48, 72, 80, 85]。脛骨 OCL では，ヘリカル CT が MRI よりも高い感度・特異度を示した[48]。

5. 治 療

1) 保存療法

小児の OCL では，保存療法が第一選択となる。OCL 発見後，キャスト固定，装具着用，荷重制限，活動制限，理学療法を 3.5〜6 ヵ月実施する。単純 X 線や MRI，CT にて再骨化を認め，臨床症状（疼痛・腫脹など）がなければ保存療法を継続する。再骨化を認めず，臨床症状が継続する場合は，手術を検討する[31, 43, 62]。また，OCL 発見初期に偏位遊離体（Berndt-Harty 分類ステージ IV）を認めた場合は，再骨化の期待が低いため手術適応となる[31, 43, 62]。保存療法の治療成績は研究により異なる。12 歳前後を対象に保存療法から手術にいたる割合を調査した研究[31, 43, 62]では，平均 12〜28 ヵ月の経過観察の結果，31.5〜58％が手術に移行した。手術に移行した例は，遊離体を認めた例，症状残存例，再骨化を認めなかった例であり，Berndt-Harty 分類ステージ IV 例であった。このうち外傷性 OCL は 47〜79％で，発生部位は外側より内側で多かった。Shearer ら[71]は放射線透過性病変（嚢胞）（Berndt-Harty 分類ステージ V と改変[44]）を有する慢性 OCL 患者を対象として，成人群（20 歳以上，26 名）と青年群（19 歳以下，9 名）で保存療法の成績を比較した。両群ともに平均 38 ヵ月の活動制限と投薬，装具，理学療法を実施した。その結果，成人群は excellent・good 62％，fair 15％，poor 23％であったのに対し，青年群はそれぞれ 33％，11％，56％であり，成人群のほうが成績良好であった。また，損傷部位は外側より内側で成績良好であった。以上より，若年 OCL では保存療法が第一選択となるものの，成績は良好とはいえず，手術を必要とする例も少なくない。

2) 手術療法

保存療法で再骨化を認めず臨床症状が残存する場合[65, 85]や，Berndt-Harty 分類ステージ III（外側型）・IV[87]，Ferkel らの分類でステージ III（成人）・IV（成人および 18 歳以下）[22]は手術適応となる。術式は病変サイズによって選択される（表 11-6）[87]。主にマイクロフラクチャー，骨軟骨移植術が用いられ，術後成績はさまざまである。Lee ら[41]は OCL 患者 18 足（平均 22.7 歳）

表 11-6 OCL に対する術式選択（文献 87 より引用）

病変	術式
無症候性, 低症候病変	保存
病変 10 mm 以下	デブリドマン, マイクロフラクチャー
病変 11〜14 mm	デブリドマン, ドリリング, 固定, 骨軟骨移植, 自家培養骨移植
病変 15 mm 以上	固定, 移植, 自家培養骨移植
大きな距骨嚢胞	逆行性ドリリング ± 骨移植, 自家培養骨移植
二次病変	骨軟骨移植

にモザイクプラスティを行い，足関節の疼痛，不安定性，機能障害，歩行，周径，可動域，筋力をもとにした Freiburg ankle score において excellent 16 名（88.8%）と good 2 名（11.8%），セカンドルック時の移植軟骨ともとの軟骨間の整合性も認めたとした。Bruns ら[11]は，骨軟骨移植，軟骨下嚢胞除去，骨片除去，固定術を実施した OCL 患者の術前後の臨床成績を 16 歳未満と 16 歳以上で比較した。その基準は excellent：主訴なし，good：明瞭な改善・長時間スポーツ活動後に主訴あり，fair：改善あるもスポーツ中・スポーツ後に時おり主訴あり，poor：改善なし・ADL 支障あり・スポーツ不可であった。その結果，16 歳未満では excellent・good 84%，fair 8%，poor 8% であったのに対し，16 歳以上ではそれぞれ 54%，39%，7% であり，16 歳未満で良好な成績を示した。術後成績は概ね良好であるが，スポーツ復帰できない症例も存在した。

6. 変形性足関節症への移行

関節症変化の割合は発生年齢により異なる（表 11-7）。研究間で術後の経過観察期間や対象年齢が異なるものの，若年 OCL 患者が変形性足関節症へ移行する例は少なく[4,11,22]，小児（平均年齢 9 歳）を対象とした報告では，24 年間の経過観察期間で関節症変化を認めなかった[36]。しかし，対象患者の重症度などが不明であるため，今後は年代や重症度別に関節症変化の割合を検討する必要がある。

C. 前方インピンジメント症候群

1. 疫 学

前方インピンジメント症候群はサッカーやバレエ，体操，ダンスで多い[18,53]。バレエのプリエポジションや体操のジャンプ着地など足関節背屈の反復により，足関節前方で軟部組織性のインピンジメントが生じるとされる[56]。足関節痛を有する選手のうち，前方インピンジメントと診断された割合は，ラグビー 37%，サッカー 21%，テニス 4.4% であったことが示された[86]。Baums ら[7]は足関節前面痛を有し，外科的処置を必要とした 26 名（平均 27 歳）のアスリートの種目を検証した。その結果，サッカー 11 名（42.3%），ハンドボール 6 名（23.1%），バレーボール 5 名（19.2%），バスケットボール 4 名（15.4%）の順であった。

2. 病 態

主な発生要因としては，足関節底屈時の前方関

表 11-7 OCL 患者の変形性足関節症への変化の割合

報告者	対象	平均年齢	経過観察期間	関節症変化
Angermann ら[4]	術後（22 例）	34 歳	9〜15 年	6〜17%
Bruns ら[11]	術後（13 例）	29.4 歳	4.7 年	23%（軟骨下硬化症）
Ferkel ら[22]	術後（50 例）	32 歳	71 ヵ月	34%
Jensen ら[36]	保存（13 例）	9 歳	24 年	0%

節包の牽引，キック動作などの足関節前方への直接外力，足関節背屈の反復による脛骨前方と距骨の衝突，足関節内反捻挫の反復による不安定性などがあげられる[33,46,55,76,77]。McMurrayら[46]は，底屈時の前方関節包牽引によりインピンジメントが生じると推察した。しかし近年の解剖学的研究によって，遠位脛骨および距骨関節包の付着部は軟骨端よりそれぞれ近位6 mm・遠位3 mmであることが示され，主な骨棘発生部位（脛骨側：関節レベル・関節包境界内部，距骨側：距骨頸上方）より関節包の距離が長いことが明らかとなった[78]。そのため，現在は関節包の牽引ストレス以外の要因によって生じると認識されている。以上のように，前方インピンジメント症候群は，発生部位から前方・前外側・前内側インピンジメントに分けられ，それぞれ異なった病態を示す。

1）前方インピンジメント

前方インピンジメントは，主に足関節前方に疼痛を発症することが多く，繰り返しの捻挫による炎症や外力が加わった結果生じる[64]。足関節背屈時の脛骨と距骨の衝突による骨棘形成[55]や，サッカーのボールインパクト時の直接外力による骨膜出血や微小骨折に対する治癒反応としての新生骨発現（骨棘形成）[76,77]などが考察された。骨棘発生により前方関節裂隙が狭小化し，軟部組織のインピンジメントを契機として，炎症や滑膜肥大，疼痛へ発展すると推察された[56,76,77]。さらに，インピンジメントによる足関節可動域の減少が，異常関節運動を引き起こすことで病態が進行するとされた[56,76,77]。足関節背屈の反復による微細損傷が瘢痕組織を形成し，滑膜インピンジメントを発生させるとの説もあり[56]，発症要因は多岐にわたると推測されるが，さらなる検討が必要である。

2）前外側インピンジメント

前外側インピンジメントは軟部組織の微細損傷や前脛距靱帯・Bassett靱帯のインピンジメント，滑膜の炎症および肥厚により発生すると推察された[30]。足関節外傷後の二次的障害として発生することが多く，瘢痕組織，滑膜肥厚，線維形成が要因となる[25,37,73]。前脛距靱帯は58％で前下脛距靱帯と連結しており（単独走行は21％），足関節捻挫や微細損傷時の滑膜増生に寄与する可能性がある[39]。解剖学的研究では，Bassett靱帯（前下脛腓靱帯遠位束）は83～92％の割合で前下脛腓靱帯（anterior inferior tibiofibular ligament：AiTFL）の遠位に存在し，約70％はAiTFLと完全に分離される[25,54]。Bassett靱帯は足関節背屈（平均7°）や足関節背屈・外反時に距骨滑車外上縁との衝突が確認された[2]。そのため，足関節捻挫後の距骨内旋や前方移動の増大により，背屈時に距骨とBassett靱帯が衝突し，インピンジメントを発生させることが推察された[5,54,63]。

3）前内側インピンジメント

前内側インピンジメントは足関節捻挫に合併するものと反復性微小損傷によるものが示された。Mosier-La Clairら[51]は，足関節捻挫後に肥厚した前脛距靱帯と距骨が足関節背屈時に衝突し，骨棘形成と軟骨剥離によってインピンジメントが生じるとした。一方，Egolら[16]は反復する軟部組織の微小損傷や骨軟骨損傷により骨棘が形成され，前内側関節包や滑膜の肥厚によるインピンジメントを提唱した。今後，さらなる病態解明が必要と考えられる。

3．評　価

1）身体所見

前方インピンジメント症候群の身体所見としては，足関節外反および背屈・外反時痛，片脚スク

第4章 筋・腱・骨・軟骨損傷

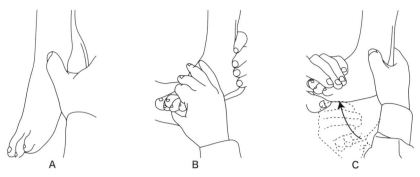

図 11-3 滑膜インピンジメントテスト (文献 49 より引用)
足関節外側裂隙部を圧迫しながら (A), 繰り返し背屈を実施し疼痛の増悪の有無をみる (B, C)。

表 11-8 足関節前方インピンジメントの関節鏡所見に対する判別精度 (文献 79 より引用)

部位	X 線	感度	特異度	陽性予測度	陰性予測度
脛骨	側面像	40%	70%	73%	37%
	側面像 + 斜位像	85%	45%	76%	60%
距骨	側面像	32%	82%	50%	67%
	側面像 + 斜位像	73%	68%	57%	81%

表 11-9 足関節前方インピンジメントの関節鏡所見に対する MR の判別精度

	部位	感度	特異度	精度
MRI [21, 7]	脛骨前方骨棘	67%	78%	―
	前外側インピンジメント	83.3%	78.6%	78.9%
CE 3D-FSPGR, MRI [35]	前方陥凹	100%	78.1%	80.6%
	前外側溝	90.9%	50.0%	75.0%
	前内側溝	92.9%	59.1%	72.2%
	後方陥凹	85.7%	58.6%	63.9%
MRA [65]	前外側溝	96%	100%	97%

ワット時痛の有無を確認する。前外側インピンジメントの診断法として滑膜インピンジメントテストが提唱された (図 11-3)[49]。このテストは, 足関節外側裂隙部を圧迫しながら背屈を繰り返し, 疼痛増悪の有無を評価するもので, 良好な感度 (94.8%)・特異度 (88%) が示された。

2) 画像所見

前方インピンジメント症候群の関節鏡所見に対する画像診断の診断精度を表 11-8, 表 11-9 に示した。単純 X 線では, 側面像に斜位像を加えたほうが高い感度を示したが, 特異度は低くなる傾向にあった (表 11-8)[79]。MRI および MRA は感度良好であり, 特に軟部組織に対して感度が良好である (表 11-9)[21, 27, 35, 65]。

4. 治療

1) 保存療法

前方インピンジメント症候群の保存療法は, 理学療法や衝撃吸収靴の処方, ステロイド注射, NSAIDs, 背屈制限を促すヒールリフト装具の使用, 活動制限が主である。保存療法の治療成績に関する論文は存在しなかった。保存療法に抵抗する場合, 手術を選択する[84]。

11. 骨軟骨損傷・インピンジメント症候群

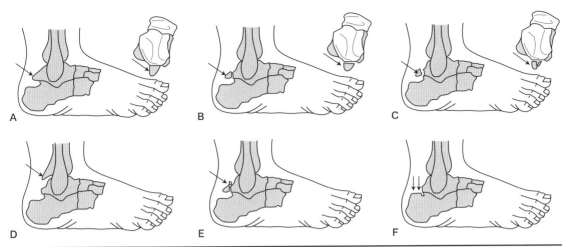

図 11-4　足関節後方インピンジメント骨性要因（文献 42 より引用）
A：Stieda 結節，B：三角骨，C：距骨後方の骨折，D：脛骨後方傾斜，E：石灰化した炎症組織，F：顕著な踵骨結節隆起。

2）手術療法

　足関節鏡によるデブリドマンや骨棘切除が主流である。Scranton ら [70] は，直視下手術と関節鏡視下手術の術後成績を比較し，鏡視下手術群において早期の回復を認めた。多くの術後成績を検討した研究において，足関節背屈可動域や VAS（疼痛），活動レベルを示す Tegner activity scale，疼痛および機能障害の主観的評価である Foot Function Index の改善を認め，競技復帰率は 67～96％とされる [7, 20, 58, 70, 86]。関節鏡視下のデブリドマン施行後，経過観察期間の中央値 5.1 年では 84％に骨棘の再形成を認めた研究もある [86]。以上より，長期的な臨床成績の検討が待たれる。

D. 後方インピンジメント症候群

1. 疫　学

　後方インピンジメント症候群はバレエのポワントポジション（足関節底屈位）やサッカーのキック動作，ジャンプ動作やラン動作など足関節底屈を反復する競技で多いとされる [1, 37]。その他，足関節捻挫や骨折も契機となる [1, 37]。足関節痛を有する選手で後方インピンジメント症候群と診断された割合は，サッカーやバレエ，ランナー，バスケットボール，棒高跳びで多いとされた [1, 52]。

2. 病　態

　後方インピンジメント症候群は，Stieda 結節（肥大化した距骨後突起）や三角骨，距骨後方骨折，脛骨後方傾斜，石灰化した炎症組織，顕著な踵骨結節隆起が発生要因とされる（図 11-4）[14, 42]。後方インピンジメント症候群は，発生部位から後方・後内側・後外側インピンジメントに分けられる。

1）後方インピンジメント

　Stieda 結節は，過度な足関節背屈の反復による後距腓靱帯の伸張により距骨後方が牽引され形成される [42]。Stieda 結節の形成後，過度な足関節底屈の反復によって Stieda 結節が折れ，線維性軟骨結合損傷の発生に伴い，同部位が線維化・瘢痕化・硬化し，踵骨と脛骨の間で圧縮される。この一連の病態はナッツクラッカーメカニズム（またはクラッシングメカニズム）と称される（図 11-5）[14, 38, 42, 52]。van Dijk ら [83] は，重症外傷の既往のない現役引退後のバレエダンサ

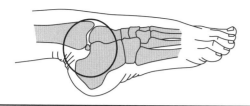

図 11-5 ナッツクラッカーメカニズム（文献 14 より引用）
Stieda 突起骨折後，線維性軟骨結合損傷に伴う同部の瘢痕化した組織が踵骨と脛骨で圧縮される。

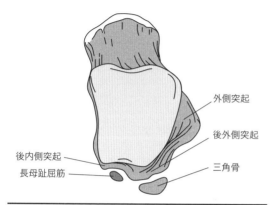

図 11-6 距骨後方解剖図（文献 37 より引用）
長母趾屈筋と三角骨の位置関係を示す。

ーを対象に後方インピンジメント症候群の有無を調査した。その結果，無症候性に Stieda 結節や三角骨を有する例が全体の 47.4% を占めた。よって，Stieda 結節や三角骨が直接的な疼痛発生の要因ではなく，脛骨と三角骨間の関節包や軟部組織の圧縮ストレスが直接的な要因であると推察された [81]。

2）後内側インピンジメント

後内側インピンジメントは足関節内反捻挫後や反復する足関節内反運動に起因する [30, 60]。足関節内反により距骨の底屈・内旋・内反が生じ，前脛距靱帯や前内側関節包，後脛距靱帯，後内側屈筋腱が距骨内壁と内果間で圧縮され，組織の線維化・石灰化が生じ，内果後面と距骨内側でインピンジメントが発生する（クラッシングメカニズ

ム）[30, 60]。長母趾屈筋による障害は，陸上のスタート時の蹴り出しや素早いストップ・ターン動作，足趾伸展位での蹴り出し（プッシュオフ）の反復により，腱鞘炎が生じるとされた [23, 33, 45]。長母趾屈筋は後脛距靱帯と後距腓靱帯の分岐部の下にあるトンネルを通過し，圧縮されると二次的に長母趾屈筋腱鞘に炎症が生じる。その結果，長母趾屈筋に隣接する三角骨が圧迫され，疼痛が発生すると推察される（図 11-6）[37]。また，長母趾屈筋の走行異常や，長母趾屈筋遠位部の解剖学的異常も一因となりうることが指摘された [9]。以上より，後内側インピンジメントには長母趾屈筋が密接に関連すると考えられる。

3）後外側インピンジメント

後外側インピンジメントは足関節捻挫後の過度な足関節底屈により発生しやすい [23, 25, 59, 67]。足関節捻挫後は後下脛腓靱帯や後距腓靱帯の線維化，腓骨筋腱腱鞘炎，腱肥大，炎症反応としての骨化反応により，足関節底屈や外反時に腓骨と踵骨の衝突が生じる。また，過度な足関節底屈によって関節包の瘢痕化や内外果間の靱帯嵌入によるインピンジメントが生じる [23, 25, 59, 67]。軟部組織性インピンジメントは骨性要因による軟部組織の炎症に起因するため，病態は多岐にわたると推測される。

3. 評　価
1）身体所見

後方インピンジメント症候群では，足関節後方の腫脹や熱感，圧痛と，軽度関節炎症状や関節可動域制限が生じる。徒手検査として，positive posterior impingement test（他動足関節底屈強制による疼痛の有無を確認）が提唱されたが，感度・特異度は示されていない [28]（図 11-7）。また，長母趾屈筋に異常を呈する場合は，母趾屈伸時の疼痛を認める [28, 52]。

2）画像所見

後方インピンジメント症候群の画像診断には，単純X線やCT，MRI，超音波が用いられる．単純X線では，三角骨や後突起，脛骨天蓋の後方傾斜，踵骨隆起などを主に確認し，必要に応じてバレエのポアントポジションでの撮影（ナッククラッカー像）も実施する．後突起は25°外旋像で確認しやすいとされる[12,61]．CTは骨折との鑑別に有効であり，軟骨結合部の分離や距骨外側結節の骨折，遊離体の有無を確認する[12,61]．MRIはさまざまな軟部組織病変の描出に優れている．Peaceら[61]は後方インピンジメント症候群を有するプロのバレエダンサー23名のうち，MRIにおいて滑膜炎100%，骨髄浮腫84%，長母趾屈筋腱鞘炎68%，踵骨隆起（Haglund様変形）64%，後脛距靱帯および距骨下関節包肥厚52%，脛骨天蓋後方傾斜25%の診断が可能であることを示した．超音波は後内側の関節包や滑膜の肥厚の可視に優れる[33,61]．病態に応じて，用いる検査を選択する必要があると思われる．

4．治療

1）保存療法

後方インピンジメント症候群の保存療法の治療成績に関する論文は存在しなかった．いくつかの研究で3ヵ月間の保存療法に抵抗した場合，手術適用すべきと提唱された[1,28]．

2）手術療法

後方インピンジメント症候群に対する手術は，関節鏡視下でのデブリドマンや三角骨切除，遊離体除去が主に実施される．3ヵ月間の保存療法に抵抗したバレエダンサーを対象に三角骨切除術を実施し，バレエへの復帰率を調査した研究では，復帰率は78〜90.5%であった[1,28]．このうち手術までの期間が2年未満の例では復帰率90%であったが，2年以上の例では78%と下が

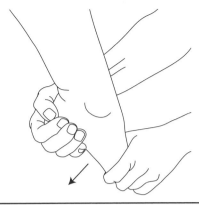

図11-7　Positive posterior impingement test
（文献28より引用）
他動底屈強制による疼痛を確認する．

り，罹患期間が術後成績に影響することが示唆された[1]．さまざまなスポーツ選手を対象に後内側デブリドマンを実施した研究（平均年齢30.5歳）では，全例術後4〜12週で復帰した[60]．経過観察期間が異なるものの，対象者の平均年齢が46歳の研究では競技復帰率は79%であった[24]．さまざまな対象における術後成績が報告されているが，スポーツ復帰率は概ね高い結果が示されている．

E．まとめ

1．すでに真実として承認されていること

- OCLは足関節外傷後に発生しやすく，距骨内側に多い．
- OCLの画像診断はMRIがゴールドスタンダードである．
- 足関節前方の骨棘は関節包内に発生する．
- 前内側インピンジメントの画像診断には単純X線斜位像が有用．

2．議論の余地はあるが，今後の重要な研究テーマになること

- 外傷性OCLの詳細な発症メカニズムと発症部位の検討．

第4章 筋・腱・骨・軟骨損傷

- OCLの小児・成人の保存療法・手術療法における長期成績の検討。
- 過度な足関節底背屈がインピンジメント症候群の発症要因となりうるが，その詳細な発症要因の検討。

3. 真実と思われていたが実は疑わしいこと

- 前方インピンジメント症候群に前方関節包の牽引力が関連すること。

文献

1. Abramowitz Y, Wollstein R, Barzilay Y, London E, Matan Y, Shabat S, Nyska M. Outcome of resection of a symptomatic os trigonum. *J Bone Joint Surg Am*. 2003; 85-A: 1051-7.
2. Akseki D, Pinar H, Yaldiz K, Akseki NG, Arman C. The anterior inferior tibiofibular ligament and talar impingement: a cadaveric study. *Knee Surg Sports Traumatol Arthrosc*. 2002; 10: 321-6.
3. Anderson IF, Crichton KJ, Grattan-Smith T, Cooper RA, Brazier D. Osteochondral fractures of the dome of the talus. *J Bone Joint Surg Am*. 1989; 71: 1143-52.
4. Angermann P, Jensen P. Osteochondritis dissecans of the talus: long-term results of surgical treatment. *Foot Ankle*. 1989; 10: 161-3.
5. Bassett FH 3rd, Gates HS 3rd, Billys JB, Morris HB, Nikolaou PK. Talar impingement by the anteroinferior tibiofibular ligament. A cause of chronic pain in the ankle after inversion sprain. *J Bone Joint Surg Am*. 1990; 72: 55-9.
6. Battaglia M, Rimondi E, Monti C, Guaraldi F, Sant'Andrea A, Buda R, Cavallo M, Giannini S, Vannini F. Validity of T2 mapping in characterization of the regeneration tissue by bone marrow derived cell transplantation in osteochondral lesions of the ankle. *Eur J Radiol*. 2011; 80: e132-9.
7. Baums MH, Kahl E, Schultz W, Klinger HM. Clinical outcome of the arthroscopic management of sports-related "anterior ankle pain": a prospective study. *Knee Surg Sports Traumatol Arthrosc*. 2006; 14: 482-6.
8. Berndt AL, Harty M. Transchondral fractures (osteochondritis dissecans) of the talus. *J Bone Joint Surg Am*. 1959; 41-A: 988-1020.
9. Best A, Giza E, Linklater J, Sullivan M. Posterior impingement of the ankle caused by anomalous muscles. A report of four cases. *J Bone Joint Surg Am*. 2005; 87: 2075-9.
10. Bischof JE, Spritzer CE, Caputo AM, Easley ME, DeOrio JK, Nunley JA 2nd, DeFrate LE. In vivo cartilage contact strains in patients with lateral ankle instability. *J Biomech*. 2010; 43: 2561-6.
11. Bruns J, Rosenbach B. Osteochondrosis dissecans of the talus. Comparison of results of surgical treatment in adolescents and adults. *Arch Orthop Trauma Surg*. 1992; 112: 23-7.
12. Bureau NJ, Cardinal E, Hobden R, Aubin B. Posterior ankle impingement syndrome: MR imaging findings in seven patients. *Radiology*. 2000; 215: 497-503.
13. Canale ST, Kelly FB Jr. Fractures of the neck of the talus. Long-term evaluation of seventy-one cases. *J Bone Joint Surg Am*. 1978; 60: 143-56.
14. Cerezal L, Abascal F, Canga A, Pereda T, García-Valtuille R, Pérez-Carro L, Cruz A. MR imaging of ankle impingement syndromes. *AJR Am J Roentgenol*. 2003; 181: 551-9.
15. Chew KT, Tay E, Wong YS. Osteochondral lesions of the talus. *Ann Acad Med Singapore*. 2008; 37: 63-8.
16. Egol KA, Parisien JS. Impingement syndrome of the ankle caused by a medial meniscoid lesion. *Arthroscopy*. 1997; 13: 522-5.
17. Elias I, Zoga AC, Morrison WB, Besser MP, Schweitzer ME, Raikin SM. Osteochondral lesions of the talus: localization and morphologic data from 424 patients using a novel anatomical grid scheme. *Foot Ankle Int*. 2007; 28: 154-61.
18. Elias I, Zoga AC, Morrison WB, Besser MP, Schweitzer ME, Raikin SM, Peterson JR, Besser MP, Morrison WB, Schweitzer ME. Bone stress injury of the ankle in professional ballet dancers seen on MRI. *BMC Musculoskeletal Disorders*. 2008; 9: 39.
19. Ferkel RD, Flannigan BD, Elkins BS. Magnetic resonance imaging of the foot and ankle: correlation of normal anatomy with pathologic conditions. *Foot Ankle*. 1991; 11: 289-305.
20. Ferkel RD, Karzel RP, Del Pizzo W, Friedman MJ, Fischer SP. Arthroscopic treatment of anterolateral impingement of the ankle. *Am J Sports Med*. 1991; 19: 440-6.
21. Ferkel RD, Tyorkin M, Applegate GR, Heinen GT. MRI evaluation of anterolateral soft tissue impingement of the ankle. *Foot Ankle Int*. 2010; 31: 655-61.
22. Ferkel RD, Zanotti RM, Komenda GA, Sgaglione NA, Cheng MS, Applegate GR, Dopirak RM. Arthroscopic treatment of chronic osteochondral lesions of the talus: long-term results. *Am J Sports Med*. 2008; 36: 1750-62.
23. Fiorella D, Helms CA, Nunley JA 2nd. The MR imaging features of the posterior intermalleolar ligament in patients with posterior impingement syndrome of the ankle. *Skeletal Radiol*. 1999; 28: 573-6.
24. Galla M, Lobenhoffer P. Technique and results of arthroscopic treatment of posterior ankle impingement. *Foot Ankle Surg*. 2011; 17: 79-84.
25. Golano P, Vega J, Perez-Carro L, Gotzens V. Ankle anatomy for the arthroscopist. Part II: role of the ankle ligaments in soft tissue impingement. *Foot Ankle Clin*. 2006; 11: 275-96, v-vi.
26. Guettler JH, Demetropoulos CK, Yang KH, Jurist KA. Osteochondral defects in the human knee: influence of defect size on cartilage rim stress and load redistribution to surrounding cartilage. *Am J Sports Med*. 2004; 32: 1451-8.

27. Haller J, Bernt R, Seeger T, Weissenback A, Tuchler H, Resnick D. MR-imaging of anterior tibiotalar impingement syndrome: agreement, sensitivity and specificity of MR-imaging and indirect MR-arthrography. *Eur J Radiol*. 2006; 58: 450-60.
28. Hamilton WG, Geppert MJ, Thompson FM. Pain in the posterior aspect of the ankle in dancers. Differential diagnosis and operative treatment. *J Bone Joint Surg Am*. 1996; 78: 1491-500.
29. Hepple S, Winson IG, Glew D. Osteochondral lesions of the talus: a revised classification. *Foot Ankle Int*. 1999; 20: 789-93.
30. Hess GW. Ankle impingement syndromes: a review of etiology and related implications. *Foot Ankle Spec*. 2011; 4: 290-7.
31. Higuera J, Laguna R, Peral M, Aranda E, Soleto J. Osteochondritis dissecans of the talus during childhood and adolescence. *J Pediatr Orthop*. 1998; 18: 328-32.
32. Hintermann B, Boss A, Schafer D. Arthroscopic findings in patients with chronic ankle instability. *Am J Sports Med*. 2002; 30: 402-9.
33. Hopper MA, Robinson P. Ankle impingement syndromes. *Radiol Clin North Am*. 2008; 46: 957-71, v.
34. Hua Y, Chen S, Li Y, Chen J, Li H. Combination of modified Brostrom procedure with ankle arthroscopy for chronic ankle instability accompanied by intra-articular symptoms. *Arthroscopy*. 2010; 26: 524-8.
35. Huh YM, Suh JS, Lee JW, Song HT. Synovitis and soft tissue impingement of the ankle: assessment with enhanced three-dimensional FSPGR MR imaging. *J Magn Reson Imaging*. 2004; 19: 108-16.
36. Jensen I, Wester JU, Rasmussen F, Lindequist S, Schantz K. Prognosis of fracture of the talus in children. 21 (7-34)-year follow-up of 14 cases. *Acta Orthop Scand*. 1994; 65: 398-400.
37. Jordan LK 3rd, Helms CA, Cooperman AE, Speer KP. Magnetic resonance imaging findings in anterolateral impingement of the ankle. *Skeletal Radiol*. 2000; 29: 34-9.
38. Karasick D, Schweitzer ME. The os trigonum syndrome: imaging features. *AJR Am J Roentgenol*. 1996; 166: 125-9.
39. Keller K, Nasrilari M, Filler T, Jerosch J. The anterior tibio-talar ligament: one reason for anterior ankle impingement. *Knee Surg Sports Traumatol Arthrosc*. 2010; 18: 225-32.
40. Kessler JI, Weiss JM, Nikizad H, Gyurdzhyan S, Jacobs JC Jr, Bebchuk JD, Shea KG. Osteochondritis dissecans of the ankle in children and adolescents: demographics and epidemiology. *Am J Sports Med*. 2014; 42: 2165-71.
41. Lee CH, Chao KH, Huang GS, Wu SS. Osteochondral autografts for osteochondritis dissecans of the talus. *Foot Ankle Int*. 2003; 24: 815-22.
42. Lee KB, Bai LB, Park JG, Yoon TR. A comparison of arthroscopic and MRI findings in staging of osteochondral lesions of the talus. *Knee Surg Sports Traumatol Arthrosc*. 2008; 16: 1047-51.
43. Letts M, Davidson D, Ahmer A. Osteochondritis dissecans of the talus in children. *J Pediatr Orthop*. 2003; 23: 617-25.
44. Loomer R, Fisher C, Lloyd-Smith R, Sisler J, Cooney T. Osteochondral lesions of the talus. *Am J Sports Med*. 1993; 21: 13-9.
45. Maquirriain J. Posterior ankle impingement syndrome. *J Am Acad Orthop Surg*. 2005; 13: 365-71.
46. McMurray T. Footballer's ankle. *J Bone Joint Surg*. 1950; 32: 68-9.
47. Millington S, Grabner M, Wozelka R, Hurwitz S, Crandall J. A stereophotographic study of ankle joint contact area. *J Orthop Res*. 2007; 25: 1465-73.
48. Mintz DN, Tashjian GS, Connell DA, Deland JT, O'Malley M, Potter HG. Osteochondral lesions of the talus: a new magnetic resonance grading system with arthroscopic correlation. *Arthroscopy*. 2003; 19: 353-9.
49. Molloy S, Solan MC, Bendall SP. Synovial impingement in the ankle. A new physical sign. *J Bone Joint Surg Br*. 2003; 85: 330-3.
50. Moon JS, Lee K, Lee HS, Lee WC. Cartilage lesions in anterior bony impingement of the ankle. *Arthroscopy*. 2010; 26: 984-9.
51. Mosier-La Clair SM, Monroe MT, Manoli A. Medial impingement syndrome of the anterior tibiotalar fascicle of the deltoid ligament on the talus. *Foot Ankle Int*. 2000; 21: 385-91.
52. Mouhsine E, Crevoisier X, Leyvraz PF, Akiki A, Dutoit M, Garofalo R. Post-traumatic overload or acute syndrome of the os trigonum: a possible cause of posterior ankle impingement. *Knee Surg Sports Traumatol Arthrosc*. 2004; 12: 250-3.
53. Nihal A, Rose DJ, Trepman E. Arthroscopic treatment of anterior ankle impingement syndrome in dancers. *Foot Ankle Int*. 2005; 26: 908-12.
54. Nikolopoulos CE, Tsirikos AI, Sourmelis S, Papachristou G. The accessory anteroinferior tibiofibular ligament as a cause of talar impingement: a cadaveric study. *Am J Sports Med*. 2004; 32: 389-95.
55. O'Donoghue DH. Impingement exostoses of the talus and tibia. *J Bone Joint Surg Am*. 1957; 39-A: 835-52; discussion, 852; passim.
56. O'Kane JW, Kadel N. Anterior impingement syndrome in dancers. *Curr Rev Musculoskelet Med*. 2008; 1: 12-6.
57. O'Loughlin PF, Heyworth BE, Kennedy JG. Current concepts in the diagnosis and treatment of osteochondral lesions of the ankle. *Am J Sports Med*. 2010; 38: 392-404.
58. Ogilvie-Harris DJ, Mahomed N, Demaziere A. Anterior impingement of the ankle treated by arthroscopic removal of bony spurs. *J Bone Joint Surg Br*. 1993; 75: 437-40.
59. Oh CS, Won HS, Hur MS, Chung IH, Kim S, Suh JS, Sung KS. Anatomic variations and MRI of the intermalleolar ligament. *AJR Am J Roentgenol*. 2006; 186: 943-7.
60. Paterson RS, Brown JN. The posteromedial impingement lesion of the ankle. A series of six cases. *Am J Sports Med*. 2001; 29: 550-7.
61. Peace KA, Hillier JC, Hulme A, Healy JC. MRI features of posterior ankle impingement syndrome in ballet

dancers: a review of 25 cases. *Clin Radiol*. 2004; 59: 1025-33.
62. Perumal V, Wall E, Babekir N. Juvenile osteochondritis dissecans of the talus. *J Pediatr Orthop*. 2007; 27: 821-5.
63. Ray RG, Kriz BM. Anterior inferior tibiofibular ligament. Variations and relationship to the talus. *J Am Podiatr Med Assoc*. 1991; 81: 479-85.
64. Robinson P. Impingement syndromes of the ankle. *Eur Radiol*. 2007; 17: 3056-65.
65. Robinson P, White LM, Salonen DC, Daniels TR, Ogilvie-Harris D. Anterolateral ankle impingement: MR arthrographic assessment of the anterolateral recess. *Radiology*. 2001; 221: 186-90.
66. Roemer FW, Jomaah N, Niu J, Almusa E, Roger B, D'Hooghe P, Geertsema C, Tol JL, Khan K, Guermazi A. Ligamentous injuries and the risk of associated tissue damage in acute ankle sprains in athletes: a cross-sectional MRI study. *Am J Sports Med*. 2014; 42: 1549-57.
67. Rosenberg ZS, Beltran J, Bencardino JT. From the RSNA Refresher Courses. Radiological Society of North America. MR imaging of the ankle and foot. *Radiographics*. 2000; 20 Spec No: S153-79.
68. Ross KA, Hannon CP, Deyer TW, Smyth NA, Hogan M, Do HT, Kennedy JG. Functional and MRI outcomes after arthroscopic microfracture for treatment of osteochondral lesions of the distal tibial plafond. *J Bone Joint Surg Am*. 2014; 96: 1708-15.
69. Savage-Elliott I, Ross KA, Smyth NA, Murawski CD, Kennedy JG. Osteochondral lesions of the talus: a current concepts review and evidence-based treatment paradigm. *Foot Ankle Spec*. 2014; 7: 414-22.
70. Scranton PE Jr, McDermott JE. Anterior tibiotalar spurs: a comparison of open versus arthroscopic debridement. *Foot Ankle*. 1992; 13: 125-9.
71. Shearer C, Loomer R, Clement D. Nonoperatively managed stage 5 osteochondral talar lesions. *Foot Ankle Int*. 2002; 23: 651-4.
72. Sisler J. Radiologic imaging of the post traumatic chronic tarsal pain. *Clin J Sports Med*. 1989; 1: 67-70.
73. Subhas N, Vinson EN, Cothran RL, Santangelo JR, Nunley JA 2nd, Helms CA. MRI appearance of surgically proven abnormal accessory anterior-inferior tibiofibular ligament (Bassett's ligament). *Skeletal Radiol*. 2008; 37: 27-33.
74. Sugimoto K, Takakura Y, Okahashi K, Samoto N, Kawate K, Iwai M. Chondral injuries of the ankle with recurrent lateral instability: an arthroscopic study. *J Bone Joint Surg Am*. 2009; 91: 99-106.
75. Takao M, Uchio Y, Naito K, Fukazawa I, Ochi M. Arthroscopic assessment for intra-articular disorders in residual ankle disability after sprain. *Am J Sports Med*. 2005; 33: 686-92.
76. Tol JL, Slim E, van Soest AJ, van Dijk CN. The relationship of the kicking action in soccer and anterior ankle impingement syndrome. A biomechanical analysis. *Am J Sports Med*. 2002; 30: 45-50.
77. Tol JL, van Dijk CN. Anterior ankle impingement. *Foot Ankle Clin*. 2006; 11: 297-310, vi.
78. Tol JL, van Dijk CN. Etiology of the anterior ankle impingement syndrome: a descriptive anatomical study. *Foot Ankle Int*. 2004; 25: 382-6.
79. Tol JL, Verhagen RA, Krips R, Maas M, Wessel R, Dijkgraaf MG, van Dijk CN. The anterior ankle impingement syndrome: diagnostic value of oblique radiographs. *Foot Ankle Int*. 2004; 25: 63-8.
80. Urman M, Ammann W, Sisler J, Lentle BC, Llyod-Smith R, Loomer R, Fisher C. The role of bone scintigraphy in the evaluation of talar dome fractures. *J Nucl Med*. 1991; 32: 2241-4.
81. van Dijk CN. Anterior and posterior ankle impingement. *Foot Ankle Clin*. 2006; 11: 663-8.
82. van Dijk CN, Bossuyt PM, Marti RK. Medial ankle pain after lateral ligament rupture. *J Bone Joint Surg Br*. 1996; 78: 562-7.
83. van Dijk CN, Lim LS, Poortman A, Strubbe EH, Marti RK. Degenerative joint disease in female ballet dancers. *Am J Sports Med*. 1995; 23: 295-300.
84. van Dijk CN, Tol JL, Verheyen CC. A prospective study of prognostic factors concerning the outcome of arthroscopic surgery for anterior ankle impingement. *Am J Sports Med*. 1997; 25: 737-45.
85. Verhagen RA, Maas M, Dijkgraaf MG, Tol JL, Krips R, van Dijk CN. Prospective study on diagnostic strategies in osteochondral lesions of the talus. Is MRI superior to helical CT? *J Bone Joint Surg Br*. 2005; 87: 41-6.
86. Walsh SJ, Twaddle BC, Rosenfeldt MP, Boyle MJ. Arthroscopic treatment of anterior ankle impingement: a prospective study of 46 patients with 5-year follow-up. *Am J Sports Med*. 2014; 42: 2722-6.
87. Zengerink M, Szerb I, Hangody L, Dopirak RM, Ferkel RD, van Dijk CN. Current concepts: treatment of osteochondral ankle defects. *Foot Ankle Clin*. 2006; 11: 331-59, vi.

〔和田　桃子〕

12. アキレス腱断裂

はじめに

アキレス腱断裂は，1950年代から疫学や再建法に関して検討され，毎年多くの研究結果が発表されてきた。アキレス腱断裂に関する情報は膨大かつ多岐にわたっているため，本項ではスポーツ理学療法に関連の深い，疫学，受傷機転，危険因子，診断・評価，治療法の選択（手術 vs. 保存），リハビリテーション，再断裂，腱延長について整理する。

A. 文献検索方法

文献検索には PubMed を使用し，「achilles tendon rupture」「achilles tendon rupture sports」「achilles tendon tear」「achilles tendon tear sports」をキーワードに検索を行った。それぞれ 2,303編，574編，233編，72編ヒットした。そのうちエビデンスレベルの高い論文を選択し，さらに引用文献からのハンドサーチにより，最終的に57論文を採用した。

B. 疫学

1. 男女比

医療機関にてアキレス腱断裂と診断された患者を対象とした研究結果を統合すると（対象数298〜27,702名），男女比は男性68〜89％・女性11〜32％であり，男性で多かった[5,13,20,44,48]。

2. 年齢

医療機関にてアキレス腱断裂と診断された患者の受傷時年齢は平均38.8〜47歳であった[5,13,20,28,44,48]。スウェーデンにて2001〜2012年の間にアキレス腱断裂の手術を行った患者27,702名を対象とした研究では，全患者の受傷時年齢の中央値は47歳（18〜98歳），年度ごとの中央値は男性42〜51歳，女性46〜50歳であった[13]。NFLでは1997〜2002年のシーズンの間に31件のアキレス腱断裂が発生し，平均年齢は29歳（23〜36歳）だった（NFL全選手の平均年齢は26.5歳）[38]。研究間でばらつきはあるものの，比較的高い年代での発生が多いといえる。

3. プロスポーツの発生率

欧州サッカー連盟（UEFA）所属チームを11シーズン追跡した研究[11]では，プロサッカー選手におけるアキレス腱断裂は1,743選手中9件発生し，発生率は0.01/1,000時間であった。

4. スポーツ種目

アキレス腱断裂の受傷場面に関する記述を認めた論文を統合すると，全813症例のうち，スポーツでの発生が76％，日常生活での発生が24％であった。スポーツでの発生のうち，種目別ではラケットスポーツ31.8％，バスケットボール21.3％，サッカー17.6％，バレーボール5.3％の順で多かった（図12-1）[14,15,17,23〜27,32,35,41]。

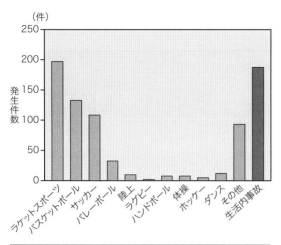

図12-1 スポーツ別のアキレス腱断裂発生数（文献 14, 15, 17, 23〜27, 32, 35, 41 より作図）
全813例のうち，スポーツでの発生が76%であり，ラケットスポーツ，バスケットボール，サッカー，バレーボールの順で多かった。

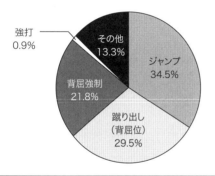

図12-2 アキレス腱断裂の受傷機転（文献2, 4, 15, 49 より作図）
全220例のうち，足関節背屈位での受傷が51.3%を占めた。

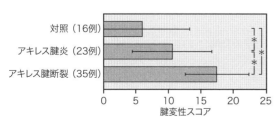

図12-3 アキレス腱障害と腱の変性の関係（文献51より引用）
アキレス腱断裂群で有意に腱が変性していた。

C. 受傷機転

これまでの受傷機転に関する研究結果を統合すると，全220例のうち，ジャンプ34.5%，蹴り出し（足関節背屈）29.5%，足関節背屈強制21.8%，直接的なアキレス腱の強打0.9%であり，足関節背屈位での受傷が51.3%を占めた（図12-2）[2,4,15,49]。受傷時の種目が記載されていた120件については，ラケットスポーツ61.7%，サッカー10.0%，バレーボール5.8%，ハンドボール5.8%，ホッケー1.7%，ダンス0.8%，その他14.2%であった。

D. 危険因子

アキレス腱断裂の危険因子として，年齢や性別，薬物（キノロン系および経口コルチコステロイド）の使用，アキレス腱炎を有していること，などがあげられた。いくつかのケースコントロール研究によって，40〜50代（オッズ比1.6）[53]および45歳以上（オッズ比2.84）[18]で発生しやすいとされたが，年齢はアキレス腱断裂に関連しないとする研究もある[56]。一方，性別は男性で発生しやすいと結論づけた研究が多い[41,45,53,54]。服薬の影響を検討した集団ベースコホート研究[48]やケースコントロール研究[6,45,53,56]では，キノロン系[6,45,48,53,56]や経口コルチコステロイド[45,53]の使用でアキレス腱断裂が発生しやすいとされた。しかし，コルチコステロイド注射はアキレス腱断裂と関連しないと結論づけた研究も存在する[45]。アキレス腱炎がアキレス腱断裂のリスク（オッズ比3.6）と結論づけた論文もある[45]。また，アキレス腱障害患者の腱組織の調査では，アキレス腱断裂群35名，アキレス腱炎群23名，対照群16名を比較したところ，アキレス腱断裂群で有意に腱が変性していた（図12-3）[51]。腱変性を腱細胞レベルで分析した研究[39]では，腱変性によって

12. アキレス腱断裂

表 12-1 超音波所見によるアキレス腱断裂のタイプ分類(文献1より引用)

タイプ	超音波所見	接触面積	断端間の特徴
1	高接触	70%以上	底屈20°で完全な接触
2a	部分的接触(高エコー)	30〜70%	血腫を伴った部分的な接触
2b	部分的接触(低エコー)	30〜70%	血腫を伴わない部分的な接触
3a	離開(高エコー)	30%未満	断裂腱末端部間の血腫
3b	離開(低エコー)	30%未満	断裂腱末端部間の間隙
4	近位断裂	測定なし	筋腱移行部の断裂
5	遠位断裂	測定なし	踵骨付着部付近

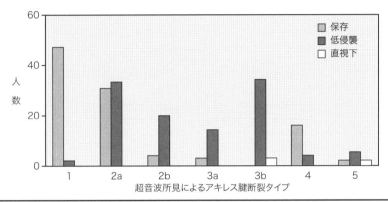

図 12-4 超音波所見によるアキレス腱断裂のタイプと治療方針(文献1より引用)
断端間の接触面積が大きい場合や断端間に血腫がみられる場合(タイプ1・2a)では保存療法の適応があり,それ以外(タイプ2b〜5)は手術療法の適応とされたが,タイプ別の治療成績は示されていない。

コラーゲン線維が細くなり,細胞外マトリクスの形状が変化し,縦方向に並ぶべき腱細胞が横方向に配列していた[39]。この一連の腱細胞の変化がアキレス腱断裂に関与する可能性が示唆される。アキレス腱断裂の危険因子を求めた研究は散見されるものの,エビデンスレベルの高い前向きコホート研究は少なく,今後さらなる検討が必要と考えられる。

E. 診断・評価

アキレス腱断裂の画像診断にはMRIや超音波,臨床検査には触診やカーフスクイーズテスト(下腿三頭筋を把持し,足関節底屈運動の有無を評価)が用いられる。MRIおよび超音波の感度はどちらも0.91とされた[12,29]。しかしそれらの特異度は示されておらず,MRIでは完全断裂を部分断裂と診断する危険性があることが指摘された[12,29]。臨床検査の感度・特異度は,断裂部の触診が0.73・0.89,カーフスクイーズテストが0.96・0.93と高い値が示された[22]。一方,屍体研究では,カーフスクイーズテストは完全断裂でのみ陽性となることが実証された[9]。よって,画像検査と臨床検査を併用することで,より正確な診断が可能になると考えられる。

超音波所見から断裂のタイプ分類が提唱された[1]。この分類では,タイプ1:アキレス腱断端間の接触面積が70%以上,タイプ2a:30〜70%で断端間に血腫を認める,タイプ2b:接触面積が30〜70%で断端間に血腫を認めない,タイプ3a:接触面積が30%未満で断端間に血腫を認める,タイプ3b:接触面積が30%未満で断端

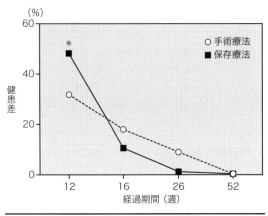

図12-5 手術療法群と保存療法群における足関節背屈可動域の変化（文献16より引用）
術後3ヵ月までは手術群で健患差が有意に少ない（＊p<0.05）。

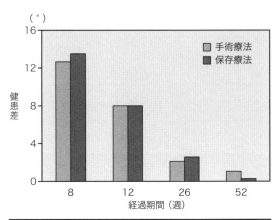

図12-6 手術療法群と保存療法群における関節可動域の変化（文献52より引用）
群間差は認められない。

間に血腫を認めない，タイプ4：筋腱移行部の断裂，タイプ5：踵骨付着部付近の断裂，の7つに分けられた（**表12-1**）[1]。断端間の接触面積が大きい場合や断端間に血腫がみられる場合（タイプ1・2a）では保存療法の適応があり，それ以外（タイプ2b～5）は手術療法の適応と提案されたが，タイプ別の治療成績は示されなかった[1]（**図12-4**）。アキレス腱長の測定には，X線画像を用いることが一般的とされる。この手法は，手術中にアキレス腱内にチタンマーカーを埋め込み，その距離を計測する[43]。MRI画像による測定では，対象となるスライス画像においてアキレス腱踵骨付着部および腓腹筋内側頭の筋腱移行部をマークし，2点間の距離と「スライス数」×「スライス幅」の距離から算出する[3]。超音波による測定では，足関節10°底屈位で金属マーカーをアキレス腱付着部および筋腱移行部に合わせ，マーカー間の距離を計測する[3]。超音波とMRIの計測結果の誤差は小さかった[3]。

F. 治療法の選択（手術療法 vs. 保存療法）

アキレス腱断裂の治療別の成績を手術療法（低侵襲・直視下手術）と保存療法で比較した。比較項目は，関節可動域，筋力，ヒールレイズ高，再断裂，復帰とした。

1. 関節可動域

治療法の違いで関節可動域の変化が比較された。アキレス腱断裂の手術群38名と保存群40名の足関節背屈可動域を比較した無作為化比較試験では，術後3ヵ月まで手術群が有意に可動域良好とされた（**図12-5**）[16]。一方，手術群20名と保存群22名を比較した研究では群間差を認めなかった（**図12-6**）[52]。これには術後プロトコルの違いが影響している可能性があり，前者は関節可動域訓練開始時期を手術群は術後6週，保存群は受傷後10週としたのに対し[16]，後者は両群とも術後（受傷後）10日目から開始していた[52]。以上より，関節可動域の改善は，治療法よりも治療プロトコルに影響を受ける可能性が高い。

2. 筋力

筋力について主に足関節底屈筋力の比較が行われた。Nilsson-Helanderら[33]は，手術群49名と保存群48名を対象として無作為化比較試験を行い，術後（受傷後）6ヵ月および1年におけ

12. アキレス腱断裂

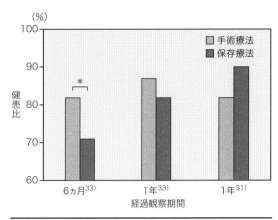

図12-7 手術療法群と保存療法群における足関節底屈筋力の変化（文献31, 33より作図）
術後6ヵ月の手術群で健患比が有意に高い（* p<0.05）。

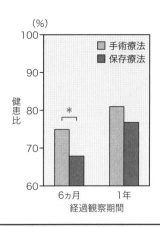

図12-8 手術療法群と保存療法群におけるヒールレイズ高の変化（文献33より引用）
6ヵ月時点では手術群で健患比が有意に高い（* p<0.05）。

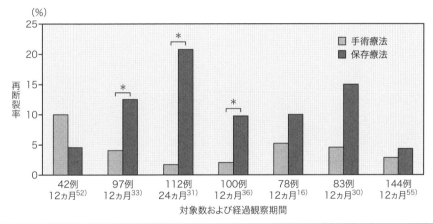

図12-9 手術療法群と保存療法群における再断裂率の比較（文献16, 30, 31, 33, 36, 52, 55より作図）
7文献中3文献で保存療法群の再断裂率が有意に高かった（* p<0.05）。

るカーフレイズ時の踵骨挙上パワー（力×速度）の健患比を算出した。その結果，6ヵ月では手術群で有意に高値を示したが，1年では群間差を認めなかった。Mollerら[31]も無作為化比較試験（手術群59名，保存群53名）の結果，術後（受傷後）1年における等速性底屈筋力（30°/秒）に有意差を認めなかった（図12-7）。足関節底屈筋力の回復は，手術群のほうが早いと推測される。

3. ヒールレイズ高

ヒールレイズ高は，カーフレイズ時の踵骨最大挙上高の計測によって行われる。術後（受傷後）6ヵ月および1年で手術群と保存群で比較した研究では，6ヵ月では手術群のほうが挙上高の健患比が有意に高かったが，1年では両群間に有意差を認めなかった（図12-8）[33]。よって，手術群のほうがヒールレイズ高の回復は早い傾向にあると推測される。

4. 再断裂

再断裂率のデータが示された無作為化比較試験7論文のうち3編で手術療法よりも保存療法の

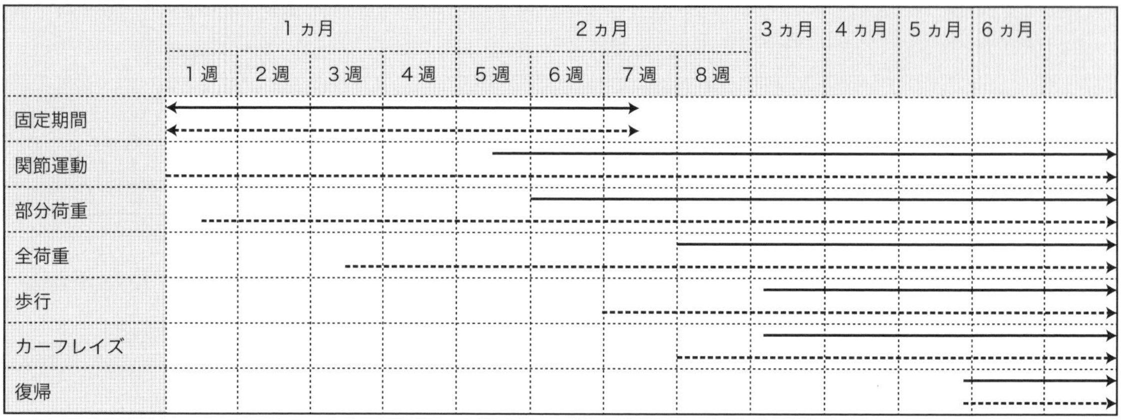

第4章 筋・腱・骨・軟骨損傷

図12-10 手術療法のリハビリテーションプロトコル（文献 7, 17, 27, 40, 43, 50 より作図）
通常リハビリテーション（実線），早期リハビリテーション（点線）とも各報告の平均値。

再断裂率が有意に高かった（**図12-9**）[16, 30, 31, 33, 36, 52, 55]。また保存療法における再断裂は，歩行中に多く，次いで筋力測定中に発生していた[16, 31, 36]。一方，手術後の再断裂は，転倒や落下などによる再受傷が多かった[36, 52]。これらの結果から，保存療法は手術療法と比べてより軽微なストレスで再断裂が生じやすく，結果的に再断裂のリスクが高いと推測される。

5. スポーツ復帰

スポーツ復帰時期や復帰率を治療法で比較した研究は存在しなかった。Moller ら[31]は，手術群59名と保存群53名を対象とした無作為化比較試験において，手術群の仕事復帰が平均54.9日，保存群が平均73.4日で，手術群で有意に早かったと報告した。今後，スポーツ復帰に関する無作為化比較試験が待たれる。

G. リハビリテーション

1. スポーツ復帰に向けて獲得すべき機能

アキレス腱断裂後のスポーツ復帰に向けたリハビリテーションを進めるうえで重要な機能評価として，ヒールレイズの最大反復回数とヒールレイズ高の2つが提唱された[46]。ヒールレイズ最大反復回数によって筋持久力の評価が可能であり，ヒールレイズ高は腱延長の評価に適している[43]。また，これらは主観的症状や身体活動レベルと相関し，主観的症状の予測を可能にする[46]。Saxena ら[42]はスポーツ復帰前に獲得すべき機能として，①片脚カーフレイズ25回×5セット，②下腿周径囲健患差5 mm以下，③足関節 ROM の健患差5°以下，という3点をあげた。

2. プロトコル間の比較

いくつかの研究によって，早期運動群と固定群（通常リハビリ群），早期荷重群と非荷重群（通常リハビリ群），加速的リハビリテーション群と通常リハビリテーション群で比較が行われた。アキレス腱断裂の術後リハビリテーションプロトコルでは，術後5〜6週から関節運動開始，約6週で部分荷重，約8週で全荷重というスケジュールが多くの論文において記載された（**図12-10**）[7, 17, 27, 40, 43, 50]。一方，保存療法のプロトコルでは，受傷後6〜14週で関節運動開始，約6週で部分荷重，8〜12週で全荷重というスケジュールが推奨され，関節運動や全荷重の開始時期は論文により異なる。早期リハビリテーションプ

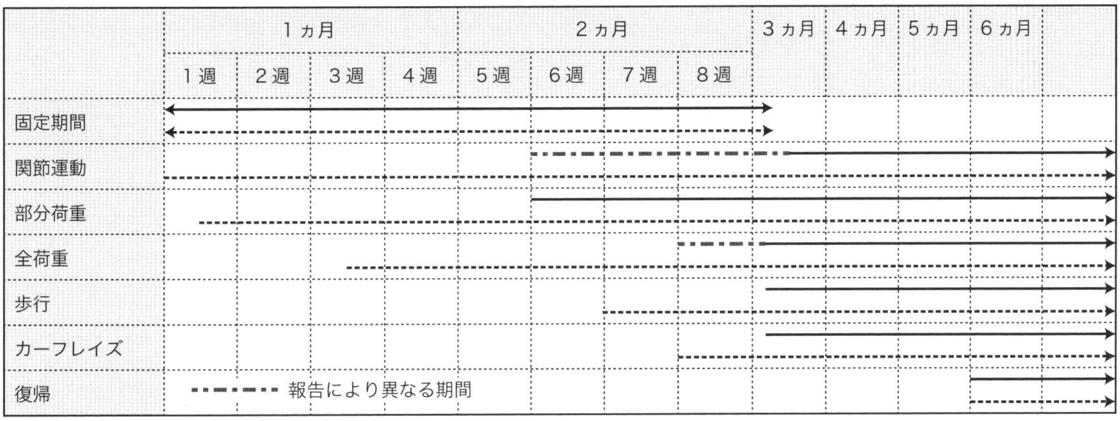

12. アキレス腱断裂

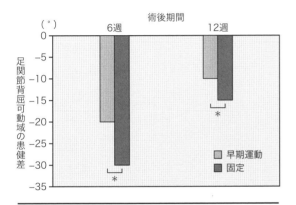

図 12-11　保存療法のリハビリテーションプロトコル（文献 7, 17, 27, 40, 43, 50 より作図）
通常リハビリテーション（実線），早期リハビリテーション（点線）とも各報告の平均値。

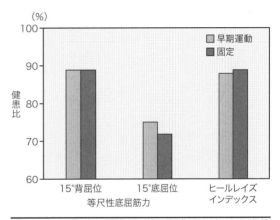

図 12-12　術後早期運動群と固定群における足関節背屈可動域の変化（文献 32 より引用）
早期運動群で術後 6 週時，12 週時の関節可動域が有意に改善した（＊ $p<0.05$）。

図 12-13　術後早期運動群と固定群における術後 16 ヵ月時点での筋力，ヒールレイズインデックス（文献 32 より引用）
筋力，ヒールレイズインデックス（立位で踵部を 5 cm 挙上させる運動の最大反復回数）に有意差は認められない。

ロトコルでは手術・保存ともに術後もしくは受傷直後から関節運動を開始し，1〜2 週で部分荷重，3〜4 週で全荷重が推奨されてきた（図12-11）[7, 17, 27, 40, 43, 50]。ここでは，関節運動のみ早期に開始する例を早期運動群，荷重のみを早期に開始する例を早期荷重群，早期運動と早期荷重を組み合わせたプロトコルを加速的リハビリテーション群と定義する[40]。

1）早期運動群 vs. 固定群

関節運動のみ早期に開始する早期運動群と固定群の無作為化比較試験が公表されてきた。アウトカムは可動域・筋力，協調運動，腱延長，スポーツ復帰時期であった。

（1）可動域・筋力

術後の足関節可動域および足関節周囲筋力を比較した無作為化比較試験が 1 編存在した。Mortensen ら[32]は，術後 2 週から関節運動を開

第4章 筋・腱・骨・軟骨損傷

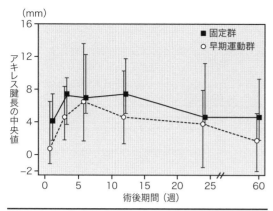

図12-14 術後早期運動群と固定群の腱長の変化（文献14より引用）
すべての時点で両群に有意差は認めなかった。両群ともに術後6週まで延長し，それ以降は減少する傾向がみられた。

始した早期運動群36名と術後6週から関節運動を開始した固定群35名の，術後6週・12週における足関節背屈可動域（患健差）と術後16ヵ月における等尺性足関節底屈筋力を比較した。その結果，背屈可動域の患健差（中央値）は運動群術後6週−20°，12週−10°であったのに対し，固定群は術後6週−30°，術後12週−15°であり，運動群で有意に改善した（**図12-12**）。一方，術後16ヵ月時点での等尺性足関節底屈筋力（15°背屈位・15°底屈位）およびヒールレイズインデックス（踵部を5 cm挙上させる運動の最大反復回数）は2群間に有意差を認めなかった（**図12-13**）。早期の関節運動開始が，早期の可動域改善を促す可能性がある。

(2) 協調運動

協調運動の改善も検討された。Kauranenら[15]は，無作為化比較試験にてhuman performance measurement system（反応時間，運動速度，目標物をタッチする正確性などを計測するシステム）による協調運動の比較を行った。術後3ヵ月・6ヵ月における①反応速度，②底背屈反復速度，③縦横方向への協調運動の3項目を，早期運動群15名と固定群15名で比較した。協調運動は2つのプレートを反復してタッチする速度と正確性から算出された。その結果，早期運動群で術後3ヵ月の協調運動（横方向）のみ固定群と比較して有意に良好な値を示した。しかし，健患差を認めなかったため，反応速度や底背屈反復速度，協調運動は術後3ヵ月で回復する可能性が示唆された。

(3) 再断裂

再断裂をアウトカムとした無作為化比較試験は3編存在した。そのうち早期運動群25名と固定群25名を比較した研究[14]および早期運動群15名と固定群15名を比較した研究[15]では再断裂を認めず，残りの研究では早期運動群（36名）で1件，固定群（35名）で2件の再断裂が生じた[32]。いずれも群間に有意差はなかった。

(4) 腱延長

術後の腱延長をアウトカムとした無作為化比較試験が1編存在した。Kangasら[14]は，術後1週・3週・6週・24週・60週におけるアキレス腱長の変化を単純X線にて測定し，早期運動群25名と固定群25名で比較した。早期運動群のベースライン（術直後を0）からの変化（中央値）は，1週目1.0 mm，3週目5.0 mm，6週目7.0 mm，24週目4.0 mm，60週目2.0 mmであった。一方，固定群は1週目4.5 mm，3週目8.0 mm，6週目7.5 mm，24週目5.0 mm，60週目5.0 mmであった。すべての時点で群間に有意差はなかった（**図12-14**）。両群ともに術後6週まで延長し，それ以降は短縮する傾向がみられた。

(5) スポーツ復帰時期

スポーツ復帰時期に関する無作為化対照試験は1編のみであった。Mortensenら[32]は，早期運

動群と固定群のスポーツ活動および受傷前レベルへの復帰時期を比較した．その結果，運動群のスポーツ復帰は平均4ヵ月（2～13ヵ月，復帰率73%），受傷前レベルへの復帰は平均6ヵ月（2.5～13ヵ月，復帰率57%）であった．一方，固定群のスポーツ復帰は平均7.5ヵ月（3～22ヵ月，復帰率76%），受傷前レベルへの復帰は平均9ヵ月（6～14ヵ月，復帰率55%）であった．早期運動群で有意にスポーツ復帰が早いことが示唆された（p＜0.001）．

2）早期荷重群 vs. 非荷重群

早期の荷重に関して荷重のみを早期に行った研究，もしくは早期荷重群・非荷重群ともに早期に関節運動を行った無作為化比較試験を採用した．アウトカムは，可動域，筋力，下腿周径囲，再断裂，スポーツ復帰時期であった．

(1) 可動域

1編の無作為化比較において，早期荷重が足関節底背屈可動域に及ぼす影響が検討された．Costaら[7]は，手術例および保存例の術後（受傷後）6ヵ月における荷重群と非荷重群の足関節底背屈可動域（健患差）を比較した．手術例における健患差は，荷重群（23名）で背屈1.84±4.38°・底屈0.63±13.99°，非荷重群（25名）で背屈3.00±7.13°・底屈2.43±9.89°であり，両群間に有意差はなかった．保存例では，荷重群（22名）において背屈−0.7±7.92°・底屈4.13±7.95°，非荷重群（26名）において7.27±8.01°・7.27±8.01°であり，底背屈可動域ともに有意な群間差はなかった．以上より，早期荷重が底背屈可動域に及ぼす影響は少ないと推測される．

(2) 筋 力

いくつかの研究で，早期荷重が足関節底屈筋力

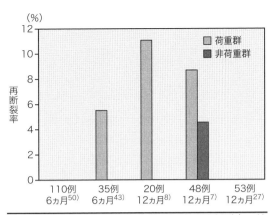

図12-15 荷重群と非荷重群における再断裂率の比較（文献7，8，27，43，50より作図）
すべての報告において両群間に有意差を認めないものの，いくつかの研究では荷重群で再断裂率が高い傾向がみられた．

に及ぼす影響が検討された．Maffuliら[27]は，術後6週時点で荷重群26名と非荷重群27名の等尺性足関節底屈筋力（足関節底背屈中間位）を比較した．両群の健患比は，荷重群94.6%，非荷重群89.7%であり，有意差はなかった．Costaら[7]によると手術例および保存例の術後（受傷後）6ヵ月における等速性底屈ピークトルク値は，手術例の荷重群103.5%・非荷重群81.2%，保存例の荷重群56%・非荷重群70%であり，有意差はなかった．どちらの研究とも荷重例で高い値を示したが，有意差はなかった．

(3) 下腿周径囲

下腿周径囲を比較した研究では，術後6ヵ月における下腿周径囲（健側−患側）は荷重群（23名）の1.47±1.77 mm，非荷重群（25名）0.73±1.21 mmであった[7]．保存例の受傷後6ヵ月における下腿周径囲（健側−患側）は荷重群1.37±1.85 mm，非荷重群1.11±1.36 mmであった[7]．手術例・保存例とも荷重による下腿周径囲に有意差はなかった．

第4章 筋・腱・骨・軟骨損傷

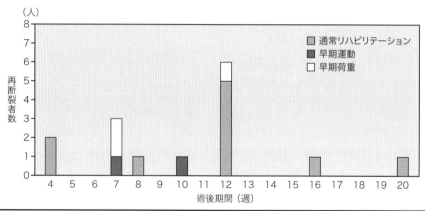

図12-16 手術療法の再断裂まとめ（文献 7，8，10，14～17，27，31～33，40，43，46，50，52，57 より作図）

(4) 再断裂

再断裂をアウトカムとした無作為化比較試験は5編存在した。そのうち荷重群55名と非荷重群55名を比較した研究[50]および荷重群26名と非荷重群27名を比較した研究[27]では再断裂を認めず、他の研究ではそれぞれ1～2件の再断裂を認めた[7,8,43]。すべての研究において両群間に有意差を認めないものの、いくつかの研究では荷重群で再断裂率が高い傾向が示された（**図12-15**）。

(5) スポーツ復帰

スポーツ復帰時期を検討した論文は3編存在した。Maffulli ら[27]の研究では荷重群（26名）のスポーツ復帰が平均5.1ヵ月（復帰率89%）、非荷重群（27名）が平均6ヵ月（復帰率89%）と荷重群で有意に早かった。Costa ら[7]はスポーツ復帰時期は荷重群で中央値9.7ヵ月（復帰率83%）、非荷重群で中央値6.5ヵ月（復帰率68%）とした。パイロットスタディでは荷重群（9名）中央値6ヵ月、非荷重群（11名）中央値8ヵ月（復帰率記載なし）と、群間に有意差を認めなかった[8]。スポーツ種目や復帰基準が研究間で統一されていないことが結果に影響していると考えられるため、これらを統一したうえでの研究が必要である。

3）加速的リハビリテーション vs. 通常リハビリテーション

該当した無作為化比較試験は1編のみであった。Porter ら[40]は術後早期から関節運動と部分荷重を開始し、術後4週で全荷重を行う加速的リハビリテーション群（26名）と、術後6週で部分荷重、術後8週で全荷重、術後10週から関節運動を行う通常リハビリテーション群（25名）とを比較した。アウトカムはヒールレイズ高、ランニング開始時期、再断裂であった。術後1年におけるヒールレイズ高の健患差は、加速的リハビリテーション群0.38 cm、通常リハビリテーション群1.0 cmであり、加速的リハビリテーション群で有意に高かった（p=0.012）。また、ランニング開始も加速的リハビリテーション群で有意に早かったが（加速群17.2週、通常群21.1週）、両群ともに再断裂はなかった。術後早期から関節運動や荷重を開始する加速的リハビリテーションで筋力回復やランニング開始時期が早くなることが示唆された。

H. 再断裂

再断裂について記載のあった17論文を整理した。再断裂時期については、術後は幅広く分布し

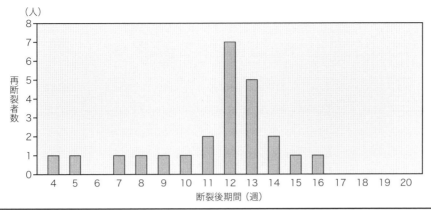

図 12-17　保存療法の再断裂まとめ（文献 7, 8, 10, 14～17, 27, 31～33, 40, 43, 46, 50, 52, 57 より作図）

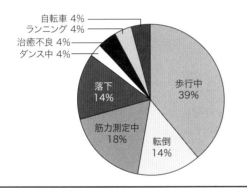

図 12-18　再断裂の受傷機転（文献 7, 8, 10, 14～17, 27, 31～33, 40, 43, 46, 50, 52, 57 より作図）

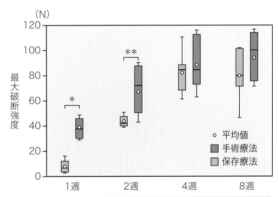

図 12-19　ラットを対象とした手術療法，保存療法の腱強度の変化（文献 19 より引用）
＊ p＜0.02，＊＊ p＜0.05。

ているが，術後 12 週での再断裂が多かった（**図 12-16**）。一方，保存療法も受傷後 12 週付近で再断裂が多い傾向がみられた（**図 12-17**）。また，受傷機転は歩行中が最多（39％）であり，すべて保存例であった[7, 8, 10, 14～17, 27, 31～33, 40, 43, 47, 50, 52, 57]（**図 12-18**）。ラットを対象とした研究では，保存例・手術例とも 4 週までは腱の強度が低いことが明らかになった（**図 12-19**）[19]。Moller ら[31]は保存療法で受傷後 4 週からヒールレイズを開始した際の再断裂率は 21％（11/53 件）と高まることを示した。また，術後 2 週以内に荷重を開始した群では，再断裂率が 3.1％（非荷重群 0.7％）と高値であった[7, 8, 27, 43, 50]。以上より，保存・手術例とも 4 週までの腱への過剰なストレスは避けるべきと考えられる。

I. 腱延長

アキレス腱は術後 10～12 週まで腱が伸張し，その後徐々に短縮することが明らかになった[32, 35, 37]（**図 12-20**）。この治癒過程において，腱長が過剰に伸張した状態が腱延長と定義される。腱延長と身体機能の関連を調べた研究では，術後 6 ヵ月・12 ヵ月におけるアキレス腱長の健患差とヒールレイズ高の健患差に負の相関を認めた（6 ヵ月：r＝-0.953・p＝0.02，12 ヵ月：r＝-0.738，

第4章 筋・腱・骨・軟骨損傷

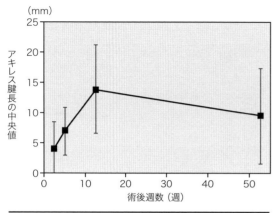

図12-20 術後のアキレス腱長の変化（文献37より引用）
術後10〜12週まで腱が伸張し，その後徐々に短縮する。

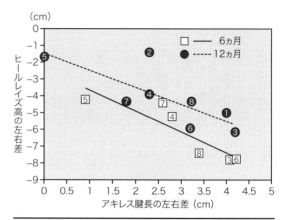

図12-21 術後6ヵ月，12ヵ月におけるアキレス腱長とヒールレイズ高の関係（文献46より引用）
アキレス腱長の左右差が長くなるほどヒールレイズ高の左右差が短くなる。

p＝0.037）[47]。この研究では，術後6ヵ月時点でアキレス腱長が健側に対して1cm延長すると，ヒールレイズ高が1cm低下した（**図12-21**）。その他，腱延長は術後3ヵ月時点の臨床機能（Achilles rupture peformance score）[21]と有意な負の相関（ρ＝−0.42, p＝0.017）を示し[14]，術後6ヵ月時点ではアキレス腱断裂総合スコア（Achilles tendon total rupture score：ATRS）[34]と有意な負の相関（r＝−0.928, p＝0.008）を示した[47]。一方，術後12ヵ月時点ではATRSと有意な相関は認めなかった[47]。以上より，術後の腱延長は足関節の機能低下を引き起こすため，予防が重要と考えられるが，現時点で腱延長の原因は明らかとなっていない。

J. まとめ

1. すでに真実として承認されていること

- アキレス腱断裂は男性に多く発生する。
- アキレス腱断裂の危険因子として服薬（キノロン系・経口コルチコステロイド）があげられる。
- 手術療法と比較して保存療法で再断裂率が高い。

2. 議論の余地はあるが，今後の重要な研究テーマとなること

- 早期荷重開始と再断裂率の関連性。
- 早期の荷重および関節運動の開始とスポーツ復帰時期の関連性。
- 術後の腱延長の発生要因。

3. 真実と思われていたが実は疑わしいこと。

- 術後早期の関節運動が腱延長の原因とならない可能性。

文献

1. Amlang MH, Zwipp H, Friedrich A, Peaden A, Bunk A, Rammelt S. Ultrasonographic classification of achilles tendon ruptures as a rationale for individual treatment selection. *ISRN Orthop*. 2011; 2011: 869703.
2. Arner O, Lindholm A, Orell SR. Histologic changes in subcutaneous rupture of the Achilles tendon; a study of 74 cases. *Acta Chir Scand*. 1959; 116: 484-90.
3. Barfod KW, Riecke AF, Boesen A, Hansen P, Maier JF, Dossing S, Troelsen A. Validation of a novel ultrasound measurement of achilles tendon length. *Knee Surg Sports Traumatol Arthrosc*. 2015; 23: 3398-406.
4. Cetti R, Junge J, Vyberg M. Spontaneous rupture of the Achilles tendon is preceded by widespread and bilateral tendon damage and ipsilateral inflammation: a clinical and histopathologic study of 60 patients. *Acta Orthop Scand*. 2003; 74: 78-84.
5. Clayton RA, Court-Brown CM. The epidemiology of musculoskeletal tendinous and ligamentous injuries. *Injury*. 2008; 39: 1338-44.

6. Corrao G, Zambon A, Bertu L, Mauri A, Paleari V, Rossi C, Venegoni M. Evidence of tendinitis provoked by fluoroquinolone treatment: a case-control study. *Drug Saf*. 2006; 29: 889-96.
7. Costa ML, MacMillan K, Halliday D, Chester R, Shepstone L, Robinson AH, Donell ST. Randomised controlled trials of immediate weight-bearing mobilisation for rupture of the tendo Achillis. *J Bone Joint Surg Br*. 2006; 88: 69-77.
8. Costa ML, Shepstone L, Darrah C, Marshall T, Donell ST. Immediate full-weight-bearing mobilisation for repaired Achilles tendon ruptures: a pilot study. *Injury*. 2003; 34: 874-6.
9. Cuttica DJ, Hyer CF, Berlet GC. Intraoperative value of the thompson test. *J Foot Ankle Surg*. 2015; 54: 99-101.
10. Doral MN. What is the effect of the early weight-bearing mobilisation without using any support after endoscopy-assisted Achilles tendon repair? *Knee Surg Sports Traumatol Arthrosc*. 2013; 21: 1378-84.
11. Gajhede-Knudsen M, Ekstrand J, Magnusson H, Maffulli N. Recurrence of Achilles tendon injuries in elite male football players is more common after early return to play: an 11-year follow-up of the UEFA Champions League injury study. *Br J Sports Med*. 2013; 47: 763-8.
12. Garras DN, Raikin SM, Bhat SB, Taweel N, Karanjia H. MRI is unnecessary for diagnosing acute Achilles tendon ruptures: clinical diagnostic criteria. *Clin Orthop Relat Res*. 2012; 470: 2268-73.
13. Huttunen TT, Kannus P, Rolf C, Fellander-Tsai L, Mattila VM. Acute achilles tendon ruptures: incidence of injury and surgery in Sweden between 2001 and 2012. *Am J Sports Med*. 2014; 42: 2419-23.
14. Kangas J, Pajala A, Ohtonen P, Leppilahti J. Achilles tendon elongation after rupture repair: a randomized comparison of 2 postoperative regimens. *Am J Sports Med*. 2007; 35: 59-64.
15. Kauranen K, Kangas J, Leppilahti J. Recovering motor performance of the foot after Achilles rupture repair: a randomized clinical study about early functional treatment vs. early immobilization of Achilles tendon in tension. *Foot Ankle Int*. 2002; 23: 600-5.
16. Keating JF, Will EM. Operative versus non-operative treatment of acute rupture of tendo Achillis: a prospective randomised evaluation of functional outcome. *J Bone Joint Surg Br*. 2011; 93: 1071-8.
17. Kerkhoffs GM, Struijs PA, Raaymakers EL, Marti RK. Functional treatment after surgical repair of acute Achilles tendon rupture: wrap vs walking cast. *Arch Orthop Trauma Surg*. 2002; 122: 102-5.
18. Kettunen JA, Kujala UM, Kaprio J, Sarna S. Health of master track and field athletes: a 16-year follow-up study. *Clin J Sport Med*. 2006; 16: 142-8.
19. Krapf D, Kaipel M, Majewski M. Structural and biomechanical characteristics after early mobilization in an Achilles tendon rupture model: operative versus nonoperative treatment. *Orthopedics*. 2012; 35: e1383-8.
20. Lantto I, Heikkinen J, Flinkkila T, Ohtonen P, Leppilahti J. Epidemiology of Achilles tendon ruptures: increasing incidence over a 33-year period. *Scand J Med Sci Sports*. 2015; 25: e133-8.
21. Leppilahti J, Forsman K, Puranen J, Orava S. Outcome and prognostic factors of achilles rupture repair using a new scoring method. *Clin Orthop Relat Res*. 1998; (346):152-61.
22. Maffulli N. The clinical diagnosis of subcutaneous tear of the Achilles tendon. A prospective study in 174 patients. *Am J Sports Med*. 1998; 26: 266-70.
23. Maffulli N, Del Buono A, Spiezia F, Maffulli GD, Longo UG, Denaro V. Less-invasive semitendinosus tendon graft augmentation for the reconstruction of chronic tears of the Achilles tendon. *Am J Sports Med*. 2013; 41: 865-71.
24. Maffulli N, Longo UG, Maffulli GD, Khanna A, Denaro V. Achilles tendon ruptures in elite athletes. *Foot Ankle Int*. 2011; 32: 9-15.
25. Maffulli N, Loppini M, Longo UG, Maffulli GD, Denaro V. Minimally invasive reconstruction of chronic achilles tendon ruptures using the ipsilateral free semitendinosus tendon graft and interference screw fixation. *Am J Sports Med*. 2013; 41: 1100-7.
26. Maffulli N, Spiezia F, Longo UG, Denaro V. Less-invasive reconstruction of chronic achilles tendon ruptures using a peroneus brevis tendon transfer. *Am J Sports Med*. 2010; 38: 2304-12.
27. Maffulli N, Tallon C, Wong J, Lim KP, Bleakney R. Early weightbearing and ankle mobilization after open repair of acute midsubstance tears of the achilles tendon. *Am J Sports Med*. 2003; 31: 692-700.
28. Maffulli N, Waterston SW, Squair J, Reaper J, Douglas AS. Changing incidence of Achilles tendon rupture in Scotland: a 15-year study. *Clin J Sport Med*. 1999; 9: 157-60.
29. Margetic P, Miklic D, Rakic-Ersek V, Doko Z, Lubina ZI, Brkljacic B. Comparison of ultrasonographic and intraoperative findings in Achilles tendon rupture. *Coll Antropol*. 2007; 31: 279-84.
30. Metz R, Verleisdonk EJ, van der Heijden GJ, Clevers GJ, Hammacher ER, Verhofstad MH, van der Werken C. Acute Achilles tendon rupture: minimally invasive surgery versus nonoperative treatment with immediate full weightbearing--a randomized controlled trial. *Am J Sports Med*. 2008; 36: 1688-94.
31. Moller M, Movin T, Granhed H, Lind K, Faxen E, Karlsson J. Acute rupture of tendon Achillis. A prospective randomised study of comparison between surgical and non-surgical treatment. *J Bone Joint Surg Br*. 2001; 83: 843-8.
32. Mortensen HM, Skov O, Jensen PE. Early motion of the ankle after operative treatment of a rupture of the Achilles tendon. A prospective, randomized clinical and radiographic study. *J Bone Joint Surg Am*. 1999; 81: 983-90.
33. Nilsson-Helander K, Silbernagel KG, Thomee R, Faxen E, Olsson N, Eriksson BI, Karlsson J. Acute achilles tendon rupture: a randomized, controlled study comparing surgical and nonsurgical treatments using validated outcome measures. *Am J Sports Med*. 2010; 38: 2186-93.
34. Nilsson-Helander K, Thomee R, Silbernagel KG,

Thomee P, Faxen E, Eriksson BI, Karlsson J. The Achilles tendon Total Rupture Score (ATRS): development and validation. *Am J Sports Med*. 2007; 35: 421-6.

35. Nystrom B, Holmlund D. Separation of tendon ends after suture of achilles tendon. *Acta Orthop Scand*. 1983; 54: 620-1.

36. Olsson N, Silbernagel KG, Eriksson BI, Sansone M, Brorsson A, Nilsson-Helander K, Karlsson J. Stable surgical repair with accelerated rehabilitation versus nonsurgical treatment for acute Achilles tendon ruptures: a randomized controlled study. *Am J Sports Med*. 2013; 41: 2867-76.

37. Pajala A, Kangas J, Siira P, Ohtonen P, Leppilahti J. Augmented compared with nonaugmented surgical repair of a fresh total Achilles tendon rupture. A prospective randomized study. *J Bone Joint Surg Am*. 2009; 91: 1092-100.

38. Parekh SG, Wray WH 3rd, Brimmo O, Sennett BJ, Wapner KL. Epidemiology and outcomes of Achilles tendon ruptures in the National Football League. *Foot Ankle Spec*. 2009; 2: 283-6.

39. Pingel J, Lu Y, Starborg T, Fredberg U, Langberg H, Nedergaard A, Weis M, Eyre D, Kjaer M, Kadler KE. 3-D ultrastructure and collagen composition of healthy and overloaded human tendon: evidence of tenocyte and matrix buckling. *J Anat*. 2014; 224: 548-55.

40. Porter MD, Shadbolt B. Randomized controlled trial of accelerated rehabilitation versus standard protocol following surgical repair of ruptured Achilles tendon. *ANZ J Surg*. 2015; 85: 373-7.

41. Raikin SM, Garras DN, Krapchev PV. Achilles tendon injuries in a United States population. *Foot Ankle Int*. 2013; 34: 475-80.

42. Saxena A, Ewen B, Maffulli N. Rehabilitation of the operated achilles tendon: parameters for predicting return to activity. *J Foot Ankle Surg*. 2011; 50: 37-40.

43. Schepull T, Kvist J, Aspenberg P. Early E-modulus of healing Achilles tendons correlates with late function: similar results with or without surgery. *Scand J Med Sci Sports*. 2012; 22: 18-23.

44. Scott A, Grewal N, Guy P. The seasonal variation of Achilles tendon ruptures in Vancouver, Canada: a retrospective study. *BMJ Open*. 2014; 4: e004320.

45. Seeger JD, West WA, Fife D, Noel GJ, Johnson LN, Walker AM. Achilles tendon rupture and its association with fluoroquinolone antibiotics and other potential risk factors in a managed care population. *Pharmacoepidemiol Drug Saf*. 2006; 15: 784-92.

46. Silbernagel KG, Nilsson-Helander K, Thomee R, Eriksson BI, Karlsson J. A new measurement of heel-rise endurance with the ability to detect functional deficits in patients with Achilles tendon rupture. *Knee Surg Sports Traumatol Arthrosc*. 2010; 18: 258-64.

47. Silbernagel KG, Steele R, Manal K. Deficits in heel-rise height and achilles tendon elongation occur in patients recovering from an Achilles tendon rupture. *Am J Sports Med*. 2012; 40: 1564-71.

48. Sode J, Obel N, Hallas J, Lassen A. Use of fluroquinolone and risk of Achilles tendon rupture: a population-based cohort study. *Eur J Clin Pharmacol*. 2007; 63: 499-503.

49. Soldatis JJ, Goodfellow DB, Wilber JH. End-to-end operative repair of Achilles tendon rupture. *Am J Sports Med*. 1997; 25: 90-5.

50. Suchak AA, Bostick GP, Beaupre LA, Durand DC, Jomha NM. The influence of early weight-bearing compared with non-weight-bearing after surgical repair of the Achilles tendon. *J Bone Joint Surg Am*. 2008; 90: 1876-83.

51. Tallon C, Maffulli N, Ewen SW. Ruptured Achilles tendons are significantly more degenerated than tendinopathic tendons. *Med Sci Sports Exerc*. 2001; 33: 1983-90.

52. Twaddle BC, Poon P. Early motion for Achilles tendon ruptures: is surgery important? A randomized, prospective study. *Am J Sports Med*. 2007; 35: 2033-8.

53. van der Linden PD, Sturkenboom MC, Herings RM, Leufkens HM, Rowlands S, Stricker BH. Increased risk of achilles tendon rupture with quinolone antibacterial use, especially in elderly patients taking oral corticosteroids. *Arch Intern Med*. 2003; 163: 1801-7.

54. Vosseller JT, Ellis SJ, Levine DS, Kennedy JG, Elliott AJ, Deland JT, Roberts MM, O'Malley MJ. Achilles tendon rupture in women. *Foot Ankle Int*. 2013; 34: 49-53.

55. Willits K, Amendola A, Bryant D, Mohtadi NG, Giffin JR, Fowler P, Kean CO, Kirkley A. Operative versus nonoperative treatment of acute Achilles tendon ruptures: a multicenter randomized trial using accelerated functional rehabilitation. *J Bone Joint Surg Am*. 2010; 92: 2767-75.

56. Wise BL, Peloquin C, Choi H, Lane NE, Zhang Y. Impact of age, sex, obesity, and steroid use on quinolone-associated tendon disorders. *Am J Med*. 2012; 125: 1228 e23-1228 e28.

57. Young SW, Patel A, Zhu M, van Dijck S, McNair P, Bevan WP, Tomlinson M. Weight-bearing in the nonoperative treatment of acute achilles tendon ruptures: a randomized controlled trial. *J Bone Joint Surg Am*. 2014; 96: 1073-9.

（松田　匠生）

第5章
足関節疾患に対する私の治療法

　第5章では，足関節外傷を豊富に経験してきた3名の著者に執筆していただいた。第13項の清水先生は，トレーナーおよび理学療法士として，長年ナショナルレベルの女子バスケットボール選手の足関節外傷と向き合ってこられた経験を踏まえ，急性内反捻挫の救急処置から競技復帰・再発予防までの一連の対応について記載していただいた。特に急性期に，治癒過程にある靱帯へのストレスを最小限にするための底屈制限について強調されている。

　第14項の小林先生は，ご自身の博士論文において慢性足関節不安定症についての研究を行われ，豊富な文献的知識，実験結果，そして臨床経験を踏まえて慢性足関節捻挫に対する対応について記載していただいた。捻挫の繰り返しによる不安定性の影響を最小限とするため，正常なアライメントと関節内運動の再獲得，足部アーチとの関連性，筋機能と固有受容機能，テーピングやソックスを活用した補装具療法などについて述べていただいた。

　第15項の真木先生は，コンタクトスポーツの現場経験と医療機関での臨床経験に基づき，コンタクトスポーツで多発する足関節外反捻挫への対応について述べていただいた。受傷機転として接触型損傷が多いことから，大きな力学的ストレスによって起こる骨折や脱臼骨折を視野に入れて外反捻挫を理解することが重要と記されている。また，復帰に向けて，外反ストレスが生じやすい足尖を外側に向けたコンタクト姿勢の修正の必要性についても強調されている。

　3名の著者は共通して足関節外傷の予後を考慮した治療の重要性を述べられている。捻挫の再発を防ぐための救急処置，急性期からの機能回復，そして受傷機転を考慮した再発予防の取り組みが広まることにより，足関節外傷とその後遺症に悩むアスリートが少しでも減ることを期待したいと思う。

第5章編集担当：蒲田　和芳

13. 急性内反捻挫に対する私の治療法

はじめに

足関節捻挫は高頻度に発生する外傷の1つである。特にバスケットボールにおける発生率は高い。しかしながら、現場において軽視されることが多く、後遺症を残す選手も多く、その対応方法によっては、パフォーマンスに大きな影響を及ぼす。特に、初回受傷例は損傷靱帯をできるかぎり保護するともに、正常な関節可動域を早期に回復することが重要と考える。今回は、筆者の考える最善の治療法について受傷後から復帰まで、段階別に紹介する。

A. 初期対応

受傷後は速やかにRICE処置を行う。この際、受傷した前距腓靱帯は底屈位では伸張されるため[1]、背屈0°または10°ほど背屈位で固定しておく必要がある。初期評価の段階で、明らかな骨折や脱臼または脛腓靱帯損傷などが疑われる場合を除き、背屈位を確保してRICE処置を行う。この際、リアライン®・スプリント（**図 13-1**）がとても使いやすい。このスプリントは底屈を確実に制限し、背屈角度を簡単に調整することが可能であり、同時にアイシングも可能である。受傷直後から理想的な肢位での固定が可能になる。また、リアライン®・ソックス（**図 13-2**）を併用することで圧迫も可能となる。受傷直後にソックスを履くのは難しいため、初回のアイシングが終了し、疼痛が落ち着いてから履くとよい。このソックスは圧迫の効果が期待できるとともに、背屈時の距骨の後方すべりを誘導する効果があると考えられるため、即時的に前距腓靱帯への伸張ストレスを軽減するとともに、復帰後の再発予防としても効果的である。荷重は疼痛に応じて、炎症症状が軽減したことを確認しながら許可する。経験上、海外遠征などで飛行機移動がある場合は、気圧変化による腫脹の増悪を防ぐため、できるだけ急性期を避けて移動させたほうがよい。また、歩行時にも底屈位とならないよう、ソックスやスプリントを継続して使用する。

急性期の留意事項として、主に炎症の管理や患部の安静保護（背屈位固定）、歩行方法の指導が

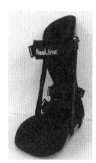 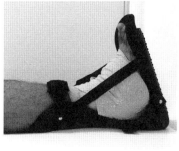

図 13-1　リアライン®・スプリント

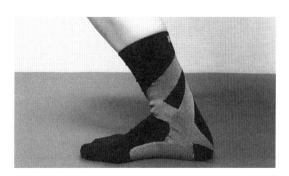

図 13-2　リアライン®・ソックス

第 5 章　足関節疾患に対する私の治療法

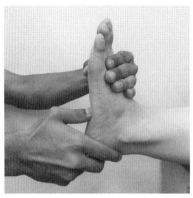
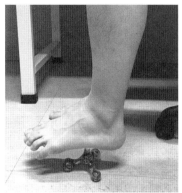

図 13-3　立方骨の上方可動性改善

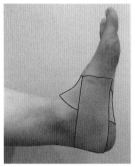
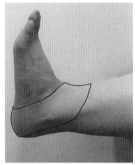

図 13-4　テーピング例

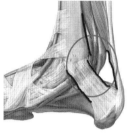

図 13-5　滑走不全の発生部位

あげられる。跛行がみられる場合は松葉杖を使用し，できるかぎり他関節の二次的なマルアライメント発生を予防する。また，中足部の可動性改善も急性期から介入可能な例が多い。跛行の影響から外側荷重となることで，中足部が内反（回外）位となることが多い。その際，外側では立方骨は降下し，内側では楔状骨の外方偏位が生じて内・下方可動性が低下する。これらのマルアライメントに対して，立方骨の上方可動性，楔状骨の内・下方可動性改善を図る（図 13-3）。また，テーピングにてマルアライメント発生の予防と患部保護を行うことも多い（図 13-4）。

B. 亜急性期

亜急性期は，正常な足関節可動域獲得と荷重開始前のアライメント改善・マルアライメント予防が重要となる。患部の熱感や安静時痛が消失し，炎症症状の軽減が確認できたら，積極的に足関節可動域の改善を図る。特に正常な背屈可動域獲得が重要である。腫脹によって関節内外の組織間の滑走不全が生じるため，距骨の後方すべりが制限される例が多い。滑走不全の好発部位は，筋腱や関節包が密着しやすい部位と推測され，図 13-5 のように屈筋支帯や足趾屈筋腱，アキレス腱とその周囲の脂肪組織や腓骨筋に多く認める。これらの滑走不全をできるだけ改善する。また，外側荷重や踵骨内側の組織間の滑走不全の影響で踵骨外反（回内）可動性が低下し，二次的なマルアライメントが生じる可能性もあるので注意が必要である。

底屈制限は足関節前方の伸筋支帯や前脛骨筋

13. 急性内反捻挫に対する私の治療法

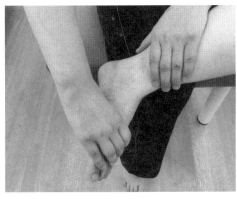
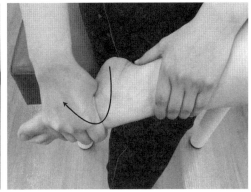

図 13-6　中足部回内・底屈ストレッチ

腱，足趾伸筋腱などの滑走不全により生じやすい。これらは後足部に対する前足部の回内を制限するため，外側荷重と足部内反マルアライメントの原因となりやすく，前距腓靭帯に伸張ストレスを加える要因となる可能性がある。そのため正常な（足関節内がえしを伴わない）底屈可動域の獲得も重要となる。滑走不全を認める部位は徒手的な組織間リリース®を行ってから，正常な運動方向へのストレッチを行う（**図 13-6**）。また，中足部の可動性改善を目的とした運動療法として，knee-out スクワットが有効である。これは，立方骨の下に丸めたタオルなどを置き，痛みのない範囲で軽く下腿を前傾した後，母趾が浮かない範囲で膝を外側へ動かす（**図 13-7**）。これによって立方骨が上方へ押し上げられ，後足部に対する前足部の回内が促される。

足部・足関節の可動性が獲得された後，筋機能の改善を図る。長腓骨筋やヒラメ筋のトレーニングを目的として座位でのヒールレイズを行う。母趾球荷重を意識させ，踵骨が内反（回外）しないよう注意しながら行う（**図 13-8**）。この時期は歩行や荷重トレーニングによる炎症症状の再燃を認めないことを確認しながらリハビリテーションを進めていく。

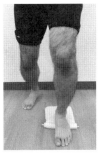
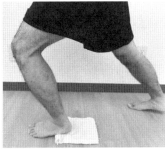

図 13-7　タオル踏み knee-out スクワット

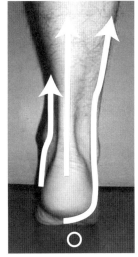
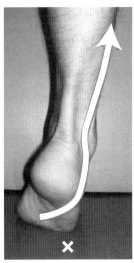

図 13-8　ヒールレイズ

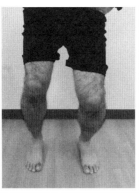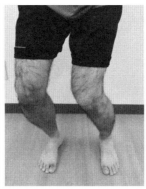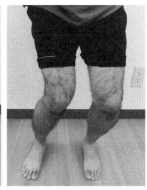

図 13-9　Knee-swing テスト

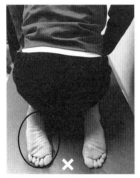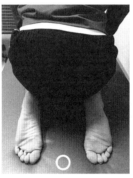

図 13-10　正座チェック

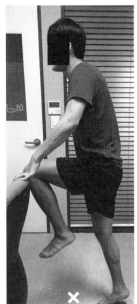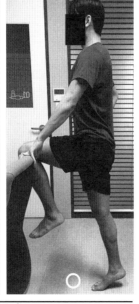

図 13-11　片脚ヒールレイズ

C. 回復期

　回復期は，完全可動域の獲得と動作の確認を行い，各運動の開始基準を満たせば，徐々に動作練習へと移行する。Knee-swing テスト（**図 13-9**）では下腿前傾角度の確認と knee-out 方向への可動性を確認する。下腿前傾を最大限行わせ，疼痛や背屈可動域制限，代償動作としての toe-out の有無などを確認する。さらに，knee-out させた際の疼痛と可動性も確認する。最大底屈の獲得は正座にて確認する（**図 13-10**）。正座をする際，足関節内反に注意して最終底屈が可能かを確認する。底屈制限があると内反位となり，疼痛を訴えることが多い。これらの問題が残存している場合，動作練習開始前に解決すべきである。

　ランニング開始前には，片脚での前方ホップやヒールレイズ（両脚→片脚）を確認する。片脚ヒールレイズでは，ランニング動作の mid-stance から toe-off にかけての蹴り出し動作を想定し，下肢のダイナミックアライメントを適切に保持できているか，股関節伸展を伴う足関節底屈で足部アライメントを適切に保てているかを確認する（**図 13-11**）。また，片脚スクワット動作の安定性獲得を前提として，足部接地時の安定性を評価する指標として前方ホップテストを実施する（**図 13-12**）。これらの動作を正しくかつ安定したフ

13. 急性内反捻挫に対する私の治療法

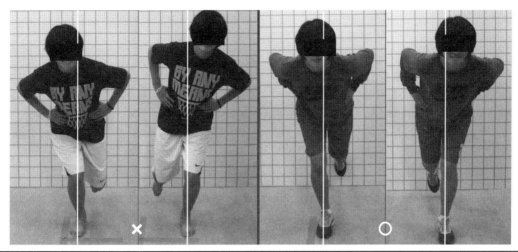

図 13-12　前方ホップテスト

ォームで実施可能であることを確認してからランニングを許可する。また，片脚動作時にknee-in を呈するなど，動的アライメントに問題がある場合は，必要に応じて股関節や体幹機能などのトレーニングも処方する。

D. 復帰基準

復帰前のチェックポイントとして，主に運動後の炎症所見，knee-swing テスト，正座の可否，動作（片脚ジャンプ・片脚連続ジャンプ）の確認を行う。片脚ジャンプは下肢関節および体幹の筋機能とバランスを確認するとともに，選手自身が左右差を自覚しやすいため，現場でも使いやすい。片脚連続ジャンプは，特に足関節底屈筋力の確認を目的とする。これらの基本動作に加えて，競技種目に応じた動作スキルの確認は別途行う[2]。

以上，筆者の考える急性足関節捻挫の治療法について述べた。ソックスやスプリントなど新たなデバイスの登場により，現場でより簡便に最善の処置が可能になってきたと感じている。今後は，現場のトレーナーや指導者がデバイスの正しい使用と段階に応じたリハビリテーションを実施できるよう啓蒙していくことが重要と考える。

文　献

1. de Asla RJ, Kozánek M, Wan L, Rubash HE, Li G. Function of anterior talofibular and calcaneofibular ligaments during *in-vivo* motion of the ankle joint complex. *J Orthop Surg Res*. 2009; 16: 4: 7. doi: 10.1186/1749-799X-4-7.
2. 清水　結，鈴川仁人，清水邦明．女子バスケットボール選手に対するリハビリテーション．臨床スポーツ医学．2009; 26: 793-800.

（清水　結）

14. 慢性足関節不安定症に対する私の治療法

はじめに

足関節捻挫は発生率の高いスポーツ外傷の1つであり，再発率も高いことが特徴である[9,24,34]。足関節捻挫の受傷後には症状が残存することが多く，再受傷が1～3回までは痛みや捻髪音，4回以上では不安定感が主症状とされる。このように足関節捻挫を繰り返すことで慢性足関節不安定症（chronic ankle instability：CAI）へと移行する[26,34]。さらにはCAI患者の約80％は将来的にOAに移行するとされ，手術を必要とする例も少なくない[14,23,29]。

CAIは繰り返される足関節捻挫と構造的・機能的不安定性に伴う機能低下を背景としている。CAIの評価および治療においては，効率的な機能回復と再発予防が2つの大きな課題となる。効率的な機能回復のためには病態の把握が，再発予防のためには危険因子と受傷機転の解明が重要である。本項では，CAIの病態と足関節捻挫の危険因子および受傷機転に関する現時点でのエビデンスを簡潔に整理し（詳細は他章を参照），その結果を踏まえて，臨床において重要と思われる評価・治療方法を紹介する。

A. 慢性足関節不安定症の病態

CAIは構造的不安定性と機能的不安定性が複雑に組み合わさった病態と定義された[15]。構造的不安定性には，靱帯損傷によって生じる病的弛緩性や関節アライメント・キネマティクスの異常が関与するとされ，さまざまな研究が行われてきた。体表マーカーを用いた三次元動作解析や3D-to-2D registration法による6自由度画像解析によるアライメント・キネマティクスの測定によって，距腿関節や距骨下関節，遠位脛腓関節のアライメント・キネマティクス異常の存在が報告された[5,7,18,19]。今後さらなる検討が必要ではあるものの，CAIでは何かしらの構造的不安定性が生じていることはまちがいないと考えられる。

機能的不安定性には，固有感覚や神経筋制御の異常，姿勢制御能力や筋力の低下が関与するとされ，多くの研究が行われてきた。これらの因子に関して，メタ分析を用いたシステマティックレビューが近年公表された[1,2,16,25]。システマティックレビューの結果から，CAIでは遅い速度における足関節底屈・内反方向の関節位置覚の低下[25]，腓骨筋反応時間の遅延[16]，静的・動的姿勢制御能力の低下[1]，求心性外反筋力の低下[2]を招くことが示唆された。以上より，CAI症例の評価・治療では，構造的不安定性に対する画像および身体検査と機能的不安定性に対する臨床評価を踏まえた治療を行うことが重要と考える。

B. 足関節内反捻挫の危険因子と受傷機転

1. 足関節内反捻挫の危険因子

CAIにおける捻挫の再発を予防し，将来的なOAへの進行を防ぐためには，危険因子の特定が重要な要素となる。しかしながら，足関節内反捻

挫の危険因子の特定を目的とした前向き研究は少なく，それらの結果を統合したシステマティックレビューも現時点まで公表されていない．そこで本項では，筆者が行ったメタ分析の結果を提示する[20]．

この研究では，2015年1月までに公表された足関節内反捻挫をアウトカムとする前向きコホート研究もしくは無作為化比較研究が対象となった．複数の検索エンジンを用いて検索した結果，8編の論文が最終的に選択され[3, 4, 6, 11, 13, 21, 32, 33]，高いBMI，遅い角速度における遠心性内反筋力の低下，速い角速度における求心性底屈筋力の増大，他動運動における足関節内反方向の関節位置覚の低下，足関節内反動揺時の速い短腓骨筋活動，の5つの因子と足関節内反捻挫の発生に有意な関連が認められた[20]．しかしながら，この分析に取り込まれた研究は足関節内反捻挫の再発のみを対象としているわけではないため，初発・再発を含めた危険因子であることに注意しなければならない．

初発と再発を区別して危険因子を検討した研究結果では，足関節背屈可動域が正常範囲とされる41〜49°[28]から逸脱する場合には，再発リスクが高まることが報告された[21]．また，無作為化比較研究の結果から，バランストレーニング[26]やテーピング・半硬性装具などの着用[31]が再発予防に効果的であることが示された．これらの結果から，足関節捻挫の再発には，高いBMIや内反方向の関節位置覚の低下のほか，背屈可動域の異常やバランス能力の低下，靱帯損傷に伴う構造的な不安定性が関与している可能性が高いと推測される．一方で，足関節外反筋の筋力低下や筋反応時間の遅延などが捻挫再発の危険因子となる決定的なエビデンスは得られておらず，CAIの病態に関する研究結果との乖離がみられる状況である．

2. 足関節内反捻挫の受傷機転

足関節内反捻挫は，古くから足関節底屈位における内がえし強制によって起こると考えられてきた．しかし，このことを実験によって科学的に証明した研究は近年まで存在しなかった．近年，受傷場面の三次元的な解析結果が報告された[8, 10, 27]．多方向から撮影した受傷場面のビデオ画像に三次元骨モデルをマッチングさせるmodel-based image-matching（MBIM）法の結果から，足関節内反捻挫受傷時には足関節の急激な内反および内旋が生じているものの，動作によって足関節底屈位での受傷と足関節背屈位での受傷が存在することが示された．よって，足関節底屈位のみならず，足関節背屈位でも内反・内旋が生じにくいアライメント・可動性の獲得を目指した評価・治療が必要である．

これら危険因子および受傷機転に関するエビデンスを整理すると，CAI症例の評価・治療においては，足関節背屈位・底屈位における理想的なアライメントと正常背屈可動域の獲得，バランス能力の改善，構造的不安定性への対処を主要なポイントとして進めていくことが，再発予防に重要であると考える．

C. 慢性足関節不安定症の評価

CAI症例の評価項目は，患者の病歴や合併症などによって多少変化するものの，①構造的不安定性，②アライメント・可動性，③筋力評価，④バランス能力，の4項目の評価は必須と考える．以下にそれぞれの項目に関して筆者が行っている評価法を紹介する．

1. 構造的不安定性

構造的不安定性の評価は，ストレスX線（前方引き出し・内反ストレス）や徒手検査によって

第5章 足関節疾患に対する私の治療法

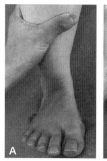
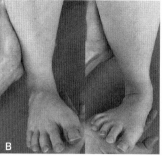

図14-1　距腿関節背屈位の評価
A：距腿関節内外旋中間位で足底面は水平となり，内外旋方向への遊びはない。B：下腿外旋マルアライメントに伴い，距腿関節内外旋中間位で足底面は内反位となり，外旋方向への遊びが大きく，外旋位で骨性の安定性が得られる。

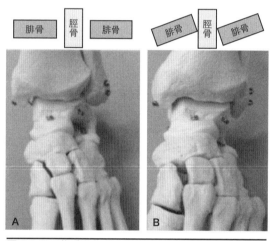

図14-2　荷重動作時の足部アーチの降下
A：距腿関節における関節面の向きが一致しているため，スムーズな下腿前傾と足部アーチの降下がみられる。B：下腿外旋マルアライメントに伴い，距腿関節における関節面の向きの不一致によって，下腿前傾と足部アーチの降下が妨げられる。

評価するのが一般的である。徒手検査では，前方引き出しテストや内反ストレステストによって，前距腓靱帯や踵腓靱帯の損傷とそれに伴う構造的不安定性の有無を評価する。しかしながら，これらの検査の感度・特異度は十分とはいえない[30]。また，近年は脛腓関節や距骨下関節の不安定性の関与なども報告された[18,19]。以上より，これらの検査のみでは構造的不安定性の評価としては不十分な可能性が高い。脛腓関節や距骨下関節の構造的不安定性の評価も含めた徒手検査法の確立が望まれるが，現時点ではそのような検査は存在しないため，これらの限界を含んだ評価結果であることを念頭に置く必要がある。

2. アライメント・可動性

　足関節背屈位のアライメント・可動性評価では，距腿関節背屈位での骨性の安定性を評価指標とする。距腿関節背屈時に距骨が十分に後方にすべれば，距腿関節は骨性に安定する。しかし，何らかの原因によって距骨後方すべりが制限されると，背屈位における距腿関節の骨性の安定性は低下し，正常足関節では生じえない背屈位における距腿関節の内外旋方向の遊びが確認される。評価は，距腿関節内外旋中間位にて背屈させ，そこから足部を外旋させた際の遊びを確認する（**図14-1**）。正常であれば距腿関節背屈位における外旋方向への遊びは確認されず足底面は水平となるが，安定性が低下した足関節では足底面は内反方向へと傾き，外旋方向への遊びが認められる。この距腿関節内外旋中間位における距骨後方すべりの制限は，下腿外旋マルアライメントが原因となっていることが多い。下腿外旋マルアライメントは，距骨滑車と脛骨関節面の向きの不一致を招くため，内外旋中間位における正常な距腿関節の背屈を制限し，荷重動作における正常な足部アーチの降下を妨げる（**図14-2**）。

　足関節底屈筋群の機能を十分に発揮するためには，距腿関節底屈可動域の正常化は必須である。背屈時と同様に距骨滑車と脛骨関節面の向きが一致することで，距腿関節におけるスムーズな底屈は得られるが，荷重動作において足関節底屈位で母趾球荷重させるためには中・後足部の回内が求められる。評価は，非荷重位や荷重位で距腿関節内外旋中間位にて底屈させ，その際の中・後足部の回外の程度を確認する（**図14-3**）。内外旋中間

位における距腿関節の底屈と中・後足部の回内が十分に得られていれば足底面は水平となるが，可動性が不十分な場合には中・後足部は回外する。

3. 足関節周囲筋力

他関節と同様に，正常アライメントや可動性の維持には足関節周囲筋力が十分に発揮されている必要がある。なかでも，筆者は足関節のアライメント・可動性の維持には足関節底屈筋群の機能が重要であると考えており，底屈筋力の評価は必須である。足関節底屈筋群の評価は，片脚カーフレイズで足関節を最大底屈した状態で，踵骨に対する下方へのストレスや中足部に対する回外方向へのストレスを加えて評価する（**図 14-4**）。この際，足関節底屈位を保持できない場合や中足部を回内させて母趾球荷重を維持できない場合は，足関節底屈機能が正常ではないと判断する。

4. バランス能力

バランス能力の評価指標としては，star excursion balance test（SEBT）を用いる[17]。SEBTは動的バランス能力の評価を目的として開発された検査法である。検査肢を軸足として反対肢を8方向へリーチし，その際のリーチ距離を棘果長で正規化した値で評価する。足関節捻挫を含めた下肢外傷の発生リスクやCAIとの関連性も示唆されており[12]，有用なテストバッテリーの1つであると考える。筆者らが行ったCAIを対象とした研究では，CAI群では健常群と比較してすべての方向でリーチ距離の有意な低下を認めた（**表 14-1**）。また，CAI群のみ外方および後外方へのリーチの際の足関節の主観的な不安定感が増加した（**表 14-2**）。これは，下肢を交差させることで軸足の足関節が内反強制されることが関係していると推察される。これらの結果から，CAI症例のバランス能力の評価と治療効果の判定として，SEBTのリーチ距離およびその際の足関節の主観

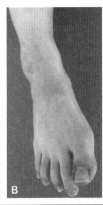

図 14-3　距腿関節底屈位の評価
A：距腿関節の底屈と中・後足部の回内が十分に得られているため，足底面は水平となる。B：中・後足部の回内制限により，底屈位で足底面は内反する。

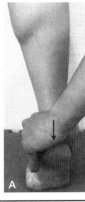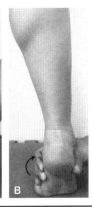

図 14-4　足関節底屈機能の評価
片脚カーフレイズで足関節を最大底屈した状態で，踵骨に対する下方へのストレス（A）や中足部に対する回外ストレス（B）を加えて評価する。この際，足関節底屈位を保持できない場合や中足部回内により母趾球荷重を維持できない場合などは，足関節底屈機能が十分に機能していないと判断する。

的な不安定感を評価することが有用であると考える。

D. 慢性足関節不安定症の治療

CAI症例の治療に関して，①アライメント・可動域改善，②筋力トレーニング，③バランスエクササイズ，④補装具，の順で目的および手法を紹介する。

第5章 足関節疾患に対する私の治療法

表 14-1 健常群と CAI 群での SEBT リーチ距離の比較

方向	健常	CAI	p 値
前外方	68.6 ± 7.4	62.9 ± 7.4	0.006
前　方	72.8 ± 6.4	67.5 ± 7.0	0.006
前内方	81.5 ± 6.1	75.7 ± 6.5	0.001
内　方	94.2 ± 7.5	87.4 ± 7.6	0.002
後内方	109.7 ± 9.1	101.2 ± 8.2	0.001
後　方	117.1 ± 11.3	105.7 ± 11.3	0.000
後外方	105.7 ± 12.6	92.0 ± 12.8	0.000
外　方	67.0 ± 8.3	60.2 ± 8.6	0.004

すべての方向において，CAI 群は健常群よりもリーチ距離が有意に短かった。

表 14-2 CAI 群における主観的足関節不安定感の VAS 値

方向	CAI	p 値
前外方	43.5 ± 27.2	NS
前　方	35.5 ± 23.3	NS
前内方	36.3 ± 21.3	NS
内　方	27.7 ± 19.5	NS
後内方	30.8 ± 23.5	NS
後　方	33.3 ± 23.0	NS
後外方	50.8 ± 22.8	＊
外　方	49.0 ± 25.5	＊＊

＊：内方・後内方より有意に大きい（p＝0.010, 0.046）。
＊＊：内方より有意に大きい（p＝0.026）。後外方は，内方・後内方よりも有意に不安定感が大きく，外方は内方よりも有意に不安定感が大きかった。

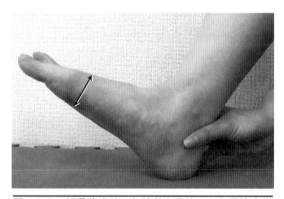

図 14-5 距骨後方すべり改善を目的とした屈筋支帯周囲組織のほぐし
屈筋支帯周囲の組織を圧迫しながら，足関節の底背屈運動を繰り返す。

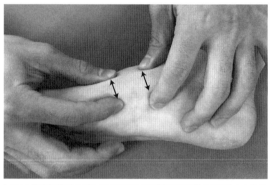

図 14-6 楔舟関節および第 1 Lisfranc 関節可動性改善を目的とした徒手療法
両手で舟状骨と楔状骨，楔状骨と第 1 中足骨を把持し，底背側に動かしながら徒手的に可動性改善を図る。

1．アライメント・可動性改善

可動域の改善にはアライメントの正常化が必須である。距腿関節の底背屈可動域の獲得には，下腿外旋マルアライメントの改善により距骨滑車と脛骨関節面の向きを一致させることが重要である。そのため，膝関節外旋作用を有する腸脛靱帯や大腿二頭筋，下腿内旋に伴う腓骨の前方移動を妨げる可能性がある長・短腓骨筋や長母趾屈筋，腓腹筋外側頭などの柔軟性獲得が必要となる。また，膝関節内旋筋である内側ハムストリングの機能を低下させる可能性がある鵞足包の癒着やそれに伴う腓腹筋内側頭の柔軟性低下にも留意する。

距骨後方すべりの改善には，アキレス腱・脛骨内側縁付近の皮下組織や屈筋支帯周囲組織の滑走性改善を目的とした徒手療法が有効である（図 14-5）。また，中足部の回内制限は足関節最終底屈の制限因子となりうる。そのため，中足部の回内を制限する可能性のある楔舟関節や第 1 Lisfranc 関節の可動性改善を目的とした徒手療法を実施する（図 14-6）。

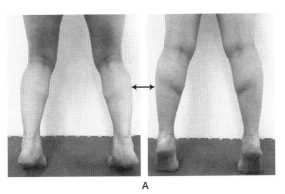
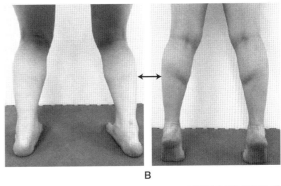

図 14-7　足関節底屈機能の正常化を目的としたカーフレイズトレーニング
A：ステップなどの母趾球荷重を維持した状態での運動を必要とする動作に対しては，底屈位を保持したままでのスクワット動作を実施する。B：ジャンプやダッシュなどの足関節底屈と膝関節伸展の共同運動を必要とする動作に対しては，足関節底屈と膝関節伸展を同時に行うコンビネーションカーフレイズを実施する。

2. 筋力トレーニング

　足関節底屈機能の改善には，正常な足関節底屈可動域の獲得後，カーフレイズを実施する。カーフレイズは目的とする動作に応じて，底屈位を保持したままでのスクワット動作やコンビネーションカーフレイズなどを使い分ける（図 14-7）。カーフレイズを行う際の注意点は，母趾球荷重でヒラメ筋の収縮によって踵骨を引き上げ，足関節最大底屈位を維持することである。これにより足関節底屈機能が促され，良好な足部・足関節アライメントの維持に貢献する。また，足部アーチの過度な降下によって，足部アライメントに異常が生じる場合には，足関節底屈筋群の選択的なトレーニングも実施する。内側縦アーチが過度に降下する場合は前脛骨筋や後脛骨筋，足趾屈筋群のトレーニングを実施し，外側縦アーチが過度に降下する場合には長腓骨筋のトレーニングを実施する。

3. バランスエクササイズ

　これまで足関節捻挫予防を目的としたバランスエクササイズとしては，バランスボードを用いたトレーニングが行われてきた[26]。しかしながら，バランスボードは運動方向が規定できず，バランスボード上で行える運動にも制限が大きい。筆者

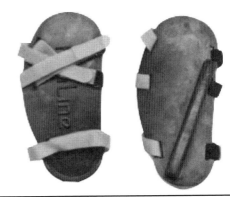

図 14-8　リアライン®・バランスシューズ
足関節内反方向の運動制御が求められるため，理想的な動的アライメントを維持することが必要となる。

は，蒲田が開発した足関節用のリアライン®・バランスシューズ（バランスシューズ）（図 14-8）を用いたエクササイズを実施している。バランスシューズは足関節内反方向への運動制御が求められるため，理想的な動的アライメントを維持することが必要となる。着用下でさまざまな運動を行えるため，バランス能力の向上と理想的な動的アライメントの習得を狙うことができる。同様の特徴を有した膝関節用のバランスシューズでは，エクササイズの継続によって垂直跳びなどのパフォーマンスの向上も報告されており[22]，機能回復による捻挫再発予防効果のみならず運動パフォー

表 14-3 CAI 群の裸足とリアライン®・ソックスでの SEBT リーチ距離の比較

方向	裸足	ソックス	p 値
前外方	62.9 ± 7.4	64.7 ± 7.2	0.096
前　方	67.5 ± 7.0	67.9 ± 6.3	0.500
前内方	75.7 ± 6.5	77.1 ± 6.2	0.054
内　方	87.4 ± 7.6	89.4 ± 7.4	0.050
後内方	101.2 ± 8.2	105.2 ± 8.4	0.010
後　方	105.7 ± 11.3	111.7 ± 10.7	0.000
後外方	92.0 ± 12.8	99.5 ± 11.3	0.000
外　方	60.2 ± 8.6	61.4 ± 9.4	0.190

内方・後内方・後方・後外方でリアライン®・ソックス着用下のほうが有意にリーチ距離が長かった。

表 14-4 CAI 群の裸足とリアライン®・ソックス着用下での主観的足関節不安定感（VAS 値）の比較

方向	裸足	ソックス	p 値
前外方	43.5 ± 27.2	29.7 ± 19.1	0.002
前　方	35.5 ± 23.3	23.9 ± 16.2	0.004
前内方	36.3 ± 21.3	25.3 ± 17.5	0.006
内　方	27.7 ± 19.5	19.0 ± 13.2	0.001
後内方	30.8 ± 23.5	22.1 ± 12.7	0.026
後　方	33.3 ± 23.0	25.0 ± 17.2	0.037
後外方	50.8 ± 22.8	29.8 ± 17.0	0.000
外　方	49.0 ± 25.5	32.0 ± 17.6	0.000

すべての方向においてリアライン®・ソックス着用下で有意に不安定感が減少した。

マンスの向上にも貢献する可能性を有している。

4. 補装具

前述したリハビリテーションの過程を経ても，構造的不安定性の影響により，アライメントや筋機能を維持できない症例も存在する。そのような症例に対しては，構造的不安定性への対処としてテーピングや足関節ブレースなどを用いるのが一般的である。過去にはテーピングや足関節ブレースによる足関節捻挫再発予防効果も報告されているが[31]，ブレースは目的とする運動方向の制御を自由に行いにくいこと，テーピングは熟練度に依存する点や費用対効果の問題がある。筆者は，蒲田が開発したリアライン®・ソックス（**図 13-2** 参照）を好んで使用している。リアライン®・ソックスは着脱が容易であり，繰り返し使用することが可能である。また，テーピングの要素を含んでいるため，装着することで足関節背屈位における距腿関節の動揺性が低下する効果が期待できる。筆者らが行った調査（未公表）では，CAI 症例に対してリアライン®・ソックスを着用させて SEBT を行った結果，裸足の場合と比較して有意に SEBT リーチ距離が向上し，主観的な足関節の不安定感も減少した（**表 14-3，表 14-4**）。これは，足関節背屈位における距腿関節の安定性増加がバランス能力の向上や主観的不安定感の減少に貢献したためであると考える。以上より，構造的不安定性が認められる症例に対しては，リアライン®・ソックスを積極的に導入し，機能の維持・向上を図る。

E. おわりに

CAI に対するリハビリテーションの評価と治療に関して，現時点でのエビデンスを整理したうえで，臨床的な個人的見解も含め，足関節に焦点を当てて評価・治療方法を紹介した。CAI 症例の治療を考えるうえでは，"機能回復"と"再発予防"の 2 点が主要な課題となる。本項で紹介した内容は，現時点で筆者がこの 2 つの課題解決に最も近づけると考えたものである。当然のことながら，この一連の評価・治療によってすべての CAI 症例の訴える症状が改善されるわけではなく，場合によっては他関節も含めた治療が必要になることもある。今回紹介した評価・治療方法が，一人でも多くの CAI 症例の早期復帰・再発予防に役立てば幸いである。

文　献

1. Arnold BL, De La Motte S, Linens S, Ross SE. Ankle instability is associated with balance impairments: a meta-analysis. *Med Sci Sports Exerc*. 2009; 41: 1048-62.
2. Arnold BL, Linens SW, de la Motte SJ, Ross SE. Concentric evertor strength differences and functional

ankle instability: a meta-analysis. *J Athl Train*. 2009; 44: 653-62.
3. Baumhauer JF, Alosa DM, Renstrom AF, Trevino S, Beynnon B. A prospective study of ankle injury risk factors. *Am J Sports Med*. 1995; 23: 564-70.
4. Beynnon BD, Renstrom PA, Alosa DM, Baumhauer JF, Vacek PM. Ankle ligament injury risk factors: a prospective study of college athletes. *J Orthop Res*. 2001; 19: 213-20.
5. Caputo AM, Lee JY, Spritzer CE, Easley ME, DeOrio JK, Nunley JA 2nd, DeFrate LE. *In vivo* kinematics of the tibiotalar joint after lateral ankle instability. *Am J Sports Med*. 2009; 37: 2241-8.
6. de Noronha M, Franca LC, Haupenthal A, Nunes GS. Intrinsic predictive factors for ankle sprain in active university students: a prospective study. *Scand J Med Sci Sports*. 2013; 23: 541-7.
7. Delahunt E, Monaghan K, Caulfield B. Changes in lower limb kinematics, kinetics, and muscle activity in subjects with functional instability of the ankle joint during a single leg drop jump. *J Orthop Res*. 2006; 24: 1991-2000.
8. Fong DT, Ha SC, Mok KM, Chan CW, Chan KM. Kinematics analysis of ankle inversion ligamentous sprain injuries in sports: five cases from televised tennis competitions. *Am J Sports Med*. 2012; 40: 2627-32.
9. Fong DT, Hong Y, Chan LK, Yung PS, Chan KM. A systematic review on ankle injury and ankle sprain in sports. *Sports Med*. 2007; 37: 73-94.
10. Fong DT, Hong Y, Shima Y, Krosshaug T, Yung PS, Chan KM. Biomechanics of supination ankle sprain: a case report of an accidental injury event in the laboratory. *Am J Sports Med*. 2009; 37: 822-7.
11. Fousekis K, Tsepis E, Vagenas G. Intrinsic risk factors of noncontact ankle sprains in soccer: a prospective study on 100 professional players. *Am J Sports Med*. 2012; 40: 1842-50.
12. Gribble PA, Hertel J, Plisky P. Using the star excursion balance test to assess dynamic postural-control deficits and outcomes in lower extremity injury: a literature and systematic review. *J Athl Train*. 2012; 47: 339-57.
13. Hadzic V, Sattler T, Topole E, Jarnovic Z, Burger H, Dervisevic E. Risk factors for ankle sprain in volleyball players: a preliminary analysis. *Isokinetics and Exercise Science*. 2009; 17: 155-60.
14. Harrington KD. Degenerative arthritis of the ankle secondary to long-standing lateral ligament instability. *J Bone Joint Surg Am*. 1979; 61: 354-61.
15. Hertel J. Functional anatomy, pathomechanics, and pathophysiology of lateral ankle instability. *J Athl Train*. 2002; 37: 364-75.
16. Hoch MC, McKeon PO. Peroneal reaction time after ankle sprain: a systematic review and meta-analysis. *Med Sci Sports Exerc*. 2014; 46: 546-56.
17. Kinzey SJ, Armstrong CW. The reliability of the star-excursion test in assessing dynamic balance. *J Orthop Sports Phys Ther*. 1998; 27: 356-60.
18. Kobayashi T, Saka M, Suzuki E, Yamazaki N, Suzukawa M, Akaike A, Shimizu K, Gamada K. *In vivo* kinematics of the talocrural and subtalar joints during weightbearing ankle rotation in chronic ankle instability. *Foot Ankle Spec*. 2014; 7: 13-9.
19. Kobayashi T, Suzuki E, Yamazaki N, Suzukawa M, Akaike A, Shimizu K, Gamada K. Fibular malalignment in individuals with chronic ankle instability. *J Orthop Sports Phys Ther*. 2014; 44: 872-8.
20. Kobayashi T, Tanaka M, Shida M. Intrinsic risk factors of lateral ankle sprain: a systematic review and meta-analysis. *Sports Health*. 2016; 8: 190-3.
21. Kobayashi T, Yoshida M, Yoshida M, Gamada K. Intrinsic predictive factors of noncontact lateral ankle sprain in collegiate athletes: a case-control study. *Orthop J Sports Med*. 2013; 1: 1-8.
22. Kubota S, Sugino S, Akiyama Y, Tanaka M, Takefuji Y, Ito K, Kobayashi T, No Y, Gamada K. Effects of training program wearing balance shoes to reduce knee and lower extremity injuries in junior athletes: a randomized controlled trial. *Int J Phys Med Rehabil*. 2015; 3: 1-7.
23. Lofvenberg R, Karrholm J, Sundelin G, Ahlgren O. Prolonged reaction time in patients with chronic lateral instability of the ankle. *Am J Sports Med*. 1995; 23: 414-7.
24. McKay GD, Goldie PA, Payne WR, Oakes BW. Ankle injuries in basketball: injury rate and risk factors. *Br J Sports Med*. 2001; 35: 103-8.
25. McKeon JM, McKeon PO. Evaluation of joint position recognition measurement variables associated with chronic ankle instability: a meta-analysis. *J Athl Train*. 2012; 47: 444-56.
26. McKeon PO, Hertel J. Systematic review of postural control and lateral ankle instability, part II: is balance training clinically effective? *J Athl Train*. 2008; 43: 305-15.
27. Mok KM, Fong DT, Krosshaug T, Engebretsen L, Hung AS, Yung PS, Chan KM. Kinematics analysis of ankle inversion ligamentous sprain injuries in sports: 2 cases during the 2008 Beijing Olympics. *Am J Sports Med*. 2011; 39: 1548-52.
28. Pope R, Herbert R, Kirwan J. Effects of ankle dorsiflexion range and pre-exercise calf muscle stretching on injury risk in Army recruits. *Aust J Physiother*. 1998; 44: 165-72.
29. Povacz P, Unger SF, Miller WK, Tockner R, Resch H. A randomized, prospective study of operative and non-operative treatment of injuries of the fibular collateral ligaments of the ankle. *J Bone Joint Surg Am*. 1998; 80: 345-51.
30. van Dijk CN, Lim LS, Bossuyt PM, Marti RK. Physical examination is sufficient for the diagnosis of sprained ankles. *J Bone Joint Surg Br*. 1996; 78: 958-62.
31. Verhagen EA, Bay K. Optimising ankle sprain prevention: a critical review and practical appraisal of the literature. *Br J Sports Med*. 2010; 44: 1082-8.
32. Willems TM, Witvrouw E, Delbaere K, Mahieu N, De Bourdeaudhuij I, De Clercq D. Intrinsic risk factors for inversion ankle sprains in male subjects: a prospective study. *Am J Sports Med*. 2005; 33: 415-23.
33. Willems TM, Witvrouw E, Delbaere K, Philippaerts R, De Bourdeaudhuij I, De Clercq D. Intrinsic risk factors for inversion ankle sprains in females--a prospective study. *Scand J Med Sci Sports*. 2005; 15: 336-45.
34. Yeung MS, Chan KM, So CH, Yuan WY. An epidemiological survey on ankle sprain. *Br J Sports Med*. 1994; 28: 112-6.

〔小林　匠〕

15. 外反捻挫・腓骨骨折に対する私の治療法

はじめに

三角靱帯損傷や前下脛腓靱帯損傷を誘発する足関節外反捻挫は，内反捻挫より発生頻度は低い[7]が，アメリカンフットボールのようなコンタクトの多いスポーツ種目では，高い発生頻度が報告された[1]。足関節外反捻挫後のリハビリテーションでは，内反捻挫と異なる管理が必要となる。筆者はアメリカンフットボールやラグビーなどコリジョンスポーツの現場で外傷後の治療に携わっており，ここでは足関節外反捻挫後の選手を評価・治療するうえで重視するポイントを中心に，急性期から競技復帰までの留意点を整理する。

A. 外反捻挫・腓骨骨折の発生割合

足関節外傷に占める外反捻挫の割合は 1～11%と報告された[4,5]。筆者は関東学生 2 部所属のアメリカンフットボールチーム（G チーム）と関東対抗戦 A に所属する大学トップレベルのラグビーチーム（M チーム）に所属し，外傷管理を行っている。各チームにおいて，受傷当日とその翌日の 2 日以上練習・試合を休止する必要があるけがを「外傷・障害」と定義し，G チームは 2010～2014 シーズンの 5 年間，M チームは 2013～2014 シーズンの 2 年間記録してきた。その結果，G チームは全外傷 405 件のうち足関節外傷が 57 件（14.1%）生じ，外反捻挫は 18 件（4.4%），腓骨骨折は 2 件（0.5%）であった。M チームは全外傷 264 件のうち足関節外傷が 73 件（27.7%）生じ，外反捻挫は 6 件（2.3%），腓骨骨折は 2 件（0.8%）であった（**図 15-1**）。以上より，足関節外傷に占める外反捻挫の割合は G チーム 32%，M チーム 8%であった。

B. 受傷機転

Dubin ら[2]は，足関節外反捻挫の受傷機転となる動きを 3 つあげた。1 つ目は「下肢外側に

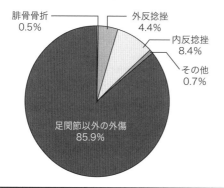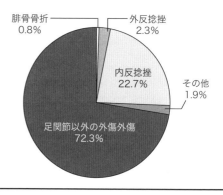

図 15-1 足関節外傷の発生割合
A：大学アメリカンフットボール（関東 2 部），B：大学ラグビー（対抗戦 A）。

15. 外反捻挫・腓骨骨折に対する私の治療法

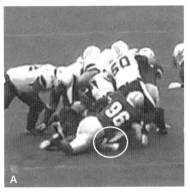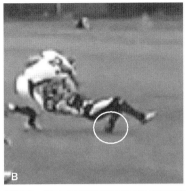

図 15-2　外反捻挫の受傷機転
A：下肢外側に外力が加わった結果足部が外旋，B：足部を接地した状態で下肢が回旋。

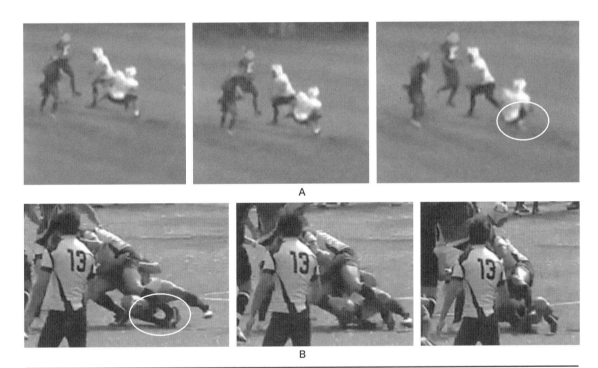

図 15-3　腓骨高位骨折の受傷機転
A：背屈＋足部外転，B：背屈＋足部外転。

外力が加わり，足部が外旋するもの」，2つ目は「足部接地状態で下肢が回旋するもの」，3つ目は「スキーの先端が雪に取られて足部が外旋するもの」である。ラグビーやアメリカンフットボールでは前者2つの受傷機転により生じる（**図 15-2**）。腓骨骨折の受傷機転は，Haraguchi ら[3]が屍体研究にて足部回内位で足関節に外旋・外転モーメントが加わることで生じると報告した。筆者のチームで生じた下腿骨間膜損傷に腓骨近位部骨折を伴うメゾナーブ骨折2例は，ともに足関節背屈位で足部外転方向に強制されており，屍体研究にて示された足関節への外旋・外転モーメントが加わっていた可能性が高いと推測する（**図 15-3**）。その他，足関節の脱臼骨折の外力方向と骨折型の分類は Lauge-Hansen 分類[6]が広く知られているが，詳細は他章を参照されたい。

第 5 章 足関節疾患に対する私の治療法

表 15-1 外反捻挫のリハビリテーションスケジュール

	急性炎症期	回復期	復帰準備期
患部保護	松葉杖	テーピング（＋松葉杖）	（テーピング）
到達目標	炎症の消退	正常可動域の回復	筋力・パフォーマンスの回復 動作の改善
実施内容	RICE 処置の徹底 物理療法 軟部組織滑走改善 足趾エクササイズ 自動可動域練習	アライメント修正 距腿関節モビライゼーション 足趾・足関節筋力強化 固有知覚訓練	関節安定性向上練習 固有知覚訓練 動作改善練習 スキル練習

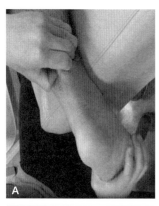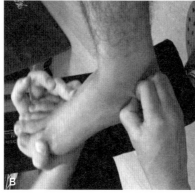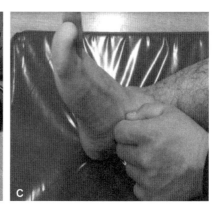

図 15-4 急性期から行う軟部組織滑走改善
A：アキレス腱周囲，B：屈筋支帯・長母趾屈筋腱，C：前脛骨筋腱・三角靱帯。

C. 初期評価

前下脛腓靱帯の損傷がある場合，受傷直後より同部位の腫脹が限局的に現われることが多く，受傷機転の聴取と腫脹部位，圧痛点の確認によって損傷の有無はおおよそ判断できる。三角靱帯の損傷も同様の方法で確認するが，三角靱帯の圧痛が明らかで不安定性を有する場合，脛腓骨の骨折を疑いつつ触診を進める。脛腓骨の骨折がある場合，荷重や自力歩行は困難な場合が多く，適切な処置を行った後に可能なかぎり早期の医療機関への受診をすすめる。

D. リハビリテーションスケジュール

競技復帰までのスケジュールは表 15-1 に示す通り 3 段階に分けて考える。急性炎症期には徹底した炎症対策と患部保護，患部の修復段階（回復期）では損傷靱帯へのストレス回避と足関節機能の回復，患部の修復が得られ，十分に関節機能が回復した時点で復帰準備として競技特異性を考慮したトレーニングを進める。

1. 急性炎症期

急性炎症期におけるリハビリテーションのポイントは，損傷から離れた部位の組織間リリースなどにより可能なかぎりアライメントを修正しつつ患部の炎症を治めることである。患部保護という観点から，外反捻挫にて損傷する前下脛腓靱帯や三角靱帯への荷重ストレスを回避する必要があり，通常，松葉杖にて免荷する。疼痛を指標に患部に対するストレスを推測し，荷重時痛が消失するまでは完全免荷もしくは部分免荷を行う。

不動により生じる可動域制限を予防するため，

組織間の滑走不良に対するアプローチを早期から行う。特に距骨の運動異常は足関節底背屈時の前下脛腓靱帯や三角靱帯へのストレスとなるため，これを誘発するアキレス腱，屈筋支帯，前脛骨筋の停止部付近は組織間の可動性を維持する目的で皮膚・皮下組織を含めたリリースを行う（**図 15-4**）。可能なかぎり軟部組織の癒着防止と滑走改善を図った後，足部アライメントに留意しながら足趾の屈曲・伸展や足関節底背屈を自動運動で行う。疼痛自制内で行うことを原則とし，足部・足関節周囲の筋の滑走を促すこと，腫脹を軽減することを目的とする。

炎症対策の一環として，運動療法と並行して物理療法も積極的に活用する。筆者はアイシングと併用してマイクロカレントや低周波を繰り返し用いている。また，治療終了後にはテーピングにて脛腓関節を締める工夫を加え，外反不安定性が強い場合は，テーピング内に足部内側縦アーチの降下を防ぐパッドを用いることもある（**図 15-5**）。骨折を認める場合は，医師の定める治療方針に従い，キャスト固定による免荷を行う。

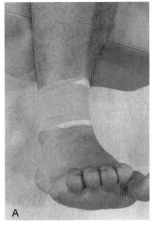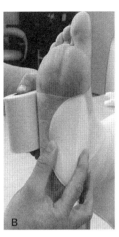

図 15-5 テーピングによる患部保護
A：脛腓間固定。背屈時に生じる脛腓間の開大を防ぐため，脛腓間をテープで固定する。B：内側アーチ支え。三角靱帯の損傷が大きく内側のアーチに影響を及ぼすことが懸念される場合は，アーチ支えを入れてテーピングを行い荷重負荷を軽減する。

2．回復期

熱感の消失と腫脹の軽減を指標に回復期開始を判断するが，この時点では積極的な筋力強化や荷重エクササイズなどは行わない。まずは足部・足関節のアライメントを整えることを中心に治療を進める。軟部組織間のリリースや徒手的な操作は

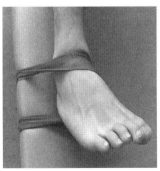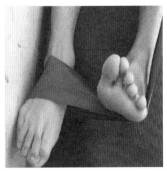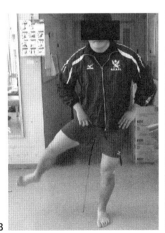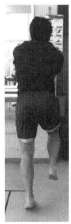

図 15-6 回復期に行うトレーニングの例
A：非荷重位での筋力強化。熱感の消失・自動運動での底背屈痛消失を目安に非荷重での抵抗運動をはじめる。
B：荷重位でのトレーニング。片脚立位での荷重時痛消失を条件に荷重位でのバランストレーニング，カーフレイズなど下腿筋群のトレーニングをはじめる（第2週までは脛腓間テーピングにて実施）。

第 5 章　足関節疾患に対する私の治療法

表 15-2　遠位脛腓関節の離開ストレスとなる距骨の運動異常とその要因

距骨の異常運動	制限されている運動	影響している組織*
回外（内旋制限）	距骨下関節回内（踵骨回内）	内果後下方組織
回外＋内旋	中足部回内（楔状骨内側移動）	母趾外転筋，短母趾屈筋，前脛骨筋腱
外旋	距腿関節背屈（距骨内側の後方すべり）	長母趾屈筋，屈筋支帯

＊：影響している組織は一例である。重要なのはストレスとなりうる運動異常の評価とその要因の改善を意識することである。

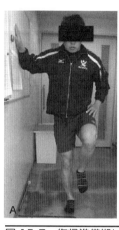 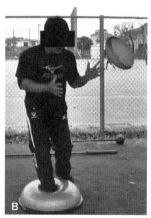

図 15-7　復帰準備期に行うトレーニングの例
A：背屈位での関節安定性を獲得するために行うヒールスタンド。B：固有感覚の向上を意図したバランスディスク上でのパスキャッチ。

急性期と同様であるが，軟部組織の滑走性が得られてきた段階で各運動方向への自動運動を行わせる。足関節底背屈で疼痛を生じない完全可動域を獲得できた後，セラバンドなどを用いた抵抗運動を行う。この時期は荷重位でのエクササイズもスタートするが，組織の修復が得られる受傷後 2 ～ 3 週[2]まではテーピングによって保護をした状態でエクササイズを行う。荷重位でのエクササイズとしては，レッグスイングなどによるバランス練習や両下肢での自重スクワット・ヒールレイズなどを用いる（図 15-6）。

回復期から復帰準備期において，なかなか荷重時痛が消失しない例を経験する。損傷靱帯に疼痛を訴える例が多く，「損傷靱帯が修復されていない」と解釈して時間経過に回復を任せてしまいやすいが，特に前下脛腓靱帯へのストレスは距骨の異常運動により生じていることが多く，このような異常を可能なかぎり修正することが早期復帰につながる。異常運動によって制限される関節運動と制限因子となる軟部組織の例を表 15-2 に示す。これらは，筆者が評価・治療を進める際に多く遭遇すると感じるものであり，必ずしもこのかぎりではない。足部・足関節アライメント異常が患部の修復遅延の原因となっていないかを評価し，改善していくことが重要である。

3. 復帰準備期

この時期に重視すべきリハビリテーションのポイントは，①足部・足関節周囲の筋力強化による安定性獲得，②下肢バランスや支持性向上により競技負荷に耐えうる状態の獲得，③受傷要因となりうる動作の修正，である。

足部・足関節の安定性向上を目的としたエクササイズとしては，回復期で開始したセラバンドエクササイズの継続に加え，立位で足関節背屈位を保持したまま直立するヒールスタンド（図 15-7A）や，その姿勢を維持して踵で歩き続けるヒールウォークなどを用いる。下肢バランス獲得を目的としたエクササイズは，片脚スクワットやレッグスイング，不安定要素を加えたバランスディスク上での競技特異的動作の実施（図 15-7B）などを行う。

両脚スクワットで下腿前傾角度に健患差を認めず，徒手筋力検査（MMT）で各運動方向 5 レベルの筋力を獲得できた時点でジョギングを開始する。また，片脚ホッピング動作に健患差を認めな

15. 外反捻挫・腓骨骨折に対する私の治療法

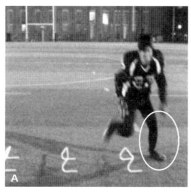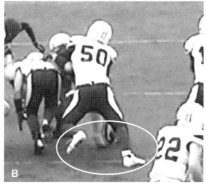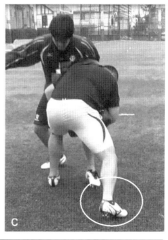

図 15-8 動作の修正
A：ステップ時．前方へ加速する際に足尖が外方を向く例．B：ブロッキング時．相手をブロックする際に足が止まり，足尖が外方を向いている．この状態で下腿部に外側または後ろから敵（または味方）が倒れてくることで受傷することが多い．C：タックル時．タックルに入る際のレッグドライブで足尖が外方を向く．

いこと，フロントホップやサイドホップが痛みなく健側と同等に行えることを条件にダッシュやアジリティ練習を開始する．

　受傷要因となりうる動作の修正として注目するポイントは，「接地時の足尖の向き」「足離れのスピード」である．グラウンドレベルで競技復帰に向けたアジリティトレーニングやプライオメトリックトレーニングなどのアスレティックリハビリテーションを開始した段階で，動作時の足部アライメントを注意深く観察し，図 15-8A のように接地した足が外方を向く，進行方向と逆に足尖を向けるなどの特徴をみつけた場合は修正する．また，コンタクトスポーツにおける「ブロッキング動作」は受傷機転から想像されるポイントの1つである．相手とのコンタクトの際に足を止めて踏張ることがあるが（図 15-8B），他者が止めた足の上に落ちることで受傷することが多いため，可能なかぎり足を動かし続ける「ドライブ」を意識したトレーニングを盛り込む．また，ラグビーでよくみられるタックル時のレッグドライブでも足尖が外を向くことは多いため（図 15-8C），復帰前に改善に努める．大学トップレベルのアスリートでも無意識のうちにこのような動作が身についていることがあり，指摘されてはじめて気づく選手も多い．したがって，グラウンドでは選手の動きをよく観察し，再受傷の予防とパフォーマンス向上を見据えて，競技に必要な動作における足部の使い方や下肢アライメント，体幹を含むコーディネーションをリハビリテーション期間中に十分に見直し，意識して取り組む必要がある．

E. まとめ

　足関節外反捻挫はコンタクトスポーツにおける接触で生じることが多い．各期におけるリハビリテーションのポイントとして，急性期は患部の保護と炎症の早期消失を目的として，テーピングやキャスト固定を利用しながら一定の免荷期間を設ける．回復期は足部・足関節のアライメント修正と安定性の再獲得，下肢バランス強化があげられ，特に距骨アライメントの異常には注意する．復帰準備期は再受傷予防を念頭に置き，コンタクトやステップなどの基本動作における下肢アライメントの問題点を改善することをポイントに取り

第 5 章 足関節疾患に対する私の治療法

組み，復帰後のパフォーマンス向上を目標に進めていく。

文　献

1. Boytim MJ, Fischer DA, Neumann L. Syndesmotic ankle sprains. *Am J Sports Med*. 1991; 19: 294-8.
2. Dubin JC, Comeau D, McClelland RI, Dubin RA, Ferrel E. Lateral and syndesmotic ankle sprain injuries: a narrative literature review. *J Chiropr Med*. 2011; 10:204-19.
3. Haraguchi N, Armiger RS. A new interpretation of the mechanism of ankle fracture. *J Bone Joint Surg Am*. 2009; 91: 821-9.
4. Hopkinson WJ, St Pierre P, Ryan JB, Wheeler JH. Syndesmosis sprains of the ankle. *Foot Ankle*. 1990; 10: 325-30.
5. Katznelson A, Lin E, Militiano J. Ruptures of the ligaments about the tibio-fibular syndesmosis. *Injury*. 1983; 15: 170-2.
6. Lauge-Hansen N. Fractures of the ankle. II. Combined experimental-surgical and experimental-roentgenologic investings. *Arch Surg*. 1950; 60: 957-85.
7. Norkus SA, Floyd RT. The anatomy and mechanisms of syndemotic ankle sprains. *J Athl Train*. 2001; 36: 68-73.

〈真木　伸一〉

索 引

【あ行】

アイシング　26, 153
アキレス腱炎　138
アキレス腱断裂　137, 141
　——疫学　137
　——画像診断　139
　——危険因子　138
　——再断裂　141, 146
　——手術療法　140
　——受傷機転　138
　——診断　139
　——スポーツ復帰　141
　——総合スコア　148
　——治療　140
　——評価　139
　——保存療法　140
　——リハビリテーション　141
アキレス腱長の測定　140
圧痛　57
圧迫　27
圧迫ストッキング　28
アライメント　160
安定性向上　170

異常運動　170

ウォーキングブーツ　31
運動療法, 内反捻挫　32

エアキャストブレース　30, 31
疫学
　——脛腓靱帯結合損傷　48
　——後脛骨筋腱脱臼　119

　——後脛骨筋腱断裂　120
　——後方インピンジメント症候群　131
　——骨軟骨損傷　124
　——三角靱帯損傷　44
　——前方インピンジメント症候群　128
　——腓骨筋腱脱臼　115
　——腓骨筋腱断裂　118
　——腓骨骨折　46
　——変形性足関節症　89
　——慢性足関節不安定症　85
遠位脛腓関節固定術　107
炎症対策　168

【か行】

カーフスクイーズテスト　139
カーフレイズ　161
外旋テスト　59
外側靱帯再建術　107
　——リハビリテーション　107
外側靱帯縫合　106
外反捻挫　41, 67, 166
　——治療　166
　——リハビリテーション　168
回復期　169
解剖
　——脛腓靱帯結合　47
　——三角靱帯　41
下肢キネティクス　16
下肢キネマティクス　16
下肢筋活動　8
荷重位ランジ距離　103
画像所見
　——脛腓靱帯損傷　61

索　引

　　――後方インピンジメント症候群　133
　　――骨軟骨損傷　126
　　――三角靱帯損傷　61
　　――前方インピンジメント症候群　130
　　――腓骨骨折　61
画像診断
　　――アキレス腱断裂　139
　　――内反捻挫　19
加速的リハビリテーション　34, 141, 146
片脚立位バランス機能　15
下腿外旋　160
下腿周径囲　145
滑走不全　154, 169
カッティング動作　8
合併症，内反捻挫　19
滑膜インピンジメントテスト　130
滑膜切除　107
滑膜変化　95
可動域　15
可動性　160
間欠的圧迫　27
観血的整復固定術　68
監視下エクササイズ　33
関節位置覚　104
関節因性筋抑制　16
関節可動域　140
関節キネマティクス異常　93, 99
関節鏡手術　108
関節症変化　128
関節内注射　109
関節不安定性　11
関節変性　95
関節モビライゼーション　102
患部の修復段階　168
危険因子
　　――アキレス腱断裂　138
　　――脛腓靱帯結合損傷　50
　　――三角靱帯損傷　45
　　――内反捻挫　9, 158

　　――変形性足関節症　89
　　――慢性足関節不安定症　87
キネティクス　16
キネマティクス　16
機能的不安定性　81, 95, 158
ギプス固定　30
キャスト固定　169
急性炎症期　168
急性内反捻挫　3, 14, 26, 153
　　――治療　153
競技特異的動作　170
競技復帰　171
競技別発生率，内反捻挫　3
競技レベル　50
競技レベルによる発生率の違い，三角靱帯損傷　45
協調運動　144
局所的圧迫　27
距骨下関節　21
距骨下関節靱帯損傷　19
距骨傾斜角度　86
距骨後方すべり　162
距骨ドリリング　107
距腿関節背屈位の評価　160
距腿関節モビライゼーション　102
筋活動
　　――前脛骨筋　9
　　――長腓骨筋　9
筋力　15, 140
筋力低下　97

クラッシングメカニズム　131

脛舟靱帯　42
脛踵靱帯　42
脛腓間距離　64
脛腓間スクリュー固定　71
脛腓靱帯結合，解剖　47
脛腓靱帯結合損傷　47
　　――疫学　48

索　引

　　──危険因子　50
　　──受傷機転　50
脛腓靱帯損傷　55, 58
　　──MRI　64
　　──画像所見　61
　　──手術療法　71
　　──超音波　64
　　──治療　71
　　──病態　55
　　──保存療法　73
脛腓天蓋内反角度　89
腱延長　144, 147
腱変性　138

後遺症，慢性足関節不安定症　87
後外側インピンジメント　132
後脛距靱帯　42
後脛骨筋腱損傷　115
後脛骨筋腱脱臼　119
後脛骨筋腱脱臼
　　──疫学　119
　　──受傷メカニズム　120
　　──診断　120
　　──治療　120
　　──評価　120
　　──病態　119
　　──分類　120
後脛骨筋腱断裂　120
　　──疫学　120
　　──受傷メカニズム　121
　　──診断　121
　　──治療　121
　　──評価　121
　　──病態　121
構造的安定性　18
構造的不安定性　18, 81, 92, 158, 159
後内側インピンジメント　132
後方インピンジメント　131
後方インピンジメント症候群　131

　　──疫学　131
　　──画像所見　133
　　──手術療法　133
　　──身体所見　132
　　──治療　133
　　──評価　132
　　──病態　131
　　──保存療法　133
骨挫傷　19
骨折　19
　　──評価　23
骨軟骨移植　127
骨軟骨損傷　124
　　──疫学　124
　　──画像所見　126
　　──手術療法　127
　　──受傷機転　125
　　──身体所見　126
　　──治療　127
　　──評価　126
　　──病態　124
　　──保存療法　127
骨囊胞　126
固定　29
固有感覚障害　95
固有感覚トレーニング　103
コンタクトスポーツ　44
コンビネーションカーフレイズ　163

【さ行】

再骨化　127
再受傷の予防　171
再脱臼率，腓骨筋腱脱臼　117
三角靱帯
　　──解剖　41
　　──再建術　68
三角靱帯損傷　41, 55, 57, 67, 166
　　──MRI　64
　　──疫学　44

索 引

　　——画像所見　61
　　——危険因子　45
　　——競技レベルによる発生率の違い　45
　　——手術療法　68
　　——受傷機転　45
　　——ストレスX線　63
　　——治療　67
　　——発生率　45
　　——病態　55
　　——保存療法　68
三次元骨モデル　6

姿勢制御障害　96
姿勢制御能力　10, 97
支帯　4
舟状骨-内果間距離　10
主観的不安定感　18
手術法, 腓骨筋腱脱臼　117
手術療法
　　——アキレス腱断裂　140
　　——脛腓靱帯損傷　71
　　——後方インピンジメント症候群　133
　　——骨軟骨損傷　127
　　——三角靱帯損傷　68
　　——前方インピンジメント症候群　131
　　——腓骨骨折　70
　　——慢性足関節不安定症　106
受傷機転
　　——アキレス腱断裂　138
　　——脛腓靱帯結合損傷　50
　　——骨軟骨損傷　125
　　——三角靱帯損傷　45
　　——足関節内反捻挫　6, 159
　　——腓骨骨折　46
受傷メカニズム
　　——後脛骨筋腱脱臼　120
　　——後脛骨筋腱断裂　121
　　——内反捻挫　6, 159
　　——腓骨筋腱脱臼　116

　　——腓骨筋腱断裂　118
腫脹　14
踵腓靱帯　4, 14, 99
踵立方関節　22
踵立方靱帯損傷　19
初回捻挫の重症度　87
神経筋刺激療法　29
神経筋制御障害　96
神経筋トレーニング　108
神経筋反応　16
人工足関節形成術　110
人工足関節全置換術　110
靱帯機能　18
身体検査, 内反捻挫　20
靱帯再建　106
身体所見
　　——後方インピンジメント症候群　132
　　——骨軟骨損傷　126
　　——前方インピンジメント症候群　129
靱帯縫合　106
診断
　　——アキレス腱断裂　139
　　——後脛骨筋腱脱臼　120
　　——後脛骨筋腱断裂　121
　　——腓骨筋腱脱臼　116
　　——腓骨筋腱断裂　119
診断精度, 内反捻挫　20
心理的要因　75

スクイーズテスト　139, 58
スクリューの折損　71
スターアップ装具　36
ストレスX線
　　——三角靱帯損傷　63
　　——内反捻挫　19
スポーツ復帰　74

性差　50
性別発生率, 内反捻挫　5

索　引

接触型損傷　45
　　――内反捻挫　6
前外側インピンジメント　129
前外側引き出しテスト　21
前下脛腓靱帯　4, 168
前下脛腓靱帯損傷　166
前距腓靱帯　4, 14, 99
前脛距靱帯　42
前脛骨筋の筋活動　9
前内側インピンジメント　129
前方インピンジメント　129
前方インピンジメント症候群　128
　　――疫学　128
　　――画像所見　130
　　――手術療法　131
　　――身体所見　129
　　――治療　130
　　――評価　129
　　――病態　128
　　――保存療法　130
前方引き出しテスト　21, 11, 60, 86
早期運動　141
早期荷重　141
装具　104, 108
装具固定　30
足圧中心　8, 96
足関節外反捻挫　→　外反捻挫をみよ
足関節可動性　10
足関節くずれ　81, 83
足関節装具　105
足関節底屈筋　161
足関節内反捻挫　→　内反捻挫をみよ
足関節捻挫後変形性足関節症　98
足関節捻挫
　　――再発予防　108
　　――再発率　108
足関節背屈角度　103
足関節背屈可動域　93
足根洞　4

足底板　104
足部アーチ　160
組織間リリース　155

【た行】

多血小板血漿注入　74
脱臼骨折　167
弾性サポーター　28, 30

超音波診断
　　――内反捻挫　20
　　――脛腓靱帯損傷　64
超音波療法　28
長腓骨筋の筋活動　9
治療
　　――アキレス腱断裂　140
　　――外反捻挫　166
　　――急性内反捻挫　153
　　――脛腓靱帯損傷　71
　　――後脛骨筋腱脱臼　120
　　――後脛骨筋腱断裂　121
　　――後方インピンジメント症候群　133
　　――骨軟骨損傷　127
　　――三角靱帯損傷　67
　　――前方インピンジメント症候群　130
　　――内反捻挫　26, 153
　　――腓骨筋腱脱臼　117
　　――腓骨筋腱断裂　119
　　――腓骨骨折　69, 166
　　――変形性足関節症　108
　　――慢性足関節不安定症　161
低周波療法　169
抵抗運動　170
テーピング　36, 104, 105, 154, 159, 169
電気療法　29

動作の修正　171
動作分析　16
疼痛　14

177

索　引

特殊検査　58
ドライブ　171

【な行】

内反捻挫　3, 14, 26, 74, 153, 166
　　──MRI　20
　　──X線　19
　　──画像診断　19
　　──合併症　19
　　──危険因子　9, 158
　　──競技別発生率　3
　　──受傷メカニズム　6, 159
　　──身体検査　20
　　──診断精度　20
　　──ストレスX線　19
　　──性別発生率　5
　　──接触型損傷　6
　　──超音波診断　20
　　──治療　153
　　──年代別発生率　5
　　──発生型　6
　　──発生場所　5
　　──発生率の経年的推移　5
　　──非接触型損傷　6
　　──評価　19
　　──病態　14
　　──部位別損傷頻度　4
ナッツクラッカーメカニズム　131
ナッツクラッカー像　133
軟部組織滑走改善　168

捻挫既往歴　9
捻挫後遺症　81
年代別発生率, 内反捻挫　5

ノンコンタクトスポーツ　45

【は行】

ハイアーチ　88

背屈圧迫テスト　59
背屈可動域　15
　　──検査　59
発生型, 内反捻挫　6
発生場所, 内反捻挫　5
発生率
　　──三角靱帯損傷　45
　　──内反捻挫の経年的推移　5
バネ靱帯　4
バランスエクササイズ　33, 35
バランス機能　15
バランスシューズ　163
バランストレーニング　103, 159
バランス能力　161
半硬性装具　159
バンテージ　31

ヒールレイズ高　141, 147
腓骨アライメント　93
腓骨筋腱支帯内脱臼の分類　116
腓骨筋腱損傷　115
腓骨筋腱脱臼　115
　　──再脱臼率　117
　　──手術法　117
　　──受傷メカニズム　116
　　──診断　116
　　──タイプ分類　116
　　──治療　117
　　──評価　116
腓骨筋腱断裂　118
　　──疫学　118
　　──受傷メカニズム　118
　　──診断　119
　　──治療　119
　　──評価　119
　　──病態　118
腓骨筋反応時間　96
腓骨骨折　46, 53, 69
　　──CT　64

索 引

──疫学 46
──画像所見 61
──手術療法 70
──受傷機転 46
──治療 69, 166
──評価のアルゴリズム 63
──病態 53
──保存療法 70
腓骨リアライメント 105
非接触型損傷 45
──内反捻挫 6
評価
──アキレス腱断裂 139
──後脛骨筋腱脱臼 120
──後脛骨筋腱断裂 121
──後方インピンジメント症候群 132
──骨軟骨損傷 126
──前方インピンジメント症候群 129
──内反捻挫 19
──腓骨筋腱脱臼 116
──腓骨筋腱断裂 119
病期分類，変形性足関節症 98
病態
──脛腓靱帯損傷 55
──後脛骨筋腱脱臼 119
──後脛骨筋腱断裂 121
──後方インピンジメント症候群 131
──骨軟骨損傷 124
──三角靱帯損傷 55
──前方インピンジメント症候群 128
──内反捻挫 14
──腓骨筋腱脱臼 115
──腓骨筋腱断裂 118
──腓骨骨折 53
──変形性足関節症 98
──慢性足関節不安定症 92
病的弛緩性 92

部位別損傷頻度，内反捻挫 4

復帰準備期 170
物理療法 169
──内反捻挫 28
ブロッキング動作 171
分類，後脛骨筋腱脱臼 120
変形性足関節症 81, 88, 92, 102, 128
──治療 108
──病期分類 98
──病態 98

補装具 36, 164
保存的リハビリテーション 34
保存療法
──アキレス腱断裂 140
──脛腓靱帯損傷 73
──後方インピンジメント症候群 133
──骨軟骨損傷 127
──三角靱帯損傷 68
──前方インピンジメント症候群 130
──腓骨骨折 70
──慢性足関節不安定症 102

【ま行】

マイクロカレント療法 29, 169
慢性足関節不安定症 81, 92, 102, 125, 158
──手術療法 106
──除外基準 83
──推奨選択基準 83
──治療 161
──選択基準 82
──病態 92
──病態図 82
──保存療法 102

メゾナーブ骨折 167

モビライゼーション 32

179

索　引

【や行】

予防，再受傷　171

【ら行】

リアライン®・スプリント　153
リアライン®・ソックス　153, 164
リアライン®・バランスシューズ　163
リハビリテーション
　　──アキレス腱断裂　141
　　──加速的　34, 141, 146
　　──外側靱帯再建術後　107
　　──外反捻挫

レッグドライブ　171

【欧文】

Achilles rupture peformance score　148
Achilles tendon total rupture score (ATRS)　148
ankle functional score　88
ankle instability instrument (AII)　83, 84
ankle joint functional assessmemt tool (AJFAT)　83, 85
ankle osteoarthritis　92
AOFAS (American Orthopaedic Foot and Ankle Society) スコア　89, 107, 109
arthrogenic muscle inhibition (AMI)　16

Berndt-Harty 分類　126
BMI　9, 45, 50

center of pressure (COP)　8, 96
chronic ankle instability (CAI)　81, 92, 102, 158
chronic ankle instability scale (CAIS)　85
Cotton test　60
Crossed leg test　60
CT，腓骨骨折　64
cumberland ankle instability tool (CAIT)　82, 84, 92

Danis-Weber 分類　62, 55
dynamic postural stability index　97

fear avoidance beliefs questionnaire (FABQ)　75
Ferkel らの分類　126
fibular translation test　59
foot and ankle ability measure (FAAM)　85
foot and ankle instability questionnaire (FAIQ)　85
foot and ankle outcome (FAO) スコア　85, 106
functional ankle disability tool (FADT)　83
functional ankle instability (FAI)　95

giving way　81

H 反射　16
heel thump test　61
Hepple らの分類　126
high voltage pulsed current (HVPC) 療法　29
Hoffman 反射　16
human performance measurement system　144

identification of functional ankle instability (IdFAI)　84, 85
injury proportion ratio　44
International Ankle Consortium (IAC)　83

Karlsson スコア　106
knee-out スクワット　155
knee-swing テスト　156

Lauge-Hansen 分類　53, 62, 167
lower extremity functional scale　34

mechanical ankle instability (MAI)　92
medial clear space (MCS)　61
medial subtalar glide test　21
model-based image matching (MBIM) 法　6
MRI

索　引

　　──脛腓靱帯損傷　64
　　──三角靱帯損傷　64
　　──内反捻挫　20

neuromuscular electrical stimulation (NMES)　29

open reduction and internal fixation (ORIF)　68
osteochondral lesion (OCL)　124
Ottawa Ankle Rules (OAR)　23

Palpation test　58
platelet-rich plasma (PRP) 注入　74
positive posterior impingement test　132
pronation-abduction (PA) タイプ　53
pronation-external rotation (PER) タイプ　53

RICE 処置　26, 153
Rigid 固定　31

star excursion balance test (SEBT)　11, 96,
　104, 161
Stieda 結節　131
supination-adduction (SA) タイプ　53
supination-external rotation (SER) タイプ　53
suture button 固定　71

tibiofibular clear space (TFCS)　62
tibiofibular joint incongruent　56
tibiofibular overlap (TFO)　62
tibiofibular recess height　56
tibiospring ligament　42
time to stabilization (TTS)　96
TightRope® 固定　71

U 字パッド　28, 31

West Point Ankle Grading System　55

X 線, 内反捻挫　19

Sports Physical Therapy Seminar Series⑪
足関節疾患のリハビリテーションの科学的基礎　　　　　　　　　　（検印省略）

2017年3月30日　第1版　第1刷

監修	福　林　　　徹
	金　岡　恒　治
総編集	蒲　田　和　芳
	小　林　　　匠
編集	吉　田　昌　弘
	星　　　賢　治
	坂　田　　　淳
発行者	長　島　宏　之
発行所	有限会社　ナップ

〒111-0056　東京都台東区小島 1-7-13　NKビル
TEL 03-5820-7522／FAX 03-5820-7523
ホームページ http://www.nap-ltd.co.jp/
印　刷　　三報社印刷株式会社

Ⓒ 2017　Printed in Japan　　　　　　　　　　　　ISBN978-4-905168-46-1

JCOPY 〈(社) 出版者著作権管理機構 委託出版物〉
本書の無断複写は著作権法上での例外を除き禁じられています。複写される場合は，そのつど事前に，(社)出版者著作権管理機構（電話 03-3513-6969，FAX 03-3513-6979，e-mail: info@jcopy.or.jp）の許諾を得てください。

Sports Physical Therapy Seminar Series
（SPTSシリーズ）

既刊　第1巻～第10巻　好評発売中

ACL 損傷予防プログラムの科学的基礎
B5判・160頁・図表164点・定価3,240円
ISBN978-4-931411-74-6

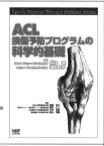

肩のリハビリテーションの科学的基礎
B5判・200頁・図表31点・定価3,240円
ISBN978-4-931411-79-1

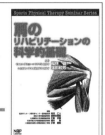

足関節捻挫予防プログラムの科学的基礎
B5判・138頁・図表161点・定価2,700円
ISBN978-4-931411-91-3

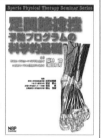

筋・筋膜性腰痛のメカニズムとリハビリテーション
B5判・160頁・図表170点・定価3,240円
ISBN978-4-931411-92-0

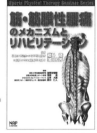

スポーツにおける肘関節疾患のメカニズムとリハビリテーション
B5判・168頁・図表230点・定価3,240円
ISBN978-4-905168-02-7

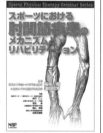

ACL再建術前後のリハビリテーションの科学的基礎
B5判・256頁・図表282点・定価3,888円
ISBN978-4-905168-12-6

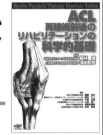

足部スポーツ障害治療の科学的基礎
B5判・182頁・図表239点・定価3,240円
ISBN978-4-905168-19-5

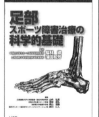

骨盤・股関節・鼠径部のスポーツ疾患治療の科学的基礎
B5判・198頁・図表237点・定価3,240円
ISBN978-4-905168-26-3

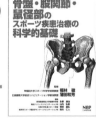

下肢のスポーツ疾患治療の科学的基礎　筋・腱・骨・骨膜
B5判・160頁・図表160点・定価3,240円
ISBN978-4-905168-34-8

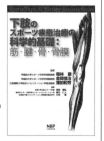

膝関節疾患のリハビリテーションの科学的基礎
B5判・344頁・図表382点・定価4,644円
ISBN978-4-905168-44-7

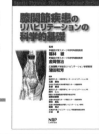

NAP Limited　〒111-0056 東京都台東区小島1-7-13 NKビル　TEL 03-5820-7522／FAX 03-5820-7523　http://www.nap-ltd.co.jp/　ナップ